Andreas Schwarz

DAS CHAKRA-GEHEIMNIS

GOLDMANN

Andreas Schwarz

DAS CHAKRA-GEHEIMNIS

Öffne die 7 Energie-Ebenen des Bewusstseins und manifestiere dein Wunschleben

GOLDMANN

FSC www.fsc.org
MIX
Papier aus verantwortungsvollen Quellen
FSC® C014496

Penguin Random House Verlagsgruppe FSC® N001967

2. Auflage
Originalausgabe Mai 2022

Illustrationen: Adobe Stock/Sonya illustration: Chakra-Symbole Kapitelöffner; Dhatfield/Creative Commons: 262; Fibonacci/Café Wall/Creative Commons: 214; Sabine Timmann: 27, 112, 240, 257, 258, 260, 261; shutterstock/Ramziya Khusnullina: Chakra-Symbole in den Kolumnentiteln und weiteren Abbildungen.
Umschlag: Uno Werbeagentur, München
Umschlagmotiv: Hintergrund: FinePic©, München,
Autorenfoto: Andreas Schwarz, Abb. l. Innenklappe l.: Sabine Timmann
Redaktion: Ralf Lay
Satz: Buch-Werkstatt GmbH, Bad Aibling
Druck und Bindung: GGP Media GmbH, Pößneck
Printed in Germany
SC · CB
ISBN 978-3-442-22352-7

www.goldmann-verlag.de

Für meine Eltern Walda und Leo.

Durch sie durfte ich erfahren,
was bedingungslose Liebe bedeutet.

INHALT

VORWORT – WERDE DIE BESTE VERSION DEINER SELBST!

Stell dir mal vor, eine hochentwickelte außerirdische Lebensform würde auf unsere Erdbevölkerung blicken. Sie würde unsere Verhaltensweisen studieren, unsere Emotionen beobachten und unsere Gedanken erforschen. Was glaubst du, wie würden diese Wesen uns mit einem Satz beschreiben? Ein Satz, der ausdrückt, was wir Menschen besonders gut können? Vielleicht so etwas wie: Menschen sind liebevoll? … intelligent? … zielstrebig? … solidarisch? Vermutlich würden sie eher sagen, dass wir Experten darin sind, uns selbst zu sabotieren. »The Masters of Limitation«, das ist doch die perfekte Beschreibung für uns Menschen aus Sicht einer höheren Evolutionsstufe. Warum tragen Menschen so viele Zweifel in sich? Warum sind sie voller negativer Glaubenssätze? Warum können sie nicht mit ihren eigenen Gedanken und Gefühlen umgehen? Warum stehen sie sich selbst im Weg und unternehmen nichts dagegen?

In allen Menschen steckt ein ungeheures Potenzial an Möglichkeiten und Fähigkeiten, die wir aber aus eigenartigen Gründen nicht aus uns hervorholen. Menschen blockieren sich selbst und das liegt leider in ihrer Natur. Doch gibt es vielleicht eine Möglichkeit, um sich aus dieser Lage zu befreien? Können wir uns weiterentwickeln, all diese unnötigen limitierenden Eigenschaften ablegen und uns in ein Dasein stürzen, das eine gänzlich neue Lebensqualität für uns bereitstellt?

Ja, diese gibt es, und die Anleitung für ein solches Leben existiert bereits seit Tausenden Jahren. Es ist die Chakra-Lehre der uralten vedischen Kultur, die über die Zeit in Vergessenheit geraten ist, aber immer noch tief in uns wohnt. Sie bestimmt ganz unbewusst über unser Schicksal, zieht im Hintergrund die Strippen unseres Lebens und bildet die Grundlage unserer Existenz. Wenn wir lernen, dieses Chakra-System zu verstehen und auf unser Leben anzuwenden, können wir unsere selbst auferlegten Ketten sprengen und das Leben manifestieren, von dem wir schon immer geträumt haben.

Bevor wir mit der Chakra-Arbeit beginnen, möchte ich mich zunächst einmal ganz herzlich bei dir bedanken. Danke dafür, dass du dich selbst dazu entschlossen hast, mehr aus deinem Leben herauszuholen. Danke dafür, dass du deinen Teil dazu beiträgst, die Welt zu einem besseren Ort zu machen. Danke dafür, dass du dem kollektiven Bewusstsein dabei hilfst, mehr Bewusstsein in das Leben selbst zu bringen. Zuletzt auch danke dafür, dass du mir dein Vertrauen schenkst und mir erlaubst, dich bei deiner spirituellen Reise begleiten zu dürfen.

Das Buch, das du in deinen Händen hältst, soll die bisherige Chakra-Lehre revolutionieren. In ihr liegt eine unglaubliche Macht verborgen, die bisher nur den Menschen zugänglich war, die sehr tief mit spirituellen Denkweisen verbunden waren. Schade eigentlich, denn unsere Welt hat es bitter nötig, dass jeder Mensch davon erfährt, wie man diese Lehre nutzen kann, um so nicht nur sein eigenes Leben, sondern die ganze Welt ins Gleichgewicht zu bringen. Ich habe es mir zur Aufgabe gemacht, die Weisheiten der fernöstlichen Chakra-Lehre zu entschlüsseln und die Brücke zwischen geistiger und materieller Welt zu schlagen. So soll es nun jedem Menschen möglich sein, vom Geheimnis des Bewusstseins zu erfahren und zu wissen, wie man einfache Prinzipien dazu nutzen kann, um sein Leben maßgeblich zu bereichern.

Dieses Buch bietet dir den Zugang und den Schlüssel zu deinem wahren Selbst und dient dir als Gebrauchsanweisung für dein bestes und schönstes Leben, das tief in dir verborgen liegt und nur darauf wartet, endlich von dir gelebt zu werden.

Unser Bewusstsein besteht aus sieben Ebenen: Körper (Materie), Gefühle, Handlungen, Beziehungen, Sprache, Gedanken und Geist (Information). Jede Ebene stellt ein spezielles Chakra dar, die gemeinsam wie ein energetisches Uhrwerk laufen und so die Weichen unseres Lebens stellen. Ist dieser unsichtbare Mechanismus blockiert, eingerostet oder sogar falsch eingestellt, kann unsere Lebensenergie nicht ungehindert fließen. Brüchige Zahnräder äußern sich in Krankheiten und ratternde Geräusche als Lebenskrisen. Wer dieses System aber zu pflegen weiß, dem steht die ungebremste Lebensenergie zur Verfügung, um sein volles Potenzial ohne Widerstände auszuschöpfen.

In diesem Buch wird die fernöstliche Philosophie mit der westlichen Psychologie vereint, um so eine einfache und anschauliche Sprache zu finden. Die Zusammenhänge habe ich in diesem Buch mit über hundert verschiedenen Studien untermauert. So kann jeder Mensch das Geheimnis der 3000 Jahre alten Chakra-Lehre verstehen. Wer Zugang zu diesem Wissen erhält, der kann zum Architekten seiner eigenen Zukunftsversion werden.[1] Ein altes chinesisches Sprichwort besagt: »Achte auf deine Gedanken, denn sie werden Worte. Achte auf deine Worte, denn sie werden Handlungen. Achte auf deine Handlungen, denn sie werden Gewohnheiten. Achte auf deine Gewohnheiten, denn sie werden dein Charakter. Achte auf deinen Charakter, denn er wird dein Schicksal.« Dieses Prinzip zeigt: Feinstoffliche Energie wie Gedanken und Worte verdichten sich immer mehr, bis sie zu manifestierter Realität werden. Es beschreibt den Weg der Energie, die in unser Kronenchakra strömt und durch alle anderen Chakren bis hin zum Wurzelchakra fließt. Energie wird zu Gedanken, Gedanken werden zu Worten, Worte zu Beziehungen, Beziehungen zu Taten, Taten zu Emotionen und schließlich zur materiellen Wirklichkeit. Jede dieser Bewusstseinsebenen wird von einem spezifischen Chakra gesteuert.

Das Chakra-System ist ein hilfreiches Modell zur Veranschaulichung, wie die Wechselwirkung zwischen unserem Körper, unserer Seele und unserem Geist funktioniert. Dadurch wirst du lernen, die Funktionsweisen des Lebens zu verstehen, über dich hinauszuwachsen und die beste Version deiner selbst zu werden. Das Leben ist das schönste Geschenk, das wir je erhalten haben, und doch kommt es den meisten Menschen fast selbstverständlich vor. Viele sind leider zu blind, um dies zu erkennen. Um ehrlich zu sein, es ging mir vor einigen Jahren genauso.

Bis zu meiner Jugend war ich ein sehr fauler und unbewusster Mensch. Perspektivlos habe ich mich im Fluss des Lebens verirrt, da mich jeder kleinste Strudel hin- und hergerissen hat. Ich folgte einfach nur meinem Lustprinzip. Ich nahm kaum Rücksicht auf meine Mitmenschen und wollte immer nur das Beste für mich selbst. Mir war jedes Mittel recht, um die Dinge zu bekommen, die ich unbedingt wollte, oder um die Dinge zu vermeiden, die ich nicht ausstehen konnte. Wenn ich heute zurückblicke, dann ist das schon fast beschämend.

Meine Eltern hatten es oft nicht leicht mit meiner Sturheit, und so konnten sie mir auch nicht dabei helfen, meine Schulkarriere in den Griff zu bekommen, obwohl sie ihr Bestmögliches taten. Ich möchte mir nicht vorstellen, wohin mich das Schicksal geführt hätte, wenn ich bis heute so unbewusst geblieben wäre und das Leben weiterhin als so selbstverständlich betrachtet hätte.

Zum Glück kam im Alter von fünfzehn Jahren die Wende. Ich hörte zum ersten Mal etwas vom luziden Träumen, einem Bewusstseinszustand, in dem man seine Träume nach freiem Willen steuern kann (vom lateinischen *lucidus*, das heißt »hell«).[2] Dieses Thema wollte mich einfach nicht loslassen, und so brachte ich die notwendige Disziplin auf, mir diese Fähigkeit anzueignen. Tatsächlich war es eines Nachts endlich so weit. Ich stellte mir während eines meiner Träume die Frage: »Ist das gerade ein Traum?« Ich sah mir die Traumumgebung an, blickte auf meine Finger und zählte über acht davon an einer Hand. Mir wurde bewusst, dass ich gerade träumen muss. Ich wusste, dass ich zu diesem Zeitpunkt eigentlich im Bett lag, aber ich war direkt in meinem Traum. Hellwach! Ich spürte in diesem Moment des Erwachens regelrecht, wie sich mein Bewusstsein schärfte. Im Traum sprang ich in die Luft und flog über meine Heimatstadt. Tausend Glücksgefühle schossen durch meinen Traum-Körper. Ich fühlte mich zum ersten Mal in meinem Leben wirklich frei und lebendig.

Als ich wieder aufwachte, konnte ich gar nicht mehr aufhören zu grinsen. Mir war damals noch nicht ganz klar, welch unglaublich wertvolle Erkenntnis ich gerade gewonnen hatte. Ich erkannte den Unterschied zwischen dem Bewusstsein und dem Unbewussten. Indem mir der luzide Traum verdeutlichte, dass ich aus dem Unbewussten in das Bewusste einsteigen konnte, wurde mir auch klar, dass ich im wirklichen Leben viel zu unbewusst war. Zum ersten Mal wurde mir wirklich deutlich, wie ich mit meinem Bewusstsein mein Leben in eigenen Händen halte. Mir wurde allmählich immer klarer, dass ich die volle Verantwortung für mein Leben selbst trage. Ich verstand, dass ich im Traum wirklich alles machen, alles erreichen, alles schaffen kann. Dann stellte ich mir die Frage, ob ich das auch im wirklichen Leben kann. Mir wurde klar, dass ich meine Gewohnheiten ändern musste, um mein Wunschleben zu erschaffen. Mein Bewusstsein wurde plötzlich aktiv, und ich wusste intuitiv, was zu tun ist.

Ich schrieb von einem Tag auf den anderen gute Noten, verließ die Hauptschule und machte mein Abitur. Meine Eltern waren völlig baff, als sie nach und nach miterlebten, wie ich aus mir herauskam, Ehrgeiz entwickelte und mein Leben in eigene Hände nahm.

Ich sah das Leben nun als Geschenk und erkannte, dass ich nur diese eine einzige Chance habe, das Beste aus meinem Leben zu machen. Mit 24 schloss ich ein knüppelhartes Ingenieursstudium ab und führe heute eine der bekanntesten deutschsprachigen Online-Plattformen zum Thema Bewusstseinsentfaltung.[3]

Ohne diesen Moment der Erleuchtung, den ich im luziden Traum hatte, ohne die Erkenntnis, dass ich mein Leben selbst bestimmen kann und ich nicht meinem Schicksal unterworfen bin, würde ich vermutlich nicht ein solch schönes Leben führen, wie das heute der Fall ist. Das luzide Träumen war für mich der Funke, der ein loderndes Feuer entfachte. Was aber letztendlich zum Erfolg in meinem Leben führte, verstand ich erst während meiner Indienreise. Dort setzte ich mich intensiv mit dem Thema »Chakren« auseinander. Von da an begriff ich, wie unser Leben wirklich funktioniert. Voller Begeisterung studierte ich über vier Jahre intensiv in diesem Themenbereich. Ich machte tiefe spirituelle Erfahrungen durch Astralreisen, Meditation und luzides Träumen und ließ mir so von meinem höheren Selbst das Geheimnis hinter der Chakra-Lehre erklären. Über sechs Jahre habe ich gebraucht, um diese intuitiven Weisheiten mit dem Verstand zu erfassen und aufs Papier zu bringen. Dabei hatte ich das Gefühl, dass eine höhere Energie durch mich hindurchschreibt und ich dabei zusehen durfte, wie sich Puzzleteil für Puzzleteil ineinanderfügt.

Dieses Buch wird also nicht nur für dich eine Reise in die tiefsten Sphären des Bewusstseins sein, sondern das war es auch für mich, als ich es mit Liebe und Leidenschaft von meinem höheren Selbst empfing. Dank dieser Eingebung habe ich meinen Weg, mein Dào, gefunden. Ich bin in jedem Moment glücklich, und mein Leben erfüllt mich mit tiefstem Sinn.

Wie sieht es eigentlich bei dir aus? Wie bewusst bist du? Lebst du das Leben, das du dir wünschst? Arbeitest du wirklich daran, dass du Stück für Stück das Leben manifestierst, das du dir im Inneren ersehnst? Oder ist es eher so, dass du dich vom Leben treiben lässt und hoffst, dein Traumleben fällt dir plötzlich in den Schoß? Vielleicht weißt du auch gar nicht, wie dein Traumleben konkret aussehen soll? Hast du dich mit deiner aktuellen Lebenssituation abgefunden und traust dich vielleicht gar nicht wirklich, über den Tellerrand hinauszublicken? Was ist, wenn ich dir sage, dass du im Leben alles erreichen könntest? Was, wenn ich dir sage, dass du nur einen kleinen Bruchteil von dem Leben lebst, das dir eigentlich zusteht? Was, wenn bereits ein besseres und schöneres Leben für dich bereitsteht, nach dem du nur noch greifen musst?

Nimm dir diesen einen Augenblick, und stell dir einfach die beste Version deiner selbst vor. So, wie du dich sehen würdest, wenn du im Leben alles richtig machtest. Welchen Job würdest du haben? Wo würdest du wohnen? Mit welchen Menschen würdest du dich gern umgeben? Wie wäre deine gesundheitliche Verfassung? Welches Gewicht und welches Aussehen kannst du dir vorstellen? Wie viel Geld hättest du gern auf dem Konto? Welchen Partner wünschst du dir an deiner Seite? Wie würdest du dich dann fühlen?

Schließe doch für einen Moment deine Augen, und mach dieses kleine Experiment wirklich. Selbst wenn es nur zehn Sekunden sind. Lass dir dafür gern so lange Zeit, wie du möchtest, und versuche, diese Vorstellung so nah wie möglich zu durchleben.

Nun, wenn du die Wahl hättest zwischen deinem jetzigen Leben und dieser Vorstellung, für welches Leben würdest du dich entscheiden? Glaubst du, dass du dieses Wunschleben tatsächlich leben könntest? Glaubst du, dass du sogar noch viel mehr erreichen kannst als das, was du dir soeben vorgestellt hast? Wo hört dein Glaube auf? Wo beginnst du einen Riegel davorzuschieben und dich vor dieser Möglichkeit zu verschließen? Wir Menschen sind Meister darin, uns selbst zu limitieren. Tag für Tag blockieren wir unser unbegrenztes Potenzial und verpassen so Chance für Chance. Woran liegt das? Wie können wir von Natur aus so werden, dass wir unsere wahren Lebenswünsche verfolgen?

Wir müssen lernen, unsere Chakren zu öffnen und die Lebensenergie durch uns fließen zu lassen!

EINFÜHRUNG: WAS IST DIE CHAKRA-LEHRE?

Sicherlich kennst du einen dieser Sandkastenspielplätze mit Handpumpe, um umliegende Becken mit Wasser zu füllen. In meiner Kindheit habe ich Tage damit verbracht, immer wieder Staudämme aus Sand, Erde und Steinen zu bauen, und diese dann mit dem hochgepumpten Wasser zu fluten. Wir haben große Freude daran gehabt, die Becken zum Überlaufen zu bringen oder nach und nach jedes Becken zu befüllen, um anschließend wieder alle Dämme aufzureißen. Damals habe ich noch nicht erkannt, dass ein ähnliches Spiel seit meiner Geburt tagtäglich im Innersten meines Seins stattfindet. Noch heute ist für mich dieser Spielplatz das Sinnbild der Chakra-Lehre.

Stell dir vor, das Wasser ist unsere Lebensenergie. Im Hinduismus wird sie auch als »Prāna« bezeichnet (dazu werde ich dir später mehr erklären). Über die Wasserpumpe läuft das Wasser in ein Becken hinein. Blumen, die in diesem Becken wachsen, benötigen das Wasser als Lebensgrundlage. An einem Ende hat das Becken eine Öffnung, durch die das Wasser in das nächste Becken fließen kann. Insgesamt gibt es sieben solcher Becken, bevor das Wasser dann schließlich in den Sand laufen kann und dort versickert. Das Wasser fließt immer vom obersten Becken in das darunterliegende, damit alle Blumen in jedem Becken schön blühen können.

Jedes Becken steht im übertragenen Sinne für ein Chakra. Die Energie fließt in jedes Chakra hinein und versorgt jedes Energiezentrum mit der notwendigen Lebensenergie. Jedes Chakra steht für eine Bewusstseinsebene: den physischen Körper, die Emotionen, unsere Handlungen, Beziehungen, Kommunikation, Gedanken und den Geist.

Im Optimalfall fließt das Wasser ungehindert durch jedes Becken, und alles ist in Harmonie. Doch leider ist es in der Realität so, dass unsere Beckenauslässe zum Beispiel durch Laub oder Sand verstopft sind und das Wasser nicht mehr so leicht weiterfließen kann. Was passiert dann? In das nächste Becken fließt nicht mehr so viel Wasser ein. Die Blume, die eine Bewusstseinsebene darstellt, beginnt auszutrocknen oder wächst nicht mehr so schnell. Sie bildet sich dann allmählich zurück und wird kleiner. Im oberen Becken staut sich das Wasser an. Es läuft über, und wenn es längere Zeit nicht ungehindert fließt, verdirbt das Wasser, und auch hier verwelkt die Blume. Sobald ein Becken verstopft ist, droht das ganze System aus dem Gleichgewicht zu geraten.

Die sieben Chakren bilden ein wichtiges Lebenserhaltungssystem. Wir müssen immer dafür sorgen, dass das Prāna reibungslos durch uns fließen kann und wir auf jeder Bewusstseinsebene optimal wachsen und florieren können. In den meisten Fällen stauen sich bei uns irgendwo die Becken an, ohne dass es uns bewusst ist. Trifft das auf unser zweites Chakra zu, können die betroffenen Menschen ihre Gefühle und Emotionen nicht mehr richtig kontrollieren und erleiden Gefühlsausbrüche oder schwere Depressionen. Um dies wieder ins Gleichgewicht bringen zu können, müssen wir lediglich den Damm öffnen. Wir müssen dafür sorgen, dass die Energie wieder weiterfließen kann. Wenn alle Becken geöffnet sind, kann genügend Lebensenergie durch unsere Chakren fließen, und unser Leben kann wie die Blumen optimal wachsen und florieren.

Es wird vermutet, dass die Chakra-Lehre ihren Ursprung in den vedischen Kulturen hat, die über 3000 Jahre zurückliegen.[4] Sie wurde durch die Upanischaden überliefert und ging so in die hinduistische Kultur über.[5] Die Lehre verbreitete sich von Indien bis in den gesamten ostasiatischen Raum und jüngstens auch überall um den ganzen Globus. Ähnliche Modelle sieht man in verschiedenen Kulturen und Epochen. Beispielsweise die sieben Sakramente aus dem Christentum[6], die zehn Sephira aus dem kabbalistischen Lebensbaum des Judentums,[7] der edle achtfache Pfad aus dem Buddhismus,[8] das Konzept von Spiral Dynamics,[9] die Maslow'sche Bedürfnishierarchie[10] und vieles mehr. Die Chakren sind unsichtbare Energiefelder, die an bestimmten Körperstellen sitzen. Durch sie fließt die unsichtbare Prāna-Energie, auch »Chi« genannt.[11] Insgesamt gibt es sieben Hauptenergiefelder, die das Prāna in verschiedene Energieformen umwandeln.[12] So generieren wir physische Energie im Wurzelchakra, um unsere Zellen am Leben zu erhalten, oder mentale Energie im Stirnchakra, um Gedanken zu erzeugen. Jedes Chakra ist für seine jeweilige Energieform zuständig und wird daher als drehendes Energierad in einer zugehörigen Farbe illustriert.[13] Jedes davon besitzt seine eigene Frequenz, wird mit einer bestimmten Körperstelle in Verbindung gebracht und erfüllt individuelle Aufgaben. So wird unsere individuelle Aura erzeugt, die den Charakter unserer Seele formt.[14] Dazu gleich aber noch mehr.

Das Prāna oder Chi ist eine Art kosmische Energie, die auf physischer Ebene nicht direkt gemessen werden kann.[15] Auch wenn sie auf den ersten Blick nicht erkennbar ist, umgibt sie uns überall und ist die Grundlage für jedes Leben und jede physische Manifestation. Sie wird von unserem obersten Chakra (dem Kronenchakra) empfangen und durch Energiekanäle, die sogenannten Nādī, durch all unsere Chakren geleitet.[16] Das Wurzelchakra, das am untersten Ende unserer Wirbelsäule sitzt, empfängt die Kundalinī-Energie.[17] Sie hilft uns dabei, unsere Chakren zu öffnen, sodass das Prāna besser durch unsere Chakren fließen kann. Kundalinī wird als ruhende Schlange illustriert, die durch meditative Übung und eine bewusste Lebensweise über die Wirbelsäule entlang der Chakren hinaufsteigen kann. Wenn die Kundalinī-Energie durch spirituelle Praxis bis zum Kronenchakra hinaufsteigt, spricht man von dem Erwachen des Kundalinī.

Hier schließt sich der Kreis zwischen Kundalinī und dem Prāna, und es kommt zum besagten Erwachen. Dieser Zustand wird als »Samādhi« oder »Moksha« bezeichnet und ist in etwa mit dem Begriff »Erleuchtung« gleichzusetzen.[18] Dass du durch dieses Buch zur Erleuchtung kommen wirst, kann ich dir nicht versprechen. Aber dass du zumindest »Satori« (kurze Erleuchtungsmomente) erfährst, ist sehr wahrscheinlich.

Körper, Geist und Seele in Harmonie bringen

Welche spirituelle Schrift man auch zur Hand nimmt, immer wieder ist von Körper, Geist *und* Seele die Rede. Mich haben diese Begriffe lange Zeit etwas verwirrt. Es dauerte lange, bis ich erkannte, dass hier der Ursprung der Chakra-Lehre liegt. Erst als ich mich näher mit der Trinität – also der christlichen Vorstellung von Vater, Sohn und Heiligem Geist – und mit dem Trimūrti aus dem Hinduismus – mit Brahma als Erschaffer, Vishnu als Erhalter und Shiva als Zerstörer – beschäftigte, wurde mir klar, was mit Körper, Geist und Seele wirklich gemeint ist. Diese Dreifaltigkeit ist die Grundlage, um das Chakra-System richtig anwenden zu können.

Zunächst stelle ich dir die drei Begriffe etwas genauer vor. Beginnen wir mit dem Offensichtlichsten: dem Körper. Jetzt wirst du vermutlich denken: »Klar, ich weiß doch, was mit dem Körper gemeint ist!« Aber viele wissen gar nicht, dass es darüber hinausgeht. Der Körper beschreibt alles, was materiell ist: unsere Arme, Beine, inneren Organe, das Blut, das durch unsere Venen fließt, und sogar jede einzelne unserer Gehirnzellen. Streng genommen zählen Gedanken auch zu den Teilen des Körpers, da sie materielle Wechselwirkungen zwischen unseren Gehirnzellen sind.[19]

Sie sind auch nur Elektronen, also winzigste Materieteilchen, die bestimmte Reize in unseren Synapsen auslösen. Jedes Atom kann man unter den Begriff »Körper« fassen.

Was aber bleibt für den Geist übrig? Wenn alles, selbst unsere Gedanken, körperlich sind, was soll dann der Geist sein? Die ganze Materie besteht grundsätzlich aus drei atomaren Bausteinen, die du vermutlich noch aus der Schule kennst: Elektron, Proton und Neutron. Alles, was existiert, besteht daraus.[20] Wenn aber alles aus den gleichen Stoffen besteht, warum gibt es dann so viele verschiedene Formen auf der Welt? Das Geheimnis liegt im Geist, denn hier wohnt die Information, die die Materieteilchen anordnet. Sie setzt die winzigen Bausteine zu etwas Neuem zusammen, das mehr ergibt als die Summe der Einzelteile. Information ist etwas, was nicht materiell ist, aber das allumfassende universelle Wissen enthält, wie sich Materie anzuordnen hat.[21] So werden aus Atomen Moleküle, dann Zellen, Organe, ein komplexes Nervensystem, der Verstand und schließlich das Lebewesen selbst. Materie ist gleich Formation. In-Formation ist das Gegenteil. Also Nicht-Formation. Diese beiden Begriffe bedingen sich gegenseitig. Es kann keinen Körper geben ohne die Information, die jedes Materieteilchen an seine exakte Position setzt. Materie macht Information also erst sichtbar. Daher kann es auch keine Information geben, wenn es keinen Körper gibt, der diese Information darstellt beziehungsweise zum Ausdruck bringt. Genau diese Information bedeutet Geist.[22] Die Orbitaltheorie, die Festkörperphysik und auch die Quantenphysik beschreiben wichtige Naturgesetze, die vorgeben, wie sich Materie anordnen soll. Man könnte sie sich daher als Werkzeuge des Geistes vorstellen.

Körper und Geist sind so weit also klar, doch was soll die Seele dann sein? Ich weiß, viele sind der Meinung, dass Geist und Seele das Gleiche sind, aber dem ist nicht so. Die Seele ist das, was Körper und Geist miteinander verbindet. Es ist die Brücke zwischen der materiellen und der geistigen Welt.[23] Es ist die Verbindung zwischen Körper und Geist, zwischen Formation und Information. Die Seele haucht der Materie und der Information Leben ein. Sie ist das eigentlich Lebendige und verbindet Körper mit Geist. Ein Körper ohne Seele verliert die Information und zersetzt sich. Die Seele hält den Körper und die Information aufrecht. Sie lässt die Lebensenergie durch uns hindurchfließen. Sie verleiht uns einen einzigartigen Charakter, ein einmaliges Wesen, ein individuelles Bewusstsein.[24] Die Seele wirkt durch all unsere Bewusstseinsebenen: durch unseren Körper, unsere Gefühle, unser Handeln, unsere Beziehungen, unsere Worte, unsere Gedanken und unser Sein. Sie wohnt also in allen sieben Chakren, die wie Teile unserer Seele zu verstehen sind. Verlässt uns die Seele, vergehen unser Körper und die Information, die unsere Seele zuvor aufrechterhalten hat. Somit zerfällt unser Körper nach dem Tod langsam wieder in seine materiellen Bestandteile.

Körper, Geist und Seele werden auch durch das Trimūrti dargestellt. Sicherlich hast du schon einmal etwas von den drei hinduistischen Gottheiten gehört. Der Gott Brahma ist der Erschaffer und repräsentiert die materielle Welt. Eben das, was erschaffen wurde, beziehungsweise die Kraft, die etwas in physische Materie formt.

Der Gott Shiva wird als Zerstörer bezeichnet. Er steht für alles, was nicht materiell ist und keine Form hat: für die Information, also für den Geist.

Der Gott Vishnu, der Erhalter, repräsentiert die Seele. Er hält das Leben zwischen Erschaffung und Zerstörung aufrecht. Diese drei Kräfte finden wir überall auf der Welt.[25] Alles hat einen Anfang, beginnt Materie zu werden und endet irgendwann. Die Form wird eine Zeit lang aufrechterhalten und vergeht dann wieder. So ist die Welt immer im Wechsel und in perfekter Balance. Zu jedem Zeitpunkt entsteht, besteht und vergeht etwas. Drei Naturgewalten beeinflussen sich gegenseitig und sind voneinander abhängig. Diese drei Instanzen »Körper, Geist und Seele« bilden eine Einheit. Sie gehen ineinander über. Ohne das eine kann das andere nicht existieren.[26] Das eine bedingt bereits das andere. So stehen Körper, Geist und Seele im gemeinsamen Einklang. Sie sind eins. Das stellt das berühmte Zeichen Yin und Yang dar. Es ist ein unendlicher Kreis ohne Anfang und Ende. Schwarz und Weiß stellen Körper und Geist dar, Materie und Information. Die beiden Punkte symbolisieren die Seele. Der Geist, der im Körper wohnt, der Körper, der durch den Geist erschaffen wird. Das Geistige im Körperlichen und das Körperliche im Geistigen. Das ist die Seele und das Geheimnis des Yin und Yang. Das ist die Geburt der Polarität und des Lebens.[27]

Gemeinsam sind diese drei Kräfte das, was man allgemein unter Gott, Bewusstsein oder Universum versteht. Sie bilden den Ursprung »des Einen«. Das Modell der Dreifaltigkeit lässt sich nun auch auf das Chakra-System erweitern. Am untersten Ende befinden sich jene Chakren, die mit der Erde, dem Materiellen und dem Körper verbunden sind.[28] Weiter oben liegen die Chakren geistiger Natur, die Worte, Gedanken oder unseren Glauben bilden. Die Chakren sind Energiekanäle zwischen der Welt des Körpers und der des Geistes. Unsere Seele lebt in den Chakren.[29] Unsere Seele erfährt unseren Körper, spürt die Emotionen, bringt uns zum Handeln, geht Beziehungen ein, formuliert unsere Worte, versteht unsere Gedanken und folgt dem Sinn des Lebens. Jedes dieser Beispiele steht für ein spezifisches Chakra. Unsere Seele kommt durch die Chakren in Verbindung mit unserem Körper und dem Geist. Wenn wir also Körper, Geist und Seele in Harmonie bringen möchten, liegt der Schlüssel dazu in unseren Chakren.[30]

DEFINITION VON CHAKREN

Nach hinduistischer Auffassung befinden sich im Astralkörper (Energieleib) des Menschen Zentren subtiler oder feinstofflicher Energie, »Chakras« oder »Chakren« genannt. Als (Haupt-)Chakren werden die sieben Zentren bezeichnet, die hintereinander entlang der Wirbelsäule liegen. Das höchste Chakra befindet sich am Scheitelpunkt des Kopfes. Das Sanskritwort cakrá bedeutet »Rad, Kreis«: Medial begabte Menschen, welche die Aura sehen können, beschreiben die Chakren als »Lotusblüten« in kreisender Bewegung, wodurch der Eindruck eines Rads entsteht.

Die sieben (Haupt-)Chakren im Überblick

Die Chakren sind entlang der Wirbelsäule lokalisiert, und deren Zentrum befindet sich jeweils im Inneren des Körpers. Sie stehen eng im Zusammenhang mit den Endokrinen Drüsen der jeweiligen Körpergegend und übernehmen eine bestimmte Aufgabe.[31] Klassisch betrachtet man das Chakra-System von unten nach oben, da die meisten Menschen für gewöhnlich eher im Materiellen verankert sind.

Das Chakra-System besteht nicht in allen Schriften aus sieben Hauptenergierädern. Die Buddhisten haben oft nur fünf, und auch in den ältesten Schriften der Upanischaden war ursprünglich von sechs Chakren die Rede. Im 11. Jahrhundert fand man die ersten Erklärungsmodelle zum siebten Chakra.[32] Auch die farbenfrohe Gestaltung der Regenbogenfarben gewann erst im New-Age-Zeitalter an Bedeutung.[33] Die Chakra-Lehre hat sich über die Jahre also immer weiterentwickelt und bildet kein einheitlich definiertes System.[34] So ist heute auch von Dutzenden Nebenchakren die Rede, die überall im Körper verteilt sind. Nicht selten liest man auch von einem geheimnisvollen achten Chakra.

Das Chakra-System lässt also viel Raum für eigene Interpretationen und Neugestaltungen. Das Grundprinzip ist jedoch immer sehr ähnlich. Es ist hilfreich zu wissen, dass mithilfe des Chakra-Systems versucht wird, ein inneres Konzept anschaulich zu machen. Es mag den Anschein erwecken, dass jedes Chakra

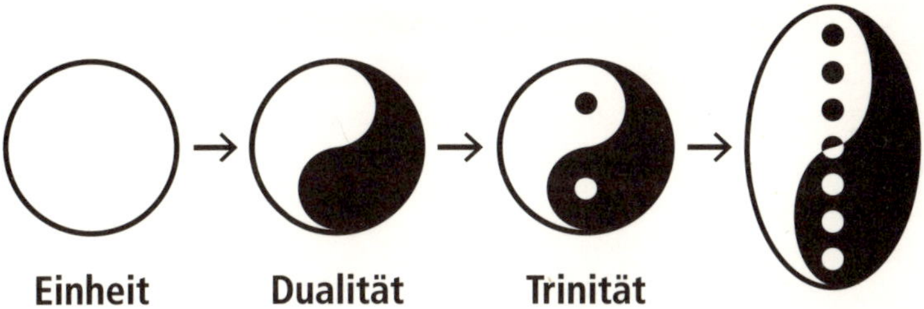

fest definierte Zustandsbereiche abdeckt. Doch lass dich nicht in die Irre führen. Alle Chakren haben fließende Übergänge und gehen ineinander über. Wir nutzen unsere Sprache und Bilder, um ihre Funktionsweise zu beschreiben, doch das sind nur Hilfestellungen. Sie spiegeln nicht die Realität wider. Jeder mag das Konzept auf seine Weise verstehen und auf seine Art veranschaulichen. Versuch also nicht, die Weisheit der Chakra-Lehre in Einzelteile zu zerpflücken und sie zu streng in Definitionen einzugrenzen. Das wird nicht gelingen. Wir können das System zwar grob gliedern, sodass es unser Verstand leichter auffassen kann, doch die wahre Bedeutung liegt jenseits von Konzepten und Veranschaulichungen.

Ich möchte dir hier das gängigste Modell vorstellen und näher darauf eingehen. Im Klappentext findest du eine interessante Tabelle mit allen wichtigen Informationen auf einen Blick.

Das erste Chakra nennt sich **Wurzelchakra.** Hier beginnt unsere Entwicklung. Das Wurzelchakra, auch »Mūlādhāra« genannt, steht für die physische Ebene und ist am unteren Ende der Wirbelsäule lokalisiert. Die Farbe Rot symbolisiert hier die Verbindung zur Erde und die Befriedigung unserer Grundbedürfnisse. Wie starke Wurzeln eines Baums sorgt das Wurzelchakra für Stabilität und Sicherheit in unserem Leben und setzt physische Energie frei. Wer auf dieser Ebene gut entwickelt ist, hat einen gesunden, widerstandsfähigen Körper und kann selbstständig für sein Leben sorgen. Wer hier Schwächen aufzeigt, ist oft energielos, schlapp, hat ein schwaches Immunsystem und oftmals Geld- oder Zukunftssorgen.

Das zweite Chakra ist das **Sakralchakra**, auch »Svādhishthāna« genannt. In einem satten Orangeton symbolisiert es die Ebene der Gefühle. Es hat seinen Sitz in der Unterleibsgegend. Hier werden unsere Gefühle verarbeitet und emotionale Energie freigesetzt. Wer hier gut entwickelt ist, hat seine Gefühle unter Kontrolle, genießt beste Lebensfreude und ist emotional ausgeglichen. Wer hier Schwächen aufzeigt, fühlt sich oft unerfüllt, ist lustlos und wird von seinen Gefühlen erdrückt.

Als Drittes folgt das **Solarplexuschakra** (Manipūra). Im Sonnengeflecht, der Magengegend, befindet sich der Energiemeridian mit der leuchtend gelben Farbe, die in uns Willenskraft erzeugt. Sie ist für die Ebene des Handelns und der Zielstrebigkeit zuständig. Wer in diesem Bereich gut entwickelt ist, weiß ganz genau, was zu tun ist, und setzt es mit Elan in die Tat um. Diese Menschen strotzen regelrecht vor Tatendrang. Sie wollen ihre Ziele im Leben um jeden Preis erreichen. Wer auf dieser Ebene Schwächen aufzeigt, dem fehlt das innere Feuer, das Selbstbewusstsein und die innere Stärke, um seiner Lebensvision nachzugehen.

In der Mitte liegt das vierte, das **Herzchakra** (Anāhata). Leuchtend grün symbolisiert es die Ebene der Beziehungen, die alles miteinander verbindet. Die Kraft dieses Chakras ist die unabhängige Liebe, die in uns erblüht und die wir an unsere Mitmenschen weitergeben können. So sind wir in der Lage, als einzelner Mensch und als individuelles Bewusstsein in einer Gruppe beziehungsweise Gesellschaft zu leben. Es liegt in der Natur, dass wir stärker und intelligenter sind, wenn wir uns vernetzen. Wer diese Ebene meistert, ist Profi darin, gute Kontakte aufrechtzuerhalten, Freunde zu finden und gute, tiefgründige Beziehungen zu führen. Wenn diese Ebene blockiert ist, fühlt man sich oftmals nicht akzeptiert, allein gelassen und wird in Beziehungen meist ausgenutzt.

Das Vishuddha, das hellblaue **Halschakra**, repräsentiert als fünftes Energiezentrum die Ebene der Kommunikation. Worte sind Macht, wie du sicherlich weißt. Mit Worten kann man traurige Menschen zum Lachen bringen. Man kann sogar Menschenmassen dazu bewegen, die Welt zu verbessern, andere Menschen inspirieren oder seine Gedanken und Ideen für andere greifbar machen. Diese Ebene ist auch das Symbol der Wahrheit. Das macht sie so wichtig. Wer hier Schwächen aufzeigt, hat Probleme dabei, sich deutlich auszudrücken. Oft haben diese Menschen sogar Schwierigkeiten, die Welt zu verstehen, da sie von einer selbst auferlegten Illusion geblendet sind. Der Ausdruck seiner Seele ist daher in gewisser Weise blockiert.

Das sechste Chakra, das **Stirnchakra** (Ājñā) oder auch das »Dritte Auge« genannt, steht für die mentale Ebene. Knapp oberhalb der Augenbrauen in der Mitte der Stirn, wird es in einem Indigoblau dargestellt. Hier entstehen unsere Gedanken, die unser gesamtes Handeln bestimmen. Die mentale Kraft wird aus der Kraft unseres Verstandes gewonnen. Hier wird Instinkt zu Intellekt und Intellekt zu Intuition. Hier entstehen unsere Zukunftsvorstellungen und werden zu einem Plan umgesetzt. Durch ständiges Wiederholen und Formen neuer Gedanken ziehen wir das Leben an, das wir uns in unserem inneren Auge, unserer Vision, vorstellen.

Die letzte Ebene ist das **Kronenchakra**, das Sahasrāra. Die violette Farbe und der tausendblättrige Lotus stehen für die Unendlichkeit des kollektiven Bewusstseins. Hier entsteht spirituelle Energie, die du in Form von Glauben wahrnehmen kannst. Dein Glaube steht für die Realität, die du erlebst. Dein Glaube, wer oder was du bist, was du kannst und was nicht oder was du zu sein glaubst, all das formt sich zu tief sitzenden Glaubenssätzen, die dein gesamtes Verhalten programmieren. Was auch immer du also glaubst, es bestimmt dein Leben. Wie oft im Leben glauben wir, dass wir zu schlecht, zu untalentiert oder zu schwach für etwas sind? Wir können durch einen stärkeren Glauben an uns selbst unser volles Potenzial aus uns herausholen. Wir können den Weg gehen, der unser Leben mit Sinn erfüllt, und unsere größten Wünsche in Erfüllung gehen lassen.

Die Chakren verdeutlichen das Zusammenspiel von Körper (Materie), Geist (Information) und Seele (Persönlichkeit). Die Chakren sind wie Stellschrauben eines Empfängers. Sie lassen die Lebensenergie (das Prāna) je nachdem, wie sie eingestellt sind, durch unser System fließen. Wir bewegen uns in einem Informationsfeld, in dem jede Realität potenziell existiert. Mit der Einstellung der Chakren empfangen wir eine Realität und manifestieren diese auf physischer Ebene. Die unendlich vielen anderen Möglichkeiten bleiben in der geistigen Welt verborgen. Wenn wir die Realität, die wir erleben wollen, ändern möchten, dann müssen wir die Einstellung unserer Chakren ändern und können dann eine andere Realität manifestieren. Wir machen das zu jeder Sekunde unseres Lebens. Wir verändern ständig und permanent unsere Chakren, und die Energie fließt hindurch. Deswegen ist unser Leben auch immer in Bewegung. Die Zeit bleibt nie stehen. Es findet immer Veränderung statt, weil die Lebensenergie zu jedem Zeitpunkt durch uns hindurchströmt. Welchen Weg sie einschlägt, bestimmt die Einstellung unserer Chakren. Wenn wir immer die gleiche Einstellung haben, voller Ängste, Negativität und Bedauern sind, werden wir auch stets das Gleiche in unserem Leben manifestieren. Wollen wir unser Leben ändern und ein Dasein voller Freude, Glück und Zuversicht, dann müssen wir auch unsere Chakren öffnen. So ändern wir die Qualität der Energie, die durch unser Leben fließt.

Wenn du verstehst, wie du diese einzelnen Stellschrauben justieren kannst, liegt dir die ganze Welt zu Füßen. Sobald wir wissen, wie wir unsere Chakren einstellen müssen, um unser Traumleben zu empfangen, steht uns nichts mehr im Wege.

Wie Prāna und Kundalinī dein Leben formen

Wie du bereits weißt, wird die Prāna-Energie vom Kronenchakra empfangen. Es ist die Energie, die aus der geistigen Ebene – der Information – geschöpft wird. Sie wird durch unsere Energiekanäle, die sogenannten Nādī, durch alle Chakren geführt.[35] Dort, wo Blockaden herrschen, wird der Energiefluss behindert. Ein Chakra beginnt zu verkümmern, und in einem anderen staut sich die Energie an. Unsere Aufgabe ist es, diese Blockaden zu lösen und für einen ungestörten Energiefluss zu sorgen. Prāna wird auch oft als Licht oder Atem dargestellt. Das soll deutlich machen, dass Prāna überall um uns herum vorhanden ist. Sie ist feinstoffliche Energie und nicht sichtbar. Sie ist nichtphysisch.[36]

Die Kundalinī-Energie ist praktisch der Antagonist von Prāna. Diese Energie wird in Form einer zusammengerollten Schlange dargestellt, die ruhend im untersten Chakra liegt. Sie nährt sich durch die physische, materielle Ebene. Wenn wir unsere Chakren öffnen, kann sie die Wirbelsäule entlang hinaufsteigen. Klettert die Kundalinī-Energie bis ins oberste Chakra, spricht man vom Kundalinī-Erwachen, das zur Erleuchtung führen kann. Dort verbindet sich das Kundalinī mit dem Prāna und wird eins.[37] Dann sind alle Energiekanäle frei, alle Blockaden aufgelöst, und Energie kann wie in einem unendlichen Kreislauf ungestört durch uns fließen.

Wir beginnen mit deiner spirituellen Entwicklung im untersten Chakra, dem Wurzelchakra, und steigen Schritt für Schritt alle Chakren entlang nach oben bis zum Kronenchakra. Du wirst mit der Kundalinī-Energie arbeiten und so Blockade für Blockade in dir lösen. Je mehr Blockaden vorhanden sind, desto stärker ist dabei das Kundalinī-Erlebnis.[38] Das Aufsteigen der Kundalinī-Energie kann unter Umständen auch Gefahren in sich bergen. Daher ist es wichtig, dass jedes Chakra der Reihe nach geöffnet wird. Jede Erkenntnis, die du auf einer Ebene erlangst, ist notwendig für die nächste Ebene. Deshalb musst du unbedingt darauf achten, dass du die Lektionen der Reihe nach sorgfältig durcharbeitest und die praktischen Anleitungen dazu auch mitmachst. Überspringe keinesfalls ein Chakra, weil du es als unwichtig erachtest. Das kann sonst zu einer energetischen Dysbalance führen. Es kann dann passieren, dass die Kundalinī-Energie zu schnell hinaufsteigt und durch den heftigen Energiefluss Begleiterscheinungen verursacht werden. Dazu zählen Hitzewallungen, Kälteschübe, zeitweilige Schmerzen im Körper, die sich nicht genau lokalisieren lassen, Stechen im Körper, Taubheitsgefühle, Schwankungen des Sexualtriebs, Gefühlsausbrüche, ekstatische Momente, innere Bilder, Visionen und vieles mehr.[39] Manche Menschen fühlen sich dann schlicht überwältigt und wissen mit der freigesetzten Energie erst mal nichts anzufangen. Um dies zu verhindern, ist das Buch so strukturiert, dass du langsam auf den Prozess des Kundalinī-Erwachens vorbereitet wirst. Wir erzwingen diesen aber nicht. Kundalinī wird selbst emporsteigen, wenn du bereit dazu bist.

Solltest du jemals das Gefühl haben, dass unsere Chakra-Arbeit zu starke Energien freigesetzt hat, mit denen du zunächst nicht umgehen kannst, hast du immer die Möglichkeit, die über folgenden QR-Code zugängliche geführte Schutz- und Erdungsmeditation durchzuführen. Du kannst sie gern auch jederzeit anwenden, um dich vor einem zu schnellen Kundalinī-Erwachen zu schützen.

https://www.highermind.de/buch-c4

Das passiert, wenn du deine Chakren öffnest

Das Chakra-System, das ich dir hier vorstelle, ist wie ein Handbuch fürs Leben. Nicht für ein einfaches Leben, sondern für die beste Version, die in dir steckt. Sobald du begreifst, dass du deine Chakren aktivieren und öffnen kannst, stehen dir unendliche Möglichkeiten zur Verfügung. Nimm das Chakra-System als Schritt-für-Schritt-Anleitung wahr, um dein neues Leben und die beste Version aus dir herauszuholen. Die Veränderungen, die in dein Dasein treten, wenn du deine Chakren öffnest, sind auf allen Ebenen deines Lebens spürbar, das sagen auch mehrere Studien.[40] Gern möchte ich dir dazu ein paar Beispiele nennen.

Wenn du das Chakra-System anwendest, verlierst du das Gefühl, dass sich das Leben gegen dich gestellt hat. Mit aktivierten Chakren ist das Leben auf deiner Seite. Du wirst keine einzige Sekunde mehr daran denken, dass es das Schicksal schlecht mit dir meint. Das bedeutet zwar nicht, dass du nie wieder negative Momente erleben wirst, aber du lernst, dass auch so etwas zum Fluss deines Lebens dazugehört. Du lernst, wie du mit solchen Situationen umgehen kannst und wie sie deinen Alltag bereichern können. Lang anhaltende Müdigkeit oder Antriebslosigkeit gehören nun der Vergangenheit an. Natürlich wirst du ab und an Müdigkeit empfinden, aber du wirst lernen, deine Energie optimal einzusetzen. Du wirst wissen, wie du deine Höhen reiten kannst und deine Tiefen nutzt, um neue Energie zu tanken. Aktivierte Chakren helfen dir dabei, deinen körperlichen Energiehaushalt anzukurbeln. Du wirst deinen Körper optimieren, dein Idealgewicht erreichen und Gesundheit in dein Leben bringen. Wenn du deine Chakren aktivierst, verstehst du, richtig mit schweren Gefühlen umzugehen. Du lernst, jedes Gefühl in dir willkommen zu heißen, und kannst Negatives in Positives umwandeln. Du lernst, das Leben richtig zu schätzen und den Moment vollends zu genießen.

Oft sind es Motivationsprobleme, die unseren inneren Schweinehund bekräftigen. Wie viele tolle Chancen hast du in deinem Leben bereits verpasst, nur weil dir die nötige Willenskraft oder die Disziplin gefehlt hat? Die Chakra-Arbeit hilft dir dabei, diese Blockaden zu lösen und zu einer zielstrebigen Persönlichkeit heranzuwachsen.

Die meisten Menschen wünschen sich oft einen Liebespartner, einen Seelenpartner, mit dem sie ihr Leben verbringen möchten. Vielleicht warst du bisher der Meinung, dass es sehr schwierig ist, einen Partner zu finden, der perfekt zu dir passt. Wenn du aber nach den Gesetzmäßigkeiten des Chakra-Systems lebst, wird es einfach sein. Du lernst, dich selbst zu lieben und Liebe in dein Leben zu ziehen. So wirst du automatisch begehrenswert für andere.

Während du deine Chakren entwickelst, wirst du merken, wie sich deine Intuition verbessert. Das ist in allen Lebenssituationen hilfreich. Sei es, um in der Arbeit zu mehr Erfolg zu kommen oder bessere Freundschaften zu knüpfen. Mit einer guten Intuition kannst du schädliche Personen oder Gefahrensituationen besser einschätzen und gezielter mit ihnen umgehen.

Einer der größten Vorteile des Chakra-Systems ist die Regulierung der Selbstheilungskräfte. Wir alle haben einen inneren Arzt in uns, um uns von Krankheit oder Unfällen erholen zu können. Durch falsche Gewohnheiten und mentale Einstellungen können wir unsere eigenen Selbstheilungskräfte jedoch blockieren. So schaffen wir einen Nährboden für allerlei (Volks)krankheiten. Wenn unsere Chakren perfekt in Balance sind, können wir uns vor Malaisen schützen und bestehende Krankheiten auflösen.

Das Chakra-System hilft dir nicht nur, dich selbst zu optimieren und das Beste aus dir herauszuholen, es unterstützt dich vor allem auch dabei, dich selbst zu erkennen.[41] Hast du dir jemals die Frage gestellt, wer du wirklich bist? Was der

Sinn deines Lebens ist und warum du bist, wer du bist? Wenn du deine Chakren öffnest, dann öffnest du dich auch für die Selbsterkenntnis. Dann bist du empfänglich für spirituelle Erfahrungen, die dein Bewusstsein erweitern. Dies kann so weit gehen, dass du Erleuchtungsmomente erleben wirst. Das sind die wundervollsten, heilsamsten und glückseligsten Erfahrungen, die wir Menschen machen können. Freu dich schon mal darauf, dich beim Lesen des Buches selbst neu kennenzulernen.

So kannst du dein Karma verändern

Ich möchte dir gern noch eine kleine Gebrauchsanweisung für dieses Buch mitgeben. Jedes Kapitel enthält Übungsaufgaben. Gern kannst du das Buch in deinem eigenen Tempo durchgehen und für dich selbst entscheiden, wie intensiv du die jeweiligen Übungen ausführen möchtest. Wichtig ist, dass du nichts überstürzt! Es geht nicht darum, das Buch in Windeseile durchzuarbeiten, sondern jedes Kapitel und jede Übung zu verinnerlichen und in dein Leben zu integrieren. So kannst du Chakra für Chakra öffnen und eine wahre Transformation erreichen.

Das Allerwichtigste, das dich während der gesamten Zeit begleiten muss, sind Achtsamkeit und Bewusstsein. Wir Menschen leben in einer sehr unbewussten Welt. Unser Leben wird von automatischen Prozessen gesteuert, und auch unsere Chakren unterliegen dieser unbewussten Einstellung. Im Fernost spricht man hier vom »Karma«. Unser Karma bestimmt über unser Leben und ist von unseren vergangenen Taten abhängig. [42] Jeder Situation in unserem Leben liegt eine Ursache zugrunde. Und auch die Taten von heute werden eine Auswirkung auf unsere Zukunft haben. Führen wir ein unbewusstes Leben, wird unser Karma unser Schicksal. Doch leben wir bewusst und arbeiten aktiv an uns selbst, können wir uns von unseren karmischen Spuren lösen und unser Schicksal selbst bestimmen.[43] Wir verändern unser Karma und werden nicht mehr so stark von unbewussten Prozessen und Konditionierungen gesteuert. Wir überwinden unser Ego Mind, und unsere unbewusste Seele erwacht. Dazu müssen wir kontinuierlich an unserem Bewusstsein arbeiten und den Bewusstheitsgrad in jedem einzelnen Chakra anheben. So können wir die unbewusste Einstellung, die in uns installiert ist, mit allen Blockaden lösen und ganz bewusst unsere gewünschte Realität anpeilen.

Es geht im Buch darum, in jedem einzelnen Chakra vom Unbewussten in das Bewusste zu erwachen und so unsere karmischen Spuren zu ändern. Das Ganze passiert nicht von heute auf morgen. Es ist ein laufender Prozess, der sich über Wochen, Monate, ja sogar Jahre erstreckt und kontinuierlicher achtsamer Übung bedarf. Mach das Buch daher gern einmal von Anfang bis Ende durch. Danach soll es dir als ständiger Begleiter dienen, welches du stets als Handbuch und Nachschlagewerk nutzen kannst. Wichtig ist auch, dass du nicht einfach nur blind den Worten glaubst, die ich hier formuliere, sondern diese auch anhand von eigenen Erfahrungen für dich selbst prüfst. Probiere dabei alles selbst aus, bilde dir deine eigene Meinung, und übertrage meine Ausführungen in deiner Form auf dein eigenes Leben. Bekanntlich ist jeder Mensch anders. Was für den einen stimmen mag, kann beim anderen auf Gegenwind stoßen. Fühl dich also dazu eingeladen, die Ratschläge aus diesem Buch ganz nach deinen persönlichen Erfahrungen zu verändern oder zu ergänzen.

Als Bonusgeschenk erhältst du zu diesem Buch eine geführte Chakra-Meditation, die dich bei deiner Chakra-Arbeit unterstützt. Hör sie gern regelmäßig an, um all deine Chakren zu aktivieren und den Energiefluss zu begünstigen. In der Meditation gehen wir alle Chakren der Reihe nach durch. Konzentriere dich dann verstärkt auf das jeweilige Chakra, an dem du aktuell arbeitest. Gern kannst du dir die Meditation auf folgender Seite anhören und herunterladen:

https://www.highermind.de/buch-c2

1. DAS WURZELCHAKRA – DIE PHYSISCHE EBENE

Kennst du diese Art von Menschen, die so selbstsicher sind, dass man ihnen scheinbar nichts anhaben kann? Sie fühlen sich in jeder Situation und in jeder Lebenslage absolut sicher und behütet. Jeden verbalen Angriff wehren sie mit Leichtigkeit ab. Diese Menschen besitzen ein gutes Empfinden für ihren Körper und stehen mit beiden Beinen im Leben. Sie haben ein starkes Wurzelchakra. Die physische Ebene ist bei diesen Menschen sehr gut ausgeprägt, weit geöffnet und verschafft ihnen besonders viel physische Energie.

In der hinduistischen Mythologie ist das Wurzelchakra auch als Mūlādhāra bekannt. Es rotiert in dunkelroter Farbe am untersten Ende des Steißbeins. Es bildet eine wichtige Basis für die Entwicklung des gesamten Chakra-Systems und das spirituelle Dasein. Sein Element ist die Erde. Das Wurzelchakra ist die Verbindung zum physischen Körper, der physischen Welt, den Energien der Erde (oder *Gaia* als personifizierte Erde in der antiken Mythologie) und bestimmt unsere Beziehung zu allen materiellen Manifestationen des Lebens. Das Wurzelchakra ist auch die direkte Verbindung zur Kundalinī-Energie, die der physischen Energie am nächsten ist. Wenn sich das Wurzelchakra öffnet, kann die Kundalinī-Energie weiter nach oben in Richtung der nächsten Chakren wandern.[44]

Die Hauptaufgabe des Wurzelchakras ist es, für die Sicherheit und Stabilität der physischen Existenz zu sorgen. Das Wurzelchakra ist die Grundlage für unser Dasein und unsere Evolution als

Seele in einem Körper. Es ist die Brücke zur körperlichen Welt und das Sicheinlassen der Seele auf die Erfahrung des Inkarniertseins.

Dieses Chakra stellt die Verbindung zur physischen Ebene und die Grundlage unseres physischen Lebens dar. Ohne körperliche Präsenz ist auch unser Leben auf der Erde nicht möglich. Wir brauchen unseren Körper, um uns fortzubewegen, um in die physische Welt einzugreifen und um unsere geistigen Vorstellungen manifestieren zu können. Der physische Körper ist ein Teil von uns. Er ist die Manifestation unserer Seele, also das Sicheinlassen der Seele auf die Erfahrung des Physischen. Wir sind zu jedem Zeitpunkt unseres Lebens auf unseren Körper angewiesen.

Unser Körper ist ein ausgeklügeltes System, das sich über mehrere Milliarden Jahre im Laufe der Evolution so weit entwickelt hat, dass heute mehr Bewusstsein in uns wohnen kann als in jedem anderen Lebewesen auf der Erde.[45] Um unser Bewusstsein weiter entfalten zu können, ist es notwendig, dass der Körper in bestmöglicher Verfassung ist. Der Körper muss rundum gesund und alle Grundbedürfnisse sollten erfüllt sein. Denn sind sie nicht gestillt, können wir nicht klar denken, nicht klar handeln und nicht bewusst leben.[46] Unsere Instinkte aktivieren dann unsere Lebenserhaltungstriebe, und wir werden von unserem unbewussten Ego gesteuert.

Das Erfüllen der Grundbedürfnisse des Körpers sichert dir nicht nur das Überleben, sondern sorgt auch dafür, dass dein Körper optimal funktioniert. Dazu gehören: Atmung, Hydrierung, Ernährung, Bewegung und Erholung. Das sind die wichtigsten Faktoren, um das physische Überleben zu sichern. Holst du in dieser Ebene das Bestmögliche heraus, ist das die perfekte Grundlage für die anderen Bewusstseinsebenen. Deine spirituelle Entwicklung beginnt also direkt auf diesem Level. Läuft hier etwas schief, wie etwa dass man auf Dauer zu wenig trinkt oder sich ungesund ernährt, kann das fatale Auswirkungen auf alle anderen Bewusstseinsebenen (Chakren) haben.

In diesem Kapitel möchte ich dir einen Überblick über die

fünf wichtigsten Grundbedürfnisse des Körpers geben und dir deutlich machen, mit welch einfachen Mitteln du deine spirituelle Entwicklung beginnen kannst. Sie beziehen sich auf die fünf Elemente der Erde, die in gemeinsamer Harmonie unseren physischen Körper bilden. So beseitigst du Blockaden in diesem Chakra und sorgst dafür, dass die Kundalinī-Energie weiter in Richtung des zweiten Chakras aufsteigen kann.

Das Element Luft

Die Atmung spielt für unser Überleben die wichtigste Rolle, auch wenn sie für uns so selbstverständlich erscheint, dass wir sie im Alltag meist gar nicht wahrnehmen. Erst in Ausnahmesituationen, beispielsweise unter Wasser oder im Sport, merken wir, wie wichtig die Luft für uns ist.

Bereits eine Minute ohne Sauerstoff löst in unserem Körper Alarmbereitschaft aus. Wenige Minuten später können unsere Zellen ohne Sauerstoff nicht mehr richtig funktionieren, und wir verlieren das Bewusstsein. Schnell wird es lebensbedrohlich. Jede weitere Minute sterben unsere Zellen ab, bis der physische Körper schließlich stirbt. Die Luft zum Atmen ist demnach das wichtigste Grundbedürfnis, das wir besitzen. Aus diesem Grund sollten wir dafür sorgen, unsere Atmung so zu optimieren, dass wir mit genügend Sauerstoff versorgt sind.

Der Durchschnittsmensch atmet etwa sechzehnmal pro Minute ein und inhaliert mit der Atemluft den lebenswichtigen Sauerstoff. In der normalen Frischluft beträgt der Sauerstoffgehalt der Luft etwa 17 Prozent.[47] Der Sauerstoff wird über die Lunge und auch in geringen Mengen über die Haut in den Körper aufgenommen. Die Lungenbläschen befördern den eingeatmeten Sauerstoff in die roten Blutkörperchen. Diese werden daraufhin durch die gesamte Blutbahn geschickt, sodass alle Organe beziehungsweise Zellen mit Sauerstoff versorgt werden können. Auf dem Rückweg wird Kohlenstoffdioxid, das beim Verbrennen von Nahrung und Energie im Körper als Abfallprodukt entsteht, aus den Zellen in die Blutbahn und über die Lungenbläschen an die Atemluft abgegeben.[48]

Viele Menschen atmen viel zu flach. Vor allem solche, die wenig Sport treiben, haben nie gelernt, wie man richtig atmen sollte. So kann sich auf Dauer die Lungenfunktion verschlechtern. Der Stoffwechsel wird heruntergefahren, sodass die allgemeine Leistungsfähigkeit eingeschränkt wird.[49]

Das ist eine große Blockade, die durch zwei einfache Tipps gelöst werden kann. Nutze die Bauchatmung. Beim Ein- und Ausatmen sollte sich deine Bauchdecke heben und senken. Das sorgt für eine tiefere Atmung und eine bessere Sauerstoffversorgung der inneren Organe.[50] Zudem solltest du die eingeatmete Luft einen kurzen Moment in der Lunge belassen, statt sie sofort wieder auszuatmen. So kann der Sauerstoff besser von der Atemluft absorbiert werden, und Giftstoffe werden leichter aus dem Körper geleitet.

Durch die falsche Atmung können sich ungeahnte, sogar ernsthafte Leiden entwickeln. Darunter fallen zum Beispiel Energiemangel, Erschöpfungszustände, Depressionen, eine erhöhte Anfälligkeit für Infektionskrankheiten, Herzrhythmusstörungen, Durchblutungsstörungen der Gliedmaßen, Verschleißerscheinungen der Gelenke und vieles mehr. Eine optimale Sauerstoffversorgung regeneriert, stärkt und beugt diesen Beschwerden vor. Sie kann sogar den Zellalterungsprozess verzögern, die Leistungsfähigkeit steigern, das Immunsystem verbessern, die Abwehrkräfte stärken und den Schutz vor Krankheiten erhöhen.[51] Daher sollten wir auch zusätzlich auf die Luftqualität achten. Pflanzen können stickige Raumluft aufwerten, und fernöstliche Lehren sind sich einig, dass sie die Luft zusätzlich mit Prāna-Energie anreichern.

Im Folgenden findest du wichtige Punkte, die du unbedingt in deinen Alltag integrieren solltest, wenn du dein Wurzelchakra öffnen möchtest. Denn wenn du deine Atmung optimierst, kannst du mehr physische Energie in dein System bringen.

10 GOLDENE PRAXISTIPPS ZUR ATMUNG

1. Unternimm regelmäßig Spaziergänge in Parks oder Wäldern, um frische Luft mit hohem Sauerstoffanteil einzuatmen. Sauerstoff wird bei zusätzlicher Bewegung vom Körper noch besser aufgenommen und verteilt.[52]

2. Treibe regelmäßig Sport im Freien (Fahrradfahren, Wandern, leichtes Joggen, Schwimmen in einem See oder im Meer und so weiter), um den Kreislauf anzuregen und dadurch viel Sauerstoff in den Körper zu bringen. Sauerstoff wird auch bei sportlicher Bewegung vom Körper deutlich besser aufgenommen und verteilt.

3. Der Körper ist auf Leistung ausgelegt. Beanspruche ihn daher regelmäßig (am besten einmal am Tag), damit er den Stoffwechsel nicht herunterfährt. Durch das schnelle Atmen wird die Sauerstoffaufnahme und -verwertung optimiert.

4. Achte auf deine Atmung. Atme immer tief ein, und gewöhne dir eine gesunde Bauchatmung an. So gelangt mehr Luft in die Lunge und damit mehr Sauerstoff in den Körper. Gleichzeitig werden die Organe durch die Bauchatmung rhythmisch sanft massiert, was ihre Durchblutung und Sauerstoffaufnahme fördert.[53]

5. Gewöhn dir einen gesunden Atemrhythmus an. Atme etwa zwei Sekunden lang ein, behalte die Luft circa zwei Sekunden in der Lunge, und atme dann etwa drei Sekunden lang wieder aus. So kann dein Körper den eingeatmeten Sauerstoff optimal aufnehmen und das Kohlendioxid wieder freigeben.

6. Lüfte regelmäßig die Räume, in denen du dich aufhältst. Öffne dazu alle Fenster weit, damit die verbrauchte Luft gegen Frischluft ausgetauscht werden kann. Stell in den Räumen, in denen du viel Zeit verbringst, Pflanzen auf. Sie verbessern die Atemluft durch ihre Fotosynthese zusätzlich.[54]

7. Lüfte dein Schlafzimmer vor dem Zubettgehen beziehungsweise vor dem Schlafen immer ausgiebig, damit deinem Körper in der Nacht viel Sauerstoff für die nächtlichen Regenerations- und Entgiftungsprozesse zur Verfügung steht. Du wirst dadurch viel besser und tiefer schlafen, erholter aufwachen und am Tag mehr Energie haben.[55]

8. Inhaliere keine Giftstoffe oder Feinstaub. Diese setzen sich in der Lunge ab und verschlechtern die Lungenfunktion und die Sauerstoffaufnahme. Dazu gehört das Nichtrauchen, das Tragen von Atemschutzmasken bei Arbeit mit feinem Staub oder Lacken.

9. Weiterhin kannst du darauf achten, dass du regelmäßig Atemübungen machst. Es gibt unterschiedliche Atemtechniken, um den Körper beispielsweise auf Leistung, Entspannung oder Schlaf einzustellen. Dazu kann ich dir das Buch *Atem-Techniken* von Markus Schirner empfehlen.[56]

10. Mache regelmäßig Sauna- oder Dampfbadgänge, um deine Atemwege zu öffnen. Das ermöglicht dir, tiefer durchatmen zu können, und das Fassungsvermögen deiner Lunge wird langfristig erhöht. Gleichzeitig hat die hohe Luftfeuchtigkeit eine positive Auswirkung auf unsere Schleimhäute, die eine spezielle bakterienabweisende Schicht bilden. Außerdem beugst du dadurch Lungenentzündungen vor.[57]

Das Element Wasser

Nachdem du nun deine Atmung optimiert hast, geht es um das zweitwichtigste Grundbedürfnis, das es zu meistern gilt. Wer seinen Körper nicht mit ausreichend Wasser versorgt, zahlt einen teuren Preis. Da unser Körper durchschnittlich etwa aus 70 Prozent Wasser besteht, ist die Hydrierung unseres Systems überlebenswichtig.[58] Das Leben ist vor etwa drei bis vier Milliarden Jahren aus dem Wasser entsprungen, genauer gesagt aus den Ozeanen.[59] Dort bildeten sich aus kleinen organischen Molekülen komplexe Verbindungen, aus denen schließlich erste lebende Organismen hervorgingen. Es entwickelte sich eine gewaltige Artenvielfalt, die stets im Wandel ist. Das Leben hat seinen Ursprung im Wasser, und das Leben hat sich auch nicht weit vom Wasser entfernt, denn unser Organismus ist wie ein großer Wasserspeicher, um unsere lebenswichtigen Zellen stets mit Flüssigkeit zu versorgen. Auch heute brauchen unsere Zellen stets Flüssigkeit, um ihre komplexen Aufgaben verrichten zu können.

Trinken wir ein Glas Wasser, gelangt die Flüssigkeit über den Magen in den Darm und von dort ins Blut. Dadurch wird der natürliche Nährstofftransport gefördert und jede einzelne Zelle stets mit Flüssigkeit versorgt. Auf dem Weg durch den Körper kommt das Blut an den Nieren vorbei. Dort werden Giftstoffe aus dem Blut gefiltert und mit überschüssigem Wasser in die Blase geleitet. Wasser spielt also eine entscheidende Rolle für die Entgiftung. Das Wasser hat noch viele andere Funktionen für unseren Körper. Darunter fällt beispielsweise auch die Wärmeregulierung. An fast jedem Vorgang im Körper ist Wasser in irgendeiner Weise beteiligt.[60]

Können wir unserem Körper für ein paar wenige Tage kein Wasser zuführen, versagt das System schließlich, und wir sterben. Wie lange es dauert, bis der Tod eintritt, hängt von vielen Faktoren ab. Alter, Gesundheitszustand und die äußeren Umstände spielen die größte Rolle. Aber schon eine geringe Unterversorgung kann sich merklich auf den Körper auswirken. Ein Flüssigkeitsverlust von bereits 1 bis 2 Prozent vermindert die körperliche und geistige Leistungsfähigkeit drastisch.[61] In den meisten Fällen bemerkt man den Wassermangel nicht auf Anhieb, und die Nachteile, die dadurch entstehen, sind einem nicht immer direkt bewusst. Bei Wassermangel im Körper werden alle Heilungs- und Regenerationsprozesse verlangsamt.[62] Somit macht man sich anfälliger für Infekte oder (Volks)krankheiten. Das körperliche System beginnt die Leistungsfähigkeit herunterzuschrauben. Der Sauerstofftransport kann nicht optimal genutzt werden. Alle Zellen büßen einen Teil ihrer potenziellen Leistung ein. Das Gehirn, das durchschnittlich sogar aus 85 Prozent Wasser besteht, kann nicht mehr optimal funktionieren, was sich oft in Kopfschmerzen, Stimmungsschwankungen, Depression, Gereiztheit, Konzentrationsschwäche und so weiter widerspiegelt.

Durst ist ein wichtiges Signal, das der Körper einleitet, um uns deutlich zu machen, dass Wassermangel besteht. Doch wer sich allein nach seinem Durstgefühl richtet, läuft Gefahr, nicht optimal hydriert zu sein. Somit kann der Körper nicht sein volles Potenzial ausschöpfen, und viele Körperfunktionen werden in ihrer Leistung limitiert. Durst ist ein Signal, das ausgesendet wird, wenn der Körper bereits dehydriert *ist* und sollte daher nicht als erstes Richtgefühl genutzt werden.[63] Man sollte besser auf unterschiedliche Körpersignale achten wie beispielsweise die Farbe des Urins (siehe unten, Punkt 5 bei den »10 goldenen Praxis-Tipps zur Hydrierung«).

Eine optimale Flüssigkeitsversorgung ist also entscheidend für den reibungslosen Ablauf körpereigener Prozesse. Die konstante Hydrierung des Systems erhöht unter anderem die Leistungsfähigkeit, verbessert das Immunsystem, reguliert die Körpertemperatur und die Entgiftung des Körpers. Es bietet eine Grundlage für die Funktionsweise des menschlichen Organismus. Trinke also ausreichend Wasser über den Tag verteilt. Aber

Vorsicht: Zu viel Wasser auf einmal ist auch nicht gesund! Wenn man in kurzer Zeit mehrere Liter Wasser trinkt, gerät das Salzverhältnis im Körper aus dem Gleichgewicht. Das kann zu Herzrhythmusstörungen führen und die Funktion der Nieren beeinträchtigen. Überschwemme dich also nicht auf einmal mit zu viel Wasser, sondern trink über den Tag verteilt. Gut ist es, alle ein bis zwei Stunden ein Glas Wasser zu sich zu nehmen. Die optimale Menge variiert aber auch von Mensch zu Mensch. Zwei bis drei Liter pro Tag sind für einen Erwachsenen ein guter Richtwert.[64]

Während eines stressigen Alltags wird oft übersehen, dass der Körper bereits an Wassermangel leidet, und das, wo man doch eigentlich unter stressigen Bedingungen verstärkt auf Wasser angewiesen ist. Obwohl wir in der westlichen Welt an jeder Ecke frisches Trinkwasser zur Verfügung haben, sind viele Menschen chronisch unterversorgt. Dabei wird oft auch noch auf Getränke zurückgegriffen, die ungesund für den Körper sind. Cola, koffeinhaltige Limonaden, übermäßiger Kaffee- und Alkoholkonsum können den Körper nicht nur mit unnötigen Giftstoffen belasten, sondern auch zu einer weiteren Dehydrierung beitragen.

Die Qualität der Flüssigkeiten spielt also ebenso eine wichtige Rolle für die Gesundheit. Aus diesem Grund sollten wir aufpassen, wie wir unsere Umwelt und somit unsere Trinkwasserquellen behandeln. Durch die zunehmende Umweltverschmutzung gelangen unerwünschte Toxine und unnatürliche Hormone in das Grundwasser, die sich teilweise nur schlecht ausfiltern lassen. Ein bewusster Umgang mit unseren Trinkwasserquellen wird zunehmend wichtiger, damit wir stets frisches und sauberes Trinkwasser zur Verfügung haben. Es ist ratsam, Mineralwässer mit hoher Qualität zu trinken oder Leitungswasser zu filtern oder sogar energetisch aufbereiten zu lassen. In fernöstlichen Lehren wird gesagt, dass Quarze und Kristalle, wie zum Beispiel Amethysten, das Wasser mit mehr

Prāna versetzen können. Wasser kann durch Schwingungen bestimmte Strukturen annehmen und sich so energetisch aufladen.[65]

Achte darauf, dass du deinen Körper stets mit genügend Flüssigkeit versorgst, um mehr physische Energie bereitzustellen und dein Wurzelchakra weiter zu öffnen.

10 GOLDENE PRAXIS-TIPPS ZUR HYDRIERUNG

1. Bei hohen Temperaturen oder wenn man Sport treibt, sollte man entsprechend mehr trinken, denn durch das Schwitzen verliert der Körper Flüssigkeit. Spezielle Sportgetränke, denen zusätzliche Mineralstoffe beigefügt wurden, müssen es nicht sein. Wasser oder eine Saftschorle sind völlig ausreichend.

2. Die Deutsche Gesellschaft für Ernährung empfiehlt, den größten Flüssigkeitsbedarf durch kalorienfreie Getränke wie Mineral- und Trinkwasser und ungesüßte Kräuter- und Früchtetees zu decken. Fruchtsaftschorlen sollten aus einem Teil Saft und drei Teilen Wasser gemischt werden. So löschen sie gut den Durst und liefern zusätzlich Vitamine und Mineralstoffe.

3. Auf alkoholhaltige Getränke sollte verzichtet werden, denn diese wirken harntreibend und entziehen dem Körper wichtige Mineralien. Vor allem große Mengen können dem Körper Schaden zufügen.

4. Ernähre dich zusätzlich mit frischem Obst und Gemüse. Diese haben einen hohen Wasseranteil, der zur Hydrierung deines Körpers beiträgt.

5. Wir trinken dann genug, wenn unser Urin nahezu farblos oder nur ganz schwach gelb gefärbt ist. Je kräftiger die Gelbfärbung, desto

mehr Wassermangel haben wir. Je klarer der Urin, umso besser. Achtung! Diese Anzeichen gelten nicht für Menschen, die regelmäßig große Mengen Kaffee, koffeinhaltige Getränke oder Alkohol zu sich führen. Diese Substanzen sind harntreibend und verfälschen das Urinbild.

6. Trinke direkt nach dem Aufwachen ein oder zwei Gläser Wasser. Über die Nacht verlieren wir eine Menge Flüssigkeit durch das Schwitzen und über die Atemluft.

7. Wer versucht, die Tagesration an Flüssigkeit auf einen Schlag aufzunehmen, tut sich damit nichts Gutes. Die überschüssige Flüssigkeit wird in Kürze wieder ausgeschieden, da eine solch große Menge nicht auf einmal verarbeitet werden kann. Der Körper benötigt dann im Laufe des Tages erneut etwas zu trinken. Wichtig ist also die Regelmäßigkeit.

8. Ob man Wasser mit Kohlensäure oder ohne trinken sollte, ist lediglich eine Frage des Geschmacks. Wer schnell Blähungen bekommt oder unter Magen-Darm-Beschwerden leidet, sollte auf die Kohlensäure im Getränk besser verzichten.

9. Unser Leitungswasser gehört zu den am besten kontrollierten Lebensmitteln in Deutschland. Liegen im Haus keine Kupfer- oder Bleirohre und gibt es keine Rohrschäden, kann daher bedenkenlos Leitungswasser getrunken werden. Mit entsprechenden Trinkwasseranalysen kann man sein Wasser auf ausreichende Qualität prüfen. Die Wasserqualität lässt sich durch Filteranlagen oder das Beisetzen von Kristallen noch enorm steigern.[66]

10. Meide Wasser aus Plastikflaschen. Diese sind oft mit Weichmachern (Bisphenol-A) belastet, die schädlich für den Körper sein können.[67]

Das Element Erde

Der physische Körper ist ein komplexes Zusammenspiel verschiedener Zellen. Damit die Zellen am Leben erhalten werden können, müssen sie sich ständig erneuern. Dafür müssen aber die notwendigen Bausteine zur Verfügung stehen. Durch eine natürliche und ausgewogene Ernährung versorgen wir unseren Körper mit den notwendigen Bausteinen, um den Erhalt des physischen Körpers zu garantieren und die Energieversorgung zu ermöglichen. Die Qualität der Nahrung spielt dabei eine maßgebliche Rolle.

Durch unsere Nahrung nehmen wir neben den lebenswichtigen Nährstoffen auch Toxine auf. Vor allem in der heutigen Zeit und in der westlichen Welt werden unseren Nahrungsmitteln unterschiedliche Stoffe beigemischt, die unserem Körper langfristig schaden können: Konservierungsstoffe, Geschmacksverstärker, Farbstoffe und so weiter. Darüber hinaus hat sich unsere Lebensweise in den letzten hundert Jahren drastisch verändert. Da sich die meisten Menschen im Alltag immer weniger bewegen müssen, Nahrung jedoch im Überfluss vorhanden ist, leiden viele auch an Übergewicht. Nur durch eine gesunde und ausgewogene Ernährung tragen wir dazu bei, das Optimum aus unserem Körper herauszuholen.

Nahrung ist für unseren Körper ein wichtiges Grundbedürfnis. Ohne Nahrung würden unsere Zellen keine Energie mehr erhalten und wir würden schließlich sterben.[68]

Unser Körper ist äußerst widerstandsfähig, und es dauert sehr lange, bis man tatsächlich einen Hungertod erleidet. Der Durchschnittsmensch kann dabei in Extremsituationen, wenn genügend mineralhaltiges Wasser zur Verfügung steht, bis zu drei Monate ohne Nahrung auskommen. Das ist natürlich auch von der körperlichen Konstitution und der Beanspruchung abhängig. Doch tatsächlich ist es eher selten, dass jemand in der westlichen Welt wirklich hungern muss. Das eigentliche Problem ist eine falsche Ernährung mit all den damit verbundenen Risiken.[69]

Nehmen wir Nahrung auf, werden die darin enthaltenen Nährstoffe verdaut und dem Körper als Energiequelle und Zellbausteine zur Verfügung gestellt. Die Verdauung beginnt bereits beim Kauen, wo das Essen zerkleinert und mit wichtigen Enzymen aus dem Speichel versetzt wird. Im Magen wird der Nahrungsbrei mithilfe der Magensäure so weit zersetzt, dass die Nährstoffe aus dem Darm ins Blut gelangen können. Die Nährstoffe lassen sich grob in Makro- und Mikronährstoffe einteilen, die alle eine bestimmte Aufgabe im Körper erfüllen. Damit man diesen Bereich der physischen Ebene meistern kann, ist solches Hintergrundwissen wichtig für dich.[70]

Makronährstoffe setzen sich zusammen aus den Proteinen, Fetten, Kohlenhydraten und Ballaststoffen.

Proteine sind vor allem für den Muskel- und Zellaufbau notwendig, können aber auch vom Körper zur Energiegewinnung genutzt werden. Die Deutsche Gesellschaft für Ernährung (DGE) empfiehlt, mindestens 10 Prozent des Energiebedarfs aus Proteinen zu decken, um den Zellerhalt zu gewährleisten. Das trifft jedoch nur auf Menschen zu, die sich kaum körperlich betätigen. Man kann grob sagen, dass etwa 0,8 g/kg Körpergewicht als angemessen gelten. Das sind für einen 70-kg-Mann in etwa 56 g Protein, was in etwa einem 300-g-Putensteak entspricht. Treibt man jedoch Sport oder möchte eine Diät durchführen, reicht diese Mindestempfehlungsmenge nicht mehr aus. Deshalb sollte man besonderen Wert auf eiweißreiche Kost legen, damit der Körper die notwendigen Bausteine erhält. Bis circa 4 g/kg Körpergewicht kann die Leber am Tag verstoffwechseln. Mehr sollte es also nicht sein. Meist sind 1,5 bis 2 g/kg Körpergewicht bei sportlicher Aktivität vollkommen ausreichend.

Ein besonderes Augenmerk gilt den proteinreichen Pflanzen wie etwa Nüssen, Samen, Vollkornprodukten oder Hülsenfrüchten, die die grundlegende Eiweißversorgung darstellen sollten. Gelegentlich können auch tierische Lebensmittel konsumiert werden. Diese punkten durch ihren hohen Proteingehalt, sollten jedoch in Maßen zu sich genommen werden, da sie bei übermäßigem Verzehr gesundheitliche Risiken nach sich ziehen und die Gewinnung tierischer Produkte die Umwelt zunehmend stärker belastet.[71] Oft sind die Tiere ihr Leben lang mit traumatisierenden Gefühlen wie Angst oder Stress belastet, das sich ebenfalls negativ auf die Qualität des Fleisches auswirken kann. In spirituellen Lehren wird auch davon gesprochen, dass man diese niederschwingende Energie beim Essen mit aufnimmt. Deshalb sind viele im asiatischen Raum Vegetarier. Und die Wissenschaft zeigt es uns auch. Vegetarier leben im Schnitt um 22 Prozent gesünder.[72] Wer aber nicht auf Fleisch verzichten möchte, der sollte sich für die höchste Qualität entscheiden und die Herkunft des Fleisches hinterfragen. Wenn ein Tier sein Leben dafür lässt, gegessen zu werden, sollte man besonders respektvoll und achtsam damit umgehen.

Bei den Fetten ist es ähnlich wie bei den Proteinen. Einige Fettsäuren sind essenziell für den Körper und dienen der Synthese weiterer körpereigener Substanzen wie zum Beispiel Hormone und werden benötigt, um wichtige Vitamine zu binden. Fette sind der Hauptbestandteil von Zellmembranen, dienen zum Transport von Nährstoffen, sind an Stoffwechselprodukten beteiligt und werden auch für die Regeneration der Zellen benötigt.

Die DGE empfiehlt, etwa 30 Prozent des Energiebedarfs durch Fette zu decken. Das sind in etwa 1 g/kg Körpergewicht. Bleiben wir beim Beispiel eines 70-kg-Mannes: Hier würde eine Portion Pommes mit Mayo bereits ausreichen, um den gesamten Tagesbedarf an Fett zu decken. Bei Kindern darf es verhältnismäßig mehr Fettanteil in der Ernährung sein, da sie sich in der Entwicklung befinden.

Entscheidend ist, dass das Fett aus hochwertigen Nahrungsquellen stammt. Pflanzliche Fette sind für den Körper oft gesünder als tierische. Nicht selten hört man, dass ungesättigte Fettsäuren besser als gesättigte sein sollen, was aber nicht immer zutrifft.

Besser ist es, eher auf natürliche Fette zuzugreifen, die in Grundnahrungsmitteln wie Nüssen, Samen oder Kernen vorhanden sind. Unnatürliche Industrie- oder Transfette, wie beispielsweise gehärtete Pflanzenfette, oft in Margarine oder Gebäcken zu finden, sind in höheren Mengen gesundheitsschädlich.[73] Die Mehrheit der Menschen konsumiert jedoch größtenteils schlechte Fette und weist einen Mangel an den guten Fettsäuren auf. Ein Mangel an Omega-3-Fettsäuren, was in der westlichen Welt nicht allzu selten vorkommt, kann Krankheiten wie hohen Blutdruck, hohe LDL-Cholesterinwerte, Herzerkrankungen, Diabetes, Depression, Aufmerksamkeitsdefizite, Hautkrankheiten, Darmkrebs, Brustkrebs und Prostatakrebs begünstigen.[74]

So viel zu den Fetten. Kommen wir zu den Kohlenhydraten. Sie sind der hauptsächliche Energielieferant unseres Körpers. Anders als bei den Proteinen oder Fetten sind sie jedoch nicht essenziell für uns, sondern werden rein für die Energiegewinnung genutzt. Es kann komplett auf Kohlenhydrate verzichtet werden, jedoch müsste der Körper unter zusätzlichem Energieaufwand die Glukose aus Eiweißen selbst herstellen. Wer seinen Körper entlasten möchte, kann laut Empfehlung der DGE etwa 55 Prozent des Energiebedarfs aus Kohlenhydraten decken. Die zugeführten Kohlenhydrate werden im Darm aufgespalten, in Glukose zersetzt und gelangen dann ins Blut. Dadurch können die Zellen direkt mit Energie versorgt werden. Überschüssige Energie wird mithilfe von Insulin in Glykogen und Depotfett umgewandelt und steht dem Körper als Energiereserve zur Verfügung.

Die Glukose in unserer Nahrung liegt in verketteter Form vor und muss im Verdauungstrakt erst aufgespalten werden. Das dauert je nach Länge der Ketten unterschiedlich lang. Stärkehaltige Nahrungsmittel, wie Brot oder Kartoffeln, brauchen eine längere Zeit, bis die langkettigen Kohlenhydrate vom Körper aufgenommen wurden. Bestimmte Einfach- oder Zweifachzucker wie zum Beispiel Industriezucker oder Weißmehl gelangen wesentlich schneller ins Blut, weshalb der Körper mit einem starken Insulinausstoß reagiert. Solche Lebensmittel werden vom Körper schneller verdaut, gelangen schnell in großen Mengen ins Blut und können dort Gefäßschäden verursachen. Weiterhin besitzen sie eine geringe Dichte an Vitaminen, Mineralien und Spurenelementen, was für ein kurz anhaltendes Sättigungsgefühl sorgt. Die Wahrscheinlichkeit für Diabetes und Übergewicht steigt durch übermäßigen Verzehr. Es ist daher empfehlenswert, auf vollwertig komplexe Kohlenhydrate mit langkettigen Molekülverbindungen zurückzugreifen, die man in Naturprodukten wie Obst und Gemüse, Getreide- oder Vollkornprodukten finden kann. Sie machen länger satt und versorgen den Körper langfristig und konstant mit Energie.[75]

Besonders langkettige Kohlenhydrate werden als »Ballaststoffe« bezeichnet. Sie besitzen zwar potenzielle Energie, werden aber vom Körper nicht zur Energiegewinnung genutzt, da die langen Ketten der Kohlenhydrate in unserem Verdauungstrakt nicht aufgespaltet werden können. Trotzdem erfüllen sie wichtige Aufgaben für unsere Verdauung und sollten daher Bestandteil unserer Nahrung sein. Sie kommen unter anderem in Getreide, Obst, Gemüse, Hülsenfrüchten und in geringen Mengen in Milch vor. Die DGE empfiehlt, täglich mindestens 30 Gramm Ballaststoffe zu sich zu nehmen, am besten durch Vollkornprodukte, Gemüse, frisches oder getrocknetes Obst und Nüsse. Die Nationale Verzehrsstudie II[76] ergab allerdings, dass circa 70 Prozent der Bevölkerung deutlich weniger Ballaststoffe zu sich nehmen.

Neben den Makronährstoffen gibt es auch die Mikronährstoffe. Sie sind überlebensnotwendig für den Körper, stehen jedoch nicht bei der Energiegewinnung zur Verfügung. Zu den Mikronährstoffen gehören Vitamine, Mineralstoffe und Spurenelemente, welche vom Körper für den Metabolismus benötigt werden. Bei einer natürlichen und ausgewogenen Ernährung wird man wahrscheinlich keinen Mangel an Mikronährstoffen vorfinden, da sie in allen natürlichen Lebensmitteln reichlich vorhanden sind.

Mikronährstoffe werden auch in Depots gespeichert, zum Beispiel in Knochen, Zähnen, Bindegewebe, Haut, Leber und Muskulatur. Die meisten Mikronährstoffe können nicht vom Körper synthetisiert werden; falls doch, werden dann ebenfalls Mikronährstoffe verbraucht. Ist man länger krank oder hat man einen besonders stressigen Lebensstil, raucht man oder trinkt man übermäßig Alkohol, kommt es zum erhöhten Verbrauch an Mikronährstoffen. Industriell verarbeitete Lebensmittel, sogenannte »leere Energieträger« oder auch »leere Kalorien« wie zum Beispiel Cola, Limonade, Kartoffelchips, Gebäck oder Tütennudeln, verbrauchen zwar für deren Verstoffwechslung die im Körper gespeicherten Mikronährstoffe, liefern selbst aber wenig bis gar keinen Nachschub. Eine solche Ernährungsweise sorgt also langfristig dafür, dass sich ein Mangel bildet. Dieses Phänomen wird auch als »versteckter Hunger« bezeichnet. Der Mensch nimmt zwar genügend Makronährstoffe zu sich, hungert aber, da die Mikronährstoffbilanz nicht gedeckt wird. So kann es trotz Übergewicht zu einer Mangelernährung kommen.[77]

Ebenso sollte man bei diversen Ernährungstrends vorsichtig sein. Vegan, Paleo, Rohkost oder Low Fat kann zwar eine sehr gesunde und verantwortungsbewusste Ernährungsform darstellen, allerdings sind diese Diäten nicht für jeden Menschen geeignet. Wer auf Dauer auf die natürliche Mischkosternährung verzichtet, sollte sich besonders intensiv mit seiner Ernährung auseinandersetzen und gegebenenfalls mit Vitaminpräparaten supplementieren.[78] Manche Vitamine finden wir beispielsweise nur in tierischen Lebensmitteln. Daher ist eine rein vegane Ernährung ohne Vitaminsupplementierung und fehlendes Hintergrundwissen sogar gefährlich für die Gesundheit. Es empfiehlt sich bei besonderen Ernährungsformen, regelmäßige Blutbilder beim Arzt anzufragen, um sicherzugehen, dass man auch alles richtig macht.

Damit unser Körper optimal funktionieren kann, ist eine natürliche, ausgewogene Ernährung von besonderer Wichtigkeit. Die Qualität der Nahrung ist entscheidend. Wenn du dein Bewusstsein in der physischen Ebene entfalten möchtest, dann lege ich dir ans Herz, dich ein wenig mit Ernährung auseinanderzusetzen. Dabei solltest du dich aber auch nicht verrückt machen lassen. Das Wichtigste, das ich dir mit auf den Weg geben möchte, ist ein kritischer Blick auf die Zutatenliste. Wenn Produkte lange Listen mit vielen chemischen Zusatzstoffen enthalten, ist das ein Anzeichen dafür, dass sie stark industriell verarbeitet wurden. Sie können das Krebsrisiko stark steigern.[79] Versuch, diese Produkte besonders zu meiden und dich so natürlich wie nur möglich zu ernähren.

Klar muss man nicht komplett auf ungesunde Lebensmittel verzichten. Ein Stück Schokolade oder ein liebevolles Dessert mag vielleicht nicht immer gesund für den Körper sein, allerdings kann es der Seele trotzdem guttun und andere Chakren (die beispielsweise mit Lebenslust in Verbindung stehen) stimulieren. Ich möchte damit einfach verdeutlichen, dass diese Produkte eher eine Ausnahme bleiben sollten und es wichtig ist, sie möglichst zu meiden.

Eine gesunde und abwechslungsreiche Ernährung energetisiert deinen Körper und öffnet dein Wurzelchakra. Durch das Meiden von schlechten Nahrungsmitteln kannst du unnötige Energieblockaden auflösen.

10 GOLDENE PRAXIS-TIPPS ZUR ERNÄHRUNG

1. Achte darauf, dass du dich möglichst abwechslungsreich ernährst, so garantierst du, dass du das volle Spektrum an Mikro- und Makronährstoffen abdeckst.

2. Es ist empfehlenswert, dass du das Körpergewicht hältst, mit welchem du dich am wohlsten fühlst. Passe deine Ernährung demnach an.

3. Iss vernünftige Mengen. Zu viel zu essen ist Stress für deinen Verdauungstrakt und somit für deinen Körper. Aus diesem Grund ist man nach Riesenportionen müde und ausgelaugt. Halte deine Portionen in einem angemessenen Rahmen, und iss gegebenenfalls mehrfach am Tag.[80]

4. Dein Körper passt sich immer gerne Rhythmen an. Aus diesem Grund ist es empfehlenswert, zu regelmäßigen Zeiten und in regelmäßiger Frequenz zu essen.[81]

5. Wenn du den Erhalt der Nährstoffe garantieren möchtest, dann solltest du die jeweiligen Speisen schonend und bei niedrigen Temperaturen garen. Somit verhinderst du auch, dass beim Kochen und Braten schädliche chemische Verbindungen entstehen.[82]

6. Nimm dir Zeit, und genieße dein Essen. Bewusstes Essen hilft, richtig zu essen.[83] Auch das Auge isst mit. Das macht Spaß und regt an, vielseitig zuzugreifen. Ebenso fördert es das Sättigungsempfinden. Bedank dich auch gern beim Universum fürs Essen, und stell eine gesunde Beziehung zu deinen Nahrungsmitteln her.

7. Achte darauf, dass du nicht zu fetthaltig isst. Fett besitzt mehr als doppelt so viele Kalorien wie Eiweiß oder Kohlenhydrate. Zudem ist zu fettiges Essen schwer verdaulich.

8. Stark industriell verarbeitete Lebensmittel und chemische Zusätze sind evolutionär gesehen unbekannt für unseren Verdauungstrakt. Deshalb können sie unsere Verdauung stören. Weiterhin enthalten sie wenig bis gar keine Mikronährstoffe. Sie verbrauchen für ihre Verdauung sogar Mikronährstoffe aus unseren Knochen, Zähnen und anderen Mikronährstoffspeichern. Verwende sie also, wenn überhaupt, äußerst sparsam.

9. Übermäßiger Salzkonsum kann Herz- und Kreislaufbeschwerden auslösen. Daher sollte man nicht zu viel Salz konsumieren. Die DGE empfiehlt in etwa 6 g pro Tag. Salz sollte aber auch nicht komplett vom Speiseplan gestrichen werden, denn es ist überlebenswichtig für unseren Körper. Wie in allen Ernährungsangelegenheiten macht die Menge das Gift aus.

10. Informiere dich stets über die Lebensmittel, die du gern und häufig verzehrst. Lies dir dazu beispielsweise die entsprechenden Wikipedia-Einträge durch, denn diese sind mit ausreichend Quellen belegt. Somit steigt dein Wissen über deine Ernährung stetig an, und du entwickelst ein gutes Verständnis und Bewusstsein für dein Essen und dessen Inhaltsstoffe.

Das Element Feuer

Ohne Bewegung würden wir unserem Körper den eigentlichen Sinn des Lebens entwenden. Er ist evolutionär gesehen auf Arbeit ausgelegt und braucht täglich Mobilität. Ansonsten würde er sich aufgrund seiner ökonomischen Anpassung abbauen.[84] Doch nicht nur das. Wichtige Körpererhaltungsfunktionen wie der Blutfluss, die Nervenübertragung oder auch unsere Verdauung sind auf regelmäßige Bewegung angewiesen. Wenn wir uns wenig bewegen, steigt die Wahrscheinlichkeit zu erkranken stark an. Die häufigsten Todesursachen sind auf Bewegungsmangel zurückzuführen.[85] Bewegung ist für unseren Körper also überlebensnotwendig und gilt als viertes Grundbedürfnis.

Unser Bewegungsapparat besteht aus Muskeln, Sehnen, Faszien, Bändern, Knochen und Gelenken. Ihr komplexes Zusammenspiel ermöglicht uns die Bewegung. Durch ihre ständige Nutzung bleiben sie erhalten und passen sich an die entsprechenden Belastungen an. Durch Training kann die Funktion unseres Körpers verbessert werden, da wir einen natürlichen Adaptionsmechanismus in uns tragen.[86] Somit können wir unseren Körper stärken und uns gegen eine Palette an Krankheiten schützen, bis ins hohe Alter noch einen funktionstüchtigen Körper besitzen und sogar unsere geistige Leistungsfähigkeit erhöhen. Wenn wir uns regelmäßig bewegen und Sport treiben, verbessern wir den Blutfluss in unserem Körper. So kann es sich besser verteilen und schützt uns vor Thrombosen. Unsere Atmung wird optimiert, da durch den erhöhten Sauerstoffverbrauch auch unsere Lungenfunktion verbessert wird.

Der Durchschnittsmensch bewegt sich allerdings viel zu wenig. Selbst Kinder, die in aller Regel noch mehr Bewegung bräuchten. 80 Prozent der Deutschen leiden an Bewegungsmangel, schätzt Sportwissenschaftler Klaus Bös vom Karlsruher Institut für Technologie.[87] Wir sitzen im Büro, im Auto, in der Bahn – mit einem Körper, der sich eigentlich bewegen will, ja sogar bewegen muss. Der Drang danach ist evolutionär verankert. Die Folgen von Bewegungsmangel sind verheerend. Rückenschmerzen, steife Glieder, schlappe Muskeln, hoher Blutdruck und verkalkte Gefäße sind Symptome, die eine kürzere Lebenserwartung prophezeien.

Regelmäßige Bewegung ist das Lebenselixier für den Menschen. Ihre heilsame Wirkung auf den Körper breitet sich selbst nach den ersten Trainingseinheiten aus.[88] Das Herz beginnt ökonomischer zu arbeiten, die Muskeln verwerten die Energie effizienter. Dabei muss es nicht einmal viel Sport sein. Bereits zwei Stunden pro Woche schränken die hohen Risiken der Volkskrankheiten stark ein. Ebenso macht sich der Sport durch ein verbessertes Lebensgefühl, Körpergewichtsanpassung und sogar verbesserter Gehirnleistung bemerkbar. Hirnforscher Manfred Spitzer von der Uni-Klinik Ulm meint, dass Gehirnareale aktiviert werden, die dafür zuständig sind, dass alte Gewohnheiten durchbrochen werden können.[89] Durch regelmäßige Bewegung wird die Hirndurchblutung um bis zu 30 Prozent stärker. Nach einem Jahr ist das Lern- und Gedächtniszentrum im Kopf, der Hippocampus, um 2 Prozent gewachsen.

Der Sportwissenschaftler Bös präsentiert seinen Studenten oft Untersuchungsergebnisse, die die Vorteile von Sport auf den Alltag deutlich machen. Sportler können demnach mit Alltagsstress wesentlich besser umgehen als Menschen, die an Bewegungsmangel leiden. Körperliche Aktivität fördert das Potenzial einer physischen und auch psychischen Gesundheit. Durch regelmäßiges Bewegen verbrennt der Körper mehr Kalorien. Ein trainierter Körper benötigt im Allgemeinen auch mehr Energie, somit sinkt die Wahrscheinlichkeit, Übergewicht zu entwickeln. Um Herzkrankheiten oder Diabetes müssen sich Sportler weniger große Sorgen machen. Die Wahrscheinlichkeit sinkt nämlich auf die Hälfte. Selbst wenn man bereits an Diabetes oder Herzkrankheiten leidet, so stellte sich heraus, verbessert Sport die Krankheitsbilder oder kann sie sogar ganz aufheben. Sport führt zu stärkeren Muskeln, Sehnen, Bändern und festeren Knochen. Viele Sportarten verbessern die Knochendichte Heranwachsender, erhalten die Knochendichte Erwachsener und verlangsamen den Verlust an Knochenmasse, der üblicherweise mit dem Alter auftritt.

Wie bereits erwähnt, steigert körperliche Aktivität das psychologische Wohlbefinden, die Art, wie wir mit Stress umgehen, und die Arbeitsweise unseres Gehirns. So verbessern sich die Entscheidungsfähigkeit, das Planungsvermögen und das Kurzzeitgedächtnis. Weiterhin werden Angstgefühle verringert und gesunde Schlafmuster gefördert. Klinische Studien liefern Beweise dafür, dass Sport zur Behandlung von Depressionen eingesetzt werden kann, da bei Sport vermehrt natürliches Serotonin und Dopamin ausgeschüttet werden.[90] Bei älteren Menschen kann körperliche Aktivität helfen, das Risiko von Demenz zu verringern.[91]

Bewegung ist für unsere Gesundheit also unentbehrlich. Sport trägt dazu bei, dass wir eine Menge an Gesundheit dazugewinnen können, da er unser Leben um Jahre zu verlängern vermag. Die physische Fitness ist ein wesentlicher Bestandteil der Bewusstseinsentfaltung. Wir sollten daher unseren Körper trainieren, um das Maximum aus ihm herausholen zu können und im gleichen Zuge die perfekte Grundlage für die anderen Bewusstseinsebenen zu schaffen.

10 GOLDENE PRAXIS-TIPPS FÜR DIE BEWEGUNG

1. Wenn du noch nicht mit Sport begonnen hast, dann starte langsam und steigere dich mit der Zeit. Dadurch freust du dich stets auf deine Trainingseinheiten und die Motivation bleibt erhalten. Arbeite dich so weit voran, dass du es schaffst, in etwa drei- bis viermal in der Woche für 20 bis 40 Minuten Sport zu treiben.

2. Such dir eine Sportart aus, die dir Spaß macht. Wenn du nicht gern allein Sport machst, kannst du dich auch in Vereinen anmelden. So hast du noch eine soziale Komponente mit dabei, die dich zusätz-

lich motiviert. Aus spiritueller Sicht eignen sich auch die »Bewegungsmeditationen« Yoga oder Qigong besonders gut.

3. Versuche, Überbelastungen aus dem Weg zu gehen. Sport soll keine Qual sein, sondern Spaß machen. Somit beugst du Verletzungen vor und kannst dich Stück für Stück steigern.

4. Gönn dir nach deinem Training eine ordentliche Portion Erholung. Ruhepausen sollten regelmäßig eingehalten werden. Viel Schlaf, erholsame Bäder oder Saunagänge sind sehr empfehlenswert. Somit regenerieren sich die Zellen wieder und werden stärker als zuvor.

5. Bei Krankheit sollte man unbedingt eine Sportpause einlegen, um dem bereits belasteten Immunsystem nicht noch mehr zuzumuten. Somit können Krankheiten schneller auskuriert werden, und du kannst wieder mit dem Sport loslegen.

6. Wärm dich vor dem Sport ausgiebig auf, und mach von Zeit zu Zeit auch Dehnübungen, um Verletzungen vorzubeugen und deine Flexibilität zu erhöhen. Denk daran, dass Bänder und Sehnen mehr Zeit zur Adaption benötigen als Muskeln. So kann es vorkommen, dass man sich eine bestimmte Belastung zwar zutraut, jedoch aufgrund der noch zu schwachen Sehnen, Bänder, Knochen und Gelenke nicht bereit dazu ist. Der Körper muss beim Sport immer in seiner Gesamtheit gesehen werden.

7. Trink vor, nach und während dem Training genügend gutes Wasser, damit deine Zellen optimal versorgt sind und ihrer Funktion vernünftig entsprechen können. Denk daran, dass du während des Trainings auch schwitzt und diesen Flüssigkeitsverlust wieder ausgleichen musst.

8. Ernähre dich eiweißreich. Aufgrund deiner sportlichen Betätigung benötigt dein Körper mehr Proteine. Erhöhe deren Zufuhr auf etwa

1 bis 2 g/kg Körpergewicht. Achte auch darauf, dass du dich gesund ernährst, denn aufgrund deiner erhöhten Körperfunktion benötigst du mehr Mikronährstoffe.

9. Für Sport sollte es auch im Alter keine Ausreden geben. Gerade dann ist der Körper auf regelmäßige Bewegung angewiesen, da ansonsten Gelenke, Sehnen und Muskeln schneller versteifen, der Körper zunehmend abbaut und der Wiedereinstieg in den Sport sonst immer schwerer wird. Man sollte dann aber trotzdem beachten, dass man nicht mehr die Leistungsfähigkeit eines 25-Jährigen besitzt und dementsprechend einen Sport wählen, der gelenkschonend ist.

10. Baue sportliche Einheiten auch für zwischendurch ein. Wenn du lange im Büro sitzt, solltest du ab und zu Dehnübungen oder ein paar Liegestütze machen. Langes Sitzen am Stück ist sehr schlecht für die Gesundheit, auch wenn man ansonsten sehr sportlich ist.[92] Nutze Zeiten, in denen du Sport treiben kannst, beispielsweise wenn du die Treppen nehmen kannst, statt den Lift zu nehmen, oder zu Fuß gehen kannst, statt mit dem Bus zu fahren.

Das Element Raum

Kommen wir nun zu dem letzten körperlichen Grundbedürfnis. Nicht nur Bewegung ist für unseren Körper wichtig, sondern auch die Erholung. Die Bewegung und der Alltag bedeuten immer Stress für unseren Körper, von dem wir uns auch wieder erholen müssen. Erholung bedeutet »Heilung«.[93] Dazu zählen Ruhepausen, Entspannungsverfahren und hauptsächlich der Schlaf. Der biologische Organismus braucht Ruhe, um nach einer anstrengenden Tätigkeit, also nach körperlicher Ermüdung und geistiger Erschöpfung, aber auch von Verletzungen oder Krankheiten durch eine Ruhephase wieder zu regenerieren und Kräfte sammeln zu können. Nach Artikel 24 der Allgemeinen Erklärung der Menschenrechte ist das »Recht auf Erholung und Freizeit und insbesondere auf eine vernünftige Begrenzung der Arbeitszeit und regelmäßigen bezahlten Urlaub« ein elementares Menschenrecht. Ohne entsprechende Ruhephasen würde unser Körper und Nervensystem kollabieren. Wir würden viel schneller altern.[94] Stoffwechsel und Immunsystem würden völlig durcheinandergeraten. Auch unsere Psyche würde irgendwann nicht mehr mitmachen. Das geht so weit, dass es sogar bis zu Halluzinationen oder Depressionen kommen kann. Regelmäßiger Schlafentzug kann zu schwerwiegenden gesundheitlichen Schäden führen.[95] Der Körper holt sich in den meisten Fällen aber durch Sekundenschlaf kurzfristige Erholungsmomente. Das ist eine Art körperlicher Reflex, der automatisch ausgelöst wird. Ähnlich, wie wenn man versucht, die Luft anzuhalten. Diese Tatsache zeigt uns, wie wichtig Erholung für uns und dass sie ein Grundbedürfnis ist.

Wenn wir uns entspannen, aktivieren wir den Parasympathikus in unserem vegetativen Nervensystem und schwächen den Sympathikus. Somit verringert sich der Muskeltonus, die Blutgefäße erweitern sich, die Herzfrequenz nimmt ab, der Blutdruck sinkt, der Sauerstoffverbrauch wird reduziert, und die Hirnaktivität verändert sich. Neben den körperlichen Veränderungen wirkt sich die Entspannung auch auf die Gelassenheit, Zufriedenheit und das Wohlbefinden aus. Gleichzeitig laufen im Schlaf zahlreiche wichtige Prozesse ab: So bringt etwa das Immunsystem seine Abwehrtruppen auf Vordermann, Zellen werden erneuert, Erlebnisse und Gelerntes werden im Gehirn verarbeitet. Unser Gehirn ist nachts sogar phasenweise aktiver als im Wachzustand. Die Physiologie des Schlafes und die der Erholung ist also keineswegs eine reduzierte Form der Wachheit, sondern ein komplexes Zusammenspiel verschiedener lebenswichtiger Körperfunktionen. Das Nervensystem schaltet auf den Parasympathikus um und reduziert die Aktivität im Sympathikus. Der Körper fährt also nicht wirklich herunter, sondern legt nur einen Schalter um. Auch der Kalorienverbrauch unterscheidet sich während des Schlafs nur geringfügig vom Wachzustand.

In der heutigen Zeit kommt eine ausreichende Erholung jedoch zu kurz. Unser Alltag wird immer stressiger und unsere Zeit immer knapper. Wir müssen immer mehr und mehr in kürzester Zeit erledigen. Umso wichtiger wird somit auch der notwendige Ausgleich, den wir uns aber zu selten gewähren. Folgendes Beispiel macht es deutlich.

Oft sieht unser Alltag so aus, dass wir unsere ersten Gedanken nach dem Aufstehen direkt auf die Arbeit richten. Da man sich schwergetan hat, aus dem Bett zu kommen, gerät man in der Früh in Hektik und Eile. Ein starker Kaffee soll fit machen, da für Frühstück keine Zeit mehr ist. »Hoffentlich komme ich nicht zu spät«, denkt man sich dann, während der Körper in Alarmbereitschaft verfällt. Im Büro angekommen, geht man seiner Arbeit nach und pusht sich während neu aufkommender Tiefs wieder mit Kaffee auf. Endlich Mittagspause. Auf den großen Hunger kommt eine fettige Pizza. Um diese zu verdauen, muss der Körper runterfahren, aber auch dafür ist keine Zeit. Schließlich müssen wichtige Termine eingehalten werden. Völlig erledigt kommt man abends zu Hause an und legt sich auf die Couch vor den Fernseher. Obwohl man glaubt, dass man jetzt entspannen kann, ist dieser Medienkonsum weiterer Stress für die Psyche. Bis man später einschlafen kann, vergeht locker eine Stunde, denn der Kopf ist noch voller Gedanken. Nach sechs Stunden klingelt bereits der Wecker, und der Ablauf wiederholt sich Tag für Tag.

Nicht selten schaut so oder so ähnlich der Alltag des Durchschnittsdeutschen aus. Wenn du dich jetzt hier wiedergefunden hast, dann ist es allerhöchste Eisenbahn. Die Erholung kommt zu kurz. Das Gleichgewicht zwischen Sympathikus und Parasympathikus ist völlig durcheinandergeraten. Die Folgen eines solchen Lebensstils, ohne die notwendige Entspannung, sind verheerend. Burn-out, Bluthochdruck, Herz- und Kreislaufprobleme und depressive Verstimmungen sind nur noch eine Frage der Zeit.

Damit dir das nicht passiert, musst du deine goldene Mitte finden. Stress an sich ist nichts Schlechtes, er ist sogar wichtig. Er hilft dir, über dich hinauszuwachsen und deinen Lebenszielen nachzugehen. Ruhe und Entspannung müssen diesen Zustand jedoch wieder ausgleichen. Ist dies nicht gegeben, bricht der Körper unter der immer größer werdenden Last zusammen und dein Wurzelchakra ist blockiert.

Achte deshalb genau auf deinen Körper. Schlafe stets ausreichend. Unternimm Freizeitaktivitäten, die dir Spaß machen: ein schönes Essen, Treffen mit Freunden, ein Kinobesuch oder einfaches Faulenzen auf einer Wiese. Du weißt selbst am besten, womit du dich am wohlsten fühlst und wie du leicht abschalten kannst. Mit einfachen Mitteln kannst du den Alltagsstress gut eingrenzen und besser entspannen. Bedenke aber auch, dass Stress lebensnotwendig ist und dich immer wieder von Neuem antreibt. Dein Ziel sollte es also nicht sein, Stress komplett aus deinem Leben zu streichen, sondern den Wechsel zwischen Stress und Entspannung bewusst vorzunehmen. So kannst du den Energiefluss optimieren und dein Wurzelchakra weiter öffnen.

10 GOLDENE PRAXIS-TIPPS FÜR DIE ERHOLUNG

1. Schlafe täglich mindestens sieben bis acht Stunden. Wenn du noch jung bist und einen aktiven Alltag hast, können es noch etwas mehr sein. Bei viel körperlicher Arbeit sollte man auch mehr schlafen.

2. Bau dir eine Schlafroutine auf, und versuch sie täglich einzuhalten. So kannst du in kürzester Zeit das Maximum an Erholung aus

deinem Schlaf ziehen. Regelmäßige Schlafzeiten sind wichtig für deinen Biorhythmus.[96]

3. Sport kann sich erholsam auf geistigen Stress auswirken. Achte aber darauf, dass du danach ausgiebig entspannst. Sport kann auch ein gutes Instrument sein, um Entspannung zu erzwingen, da du nach einer anstrengenden Sporteinheit besser loslassen kannst.

4. Mach tagsüber mehrere Pausen, vor allem während der Arbeit, und versuche dabei bewusst, »nichts« zu machen. Dazu eignen sich viele Meditationstechniken. Du kannst nach der Pomodoro-Technik vorgehen. Sie hilft dir dabei, genug Pausen in deinen Alltag zu bringen. Google mal danach. Es gibt jede Menge Apps, die dir dabei helfen.

5. Such dir ein Entspannungsverfahren aus, das du regelmäßig praktizierst, beispielsweise autogenes Training, entspanntes Yoga, progressive Muskelentspannung oder Qigong.

6. Gönn dir gerne einmal im Monat einen »Nichtsnutztag«. An diesem Tag kannst du ohne schlechtes Gewissen so viel faulenzen, wie du nur willst. »Bewusstes Nichtstun« ist hier die Devise.

7. Gönn dir regelmäßig Wellnessmomente: ein warmes Fußbad, ein Saunagang, eine schöne Massage, ein heißes Bad und so weiter. In diesen Momenten kannst du von Stress und Sorgen besonders gut ablassen.

8. Sorgen können ein wahrer Energievampir sein, da sie dich nicht entspannen lassen. Versuche daher, deine Sorgen zu Papier zu bringen und sie nüchtern zu betrachten. Das hilft dir dabei, dich im Kopf von diesen belastenden Gedanken zu befreien.

9. Erkenne deine Rhythmen. Das Leben ist immer ein Auf und Ab. Unsere Leistungsfähigkeit ist immer zyklisch und daher tagesformabhängig. Mal brauchen wir mehr Ruhe, mal etwas weniger. Hör auf deinen Körper, und gib ihm stets so viel Ruhe, wie er braucht.

10. Konsumiere Medien nicht im Übermaß. Dabei werden deine Synapsen auf Achterbahnfahrt geschickt und deine Aufmerksamkeit wird künstlich am Bildschirm gehalten. Besser sind daher Dokumentationen oder ruhige Entspannungsmusik.

Zusammenfassung

Im Folgenden möchte ich das Wichtigste noch mal zusammenfassen und ein paar abschließende Worte zu diesem Chakra mit dir teilen. Ohne ein intaktes Wurzelchakra ist spirituelle Entwicklung nicht möglich. Nur durch ein geöffnetes Wurzelchakra können wir unserem Leben angstfrei gegenüberstehen und haben die notwendige Kraft und Stärke, um uns auf den Fluss des Lebens einzulassen. Nur dadurch kann unser Bewusstsein auch wachsen.

In der fernöstlichen Chakralehre wird diese Ebene auch oft mit dem Ego in Verbindung gebracht. Dies macht deutlich, dass wir in uns ein unbewusstes Programm installiert haben, welches dafür sorgt, dass unsere Grundbedürfnisse gestillt werden. Zumindest bis zu einem bestimmten Grad, der überlebensnotwendig ist. Durch unser bewusstes Zutun können wir diese Ebene meistern und uns körperlich so weit optimieren, dass wir alle Blockaden dieser Ebene auflösen.

Die Entwicklung und Optimierung ist notwendig, damit tatsächlich spirituelles Wachstum in uns geschehen kann. Ist diese Grundlage nicht gegeben, wird Spiritualität nur ein Zufluchtsort vor einer Welt, die bedrohlich und unsicher erscheint. In anderen Worten ausgedrückt: Man sehnt sich nach spirituellen Erfahrungen, welche sich aber nicht auf der physischen Ebene manifestieren können. Eine solche Art von Spiritualität führt zu keiner tatsächlichen spirituellen Erfahrung, sondern man wird immer auf der Suche bleiben. Vielleicht kennst du ja ein paar Personen, die auf diese Weise versuchen, in die vermeintliche Spiritualität zu flüchten.

Wir müssen also auch unseren Körper annehmen und ihn mit entwickeln. Der Körper ist ein Teil von uns, so wie der Geist und unsere Seele. Vergiss nie diesen wichtigen und weisen Spruch: »Wir sind keine menschlichen Wesen, die eine spirituelle Erfahrung machen wollen, sondern wir sind ein spirituelles Wesen, das eine menschliche Erfahrung macht.« Aus diesem Grund dürfen wir uns nicht davor drücken, das Menschliche beziehungsweise das Physische in vollen Zügen auszuleben, zu integrieren und zu genießen.

Störungen in der physischen Bewusstseinsebene können aus einer schweren Kindheit im Alter von etwa drei bis fünf Jahren resultieren, wenn wenig Sicherheit und Geborgenheit erfahren wurde. Im höheren Alter kann die physische Bewusstseinsebene jedoch auch durch Erfahrungen körperlicher Gewalt, Existenzängste, schwere Krankheiten oder Erschütterungen in anderen Bewusstseinsebenen oder aus anderen Chakren in Mitleidenschaft gezogen werden. Vor allem auch in diesen Jahren der Entwicklung muss man dem Wurzelchakra besonders viel Beachtung schenken.

Auf der körperlichen Ebene kann sich eine solche Blockade des Wurzelchakras, wie bereits in diesem Kapitel erwähnt, in allen Krankheitsformen manifestieren. Der sorgsame Umgang mit der physischen Bewusstseinsebene führt dazu, dass ein Großteil aller Krankheiten verhindert beziehungsweise eingedämmt werden kann. Dafür wird jedoch auch vorausgesetzt, dass keine gravierenden Störungen in den höheren Bewusstseinsebenen vorhanden sind, die potenziell die physische Ebene negativ beeinflussen.

Blockaden im Wurzelchakra können sich aber auch auf psychische Weise äußern. Eine solche Person lebt womöglich in permanenter Unsicherheit, sodass sie unter existenzieller Anspannung steht und jederzeit glaubt, es könne etwas Schlimmes geschehen. Geldsorgen können beispielsweise einen Reiz auf unseren Körper ausüben, dass wir in Sorge verfallen, uns bald nichts mehr leisten zu können und schließlich zu verelenden. Darunter leidet logischerweise die innere Sicherheit, sodass man sich nach einer tiefen Stabilität und Sicherheit sehnt. Dieser innere Konflikt erzeugt eine enorme Anspannung und Angst. Die Emotionen spielen dann eine große Rolle und stehen so eng mit dem Körper und dadurch mit dem Wurzelchakra in Verbindung.

Wer starke Defizite im Wurzelchakra hat, der fühlt sich oft heimatlos, hat wenig bis keine innere Sicherheit gepaart mit einem geringen Selbstwertgefühl. Das Vertrauen in sein eigenes Leben sinkt, und man wird oft von starken Existenz- oder Geldängsten verfolgt. Depressionen, Gefühle existenziellen Alleinseins, das Gefühl, nirgendwo dazuzugehören, Gefühle von Ohnmacht und Unfähigkeit und so weiter sind in dieser Ausgangslage alles andere als ungewöhnlich. Aber auch die Flucht in Drogen, Alkohol, Essen, Konsum, Sexsucht – ebenso eine spirituelle Flucht – kann sich im Laufe des Lebens entwickeln.

Da das Wurzelchakra, also die physische Ebene, die Basis unserer persönlichen Entwicklung ist, kann sich die Angst, die als Resultat der vorhandenen Störungen und Blockaden entsteht, auch negativ auf die höheren Bewusstseinsebenen und Chakren auswirken und deren Potenzial massiv einschränken. Eine passende Metapher hierzu: Ein Baum kann nur so hoch wachsen, wie stark seine Wurzeln sind.

Das Wurzelchakra steht in Verbindung mit unseren tiefsten Instinkten und unseren grundlegenden persönlichen und körperlichen Bedürfnissen des Lebens und Überlebens. So spielen neben den körperlichen Grundbedürfnissen Atmung, Hydrierung, Nahrung, Bewegung und Erholung auch noch weitere Faktoren wie Sicherheit, Wärme, Schutz, Heimat und die Zugehörigkeit zu unseresgleichen eine wichtige Rolle. Die Symbolisierung des Wurzelchakras als eine starke Verbindung zu Beinen, Füßen und dem Skelettsystem besagt auch die Redewendung »mit beiden Beinen stabil auf dem Boden stehen«.

Wir können also eine Menge unternehmen, um uns in der physischen Ebene zu entfalten, so weit es geht. Hier setzen wir bereits enorme Energie frei, die uns auch dabei weiterhilft, die darüberliegenden Bewusstseinsebenen zu aktivieren. Die Kundalinī-Energie steigt ins Sakralchakra hoch.

Lass dir nun genug Zeit, um diese Ebene und dieses Kapitel zu meistern. Es ist kein Wettbewerb. Du musst niemandem beweisen, dass du dieses Buch in Windeseile durcharbeitest. Integriere eine Gewohnheit nach der anderen, und fahr erst dann mit dem nächsten Kapitel fort, wenn du dich wirklich danach fühlst. Nutze gern die oben erwähnte geführte Meditation als Unterstützung, um die Gewohnheiten aus diesem Kapitel in dein Leben zu bringen.

https://www.highermind.de/buch-c2

2. DAS SAKRALCHAKRA – DIE GEFÜHLSEBENE

Nachdem unser Überleben auf physischer Ebene gesichert und unser Wurzelchakra geöffnet ist, merken wir schnell, dass mehr zum Leben dazugehört. Zum Menschsein gehört auch, dass wir unsere Wahrnehmung bewusst erleben und dass wir mit unseren Sinnen die Welt erkunden können.[97] Sinnesreize lösen in uns Gefühle aus, die sich dann in Emotionen ausdrücken können. Unsere Wahrnehmung, unsere Gefühle sowie unsere Emotionen sind im Sakralchakra beheimatet. In der westlichen Sprache spricht man hier von der Gefühlsebene.

Menschen, die ihre Gefühle gut spüren und ihrem Bauchgefühl vertrauen, besitzen ein stark ausgeprägtes Sakralchakra.[98] Sie können Freude in alltäglichen Dingen empfinden und genießen ihre Sinneseindrücke in vollen Zügen. Ihr Sakralchakra ist weit geöffnet und gibt besonders viel emotionale Energie frei. Diese Menschen können ihre Gefühle in jeder Form akzeptieren, ohne sie zu verdrängen. Sie haben ihre Emotionen voll unter Kontrolle und erleben sie im ganzen Umfang.

Die alten Veden nennen dieses Chakra Svādhishthāna, was so viel wie »Lebenslust« bedeutet. Deswegen wird das Chakra auch oft mit Sinnlichkeit und Sexualität in Verbindung gebracht. In Wirklichkeit steckt so viel mehr dahinter. Das Chakra rotiert in einem satten Orangeton und besitzt das Element Wasser. Das Sakralchakra ermöglicht es dir, die Welt zu erfahren. Es steht für Lebendigkeit, Verlangen, Begehren, Lebensfreude, Emotionen, Lust, Sexualität, Kreativität und schöpferische Kraft. Wenn du diese Ebene öffnest, dann kann die Kundalinī-Energie aus der physischen Ebene hochsteigen und emotionale Energie freisetzen. Das kann im Leben vielseitig nützlich sein.

Dieses Chakra stellt die Verbindung der Seele zur emotionalen Bewusstseinsebene dar und ermöglicht es uns, unser Leben als lebenswert wahrzunehmen. Ohne unsere Wahrnehmung, Gefühle und Emotionen wäre unser Körper einem Roboter gleichgestellt. Unsere einzige Aufgabe würde sich in einem solchen Fall um das reine Überleben drehen. In meinen Augen ist das eine trostlose Vorstellung. Zum Glück sieht unsere Realität anders aus. Unsere Wahrnehmung, Gefühle und Emotionen unterstützen die physische Ebene zwar, um das Überleben noch besser zu sichern, bieten aber auch die Grundlage für die nächste Ebene des Bewusstseins. Die Wahrnehmung, die wir aus unseren physischen Sinnen erhalten, hilft dabei, uns in der Welt zurechtzufinden. Die Informationen, die wir über Augen, Ohren, Nase, Mund und Haut erhalten, werden in unserem Gehirn schnellstmöglich verarbeitet und interpretiert. Das Bild, welches wir dadurch gewinnen, hat einen direkten Einfluss auf unsere Gefühle. Instinkt und Reflexe sind Teil dieser unteren Chakren und dienen dazu, unser Überleben zu sichern. Besonders unsere Gefühle sind eng mit unseren Instinkten verbunden. Gefühle helfen uns, Reflexe in Gang zu setzen, um in einer kritischen Situation schnellstmöglich instinktiv handeln zu können. Unsere Gefühle können unser rationales Denken (was Teil einer höheren Bewusstseinsebene ist) in gefährlich akuten Situationen in den Hintergrund rücken, da unsere Gefühle näher an unseren Überlebensreflex, also an die physische Ebene, geknüpft sind.[99]

Gefühle, die mit einer Handlung verbunden sind, werden »Emotionen« genannt. Somit können wir eine Reaktion unserer Gefühle erzeugen und auf unsere Umwelt einwirken. Das lässt sich an jedem Menschen beobachten: Wenn jemand glücklich ist, dann wird er vermutlich einen freundlichen Gesichtsausdruck haben oder sogar viel lachen. Wenn jemand Angst empfindet, kann man das rasch an der Körperhaltung ablesen. Emotionen helfen uns auf tiefster, grundlegender Ebene, unsere Gefühle zum Ausdruck zu bringen. Unsere Gefühle lassen sich nur bedingt von unseren Gedanken beeinflussen. Sie sind auch abhängig von unserer physischen Verfassung und von unseren physischen Wahrnehmungen. Sie sind also physiopsychologischer Natur.

Damit wir diese Ebene meistern können, müssen wir lernen, richtig mit unseren Emotionen umgehen zu können. In diesem Kapitel werde ich dir zeigen, wie du die emotionale Ebene bewältigen kannst, indem du verstehst, wie du deine Wahrnehmung schärfst, lernst, mit deinen Gefühlen umzugehen, und letztendlich verstehst, wie du deine Emotionen zu kontrollieren vermagst.

Die Sinneswahrnehmung

Unsere Sinne sind wichtig, damit wir uns im Leben zurechtfinden können. Sie sichern unser Überleben und verhelfen uns zu einem selbstständigen und autarken Dasein. Doch nicht nur das, die Sinneswahrnehmung eröffnet uns auch eine neue Welt. Durch sie sind wir in der Lage, unsere Umwelt und Umgebung zu fühlen und zu spüren. Durch unsere Sinne können wir Reize aus unserem Umfeld wahrnehmen.[100] Mit unseren Augen nehmen wir visuelle Eindrücke wahr, indem Licht in verschiedenen Wellenlängen auf unsere Netzhaut trifft und Objekte, an denen das Licht reflektiert wird, für uns sichtbar gemacht werden. Unsere Augen sind (vor allem in unserer evolutionären Vergangenheit) überlebenswichtig gewesen. Sie sind die Voraussetzung zum Jagen, Sammeln oder Knüpfen zwischenmenschlicher Beziehungen, indem wir die Mimik und Gestik anderer lesen. Auch heute sind sich die Menschen einig, dass das Sehen unser wichtigstes Sinnesorgan ist. Unser Gehör spielt allerdings ebenfalls eine wichtige Rolle. Schwingungen und Vibrationen der Außenwelt können über unser Trommelfell registriert werden. So konnten wir schon in frühen Entwicklungen Bewegungen und Geräusche anderer Lebewesen blitzschnell zuordnen und frühzeitig unser Überleben sichern, da Gefahren früh erkannt wurden. Unser Gehör ermöglicht uns auch die Kommunikation.

Neben dem Hören und Sehen besitzen wir noch ein paar weitere Sinne. Mit unserem Tastsinn können wir nicht nur unsere Umgebung erfühlen, sondern auch Temperatur wahrnehmen. Der Geschmacks- und Geruchssinn erscheinen in erster Linie nicht unbedingt überlebenswichtig. Wenn man aber wieder an die frühen Zeiten der Menschheitsentwicklung zurückdenkt, merken wir, dass wir dadurch die Qualität unserer Nahrung beurteilen konnten und auf vergorene Lebensmittel durch den sauren Geschmack oder auf giftige Lebensmittel durch den bitteren Geschmack schließen konnten. Unsere Sinne haben sich also im Laufe der Evolution so weit ausgebildet, wie es notwendig war, um uns unser Überleben zu sichern. Daraus ist ein hübscher Nebeneffekt entstanden: Wir öffneten uns für die Schönheit der Welt. Wir sind dadurch in der Lage, unser Leben zu spüren, Informationen aus der physischen Ebene aufzunehmen und sie in eine Erfahrung umzuwandeln.

Die Funktionsweise unserer Sinne unterscheidet sich nicht sonderlich von der heutigen Technik. Der Sensor einer Kamera funktioniert ähnlich wie die Netzhaut des Auges. Ein Mikrofon unterscheidet sich rein von dem Funktionsprinzip nicht sehr von dem Gehör. Ähnlich ist das auch bei unserem Tast-, Geschmacks- und Geruchssinn. So wie bei den technischen Geräten werden aufgenommene Signale beziehungsweise Sinnesreize in elektrische Impulse umgewandelt und zur weiteren Verarbeitung und Interpretation zur Verfügung gestellt. In unserem Fall werden diese Reize zu einem Teil bewusst, aber zum größten Teil unbewusst von unserem Gehirn verarbeitet, sodass dadurch unsere Wahrnehmung entsteht. Dank dieser Reize können wir mit unserer Umwelt interagieren.[101]

Die Reize, die in unserem Gehirn ankommen, werden einem komplexen Verfahren unterzogen und ständig mit vergangenen

Erfahrungen verglichen. Wenn man sich beispielsweise einmal an einem Herd verbrannt hat, dann wird diese Erfahrung aufgerufen, sobald man wieder vor einem Herd steht. Dabei wird dem Körper signalisiert, dass jetzt mit besonderer Vorsicht gehandelt werden sollte, um sich kein weiteres Mal zu verletzen. Diese Vorsicht wird durch unsere Gefühle zum Ausdruck gebracht. Jede Wahrnehmung unserer Sinne löst in uns Gefühle aus, die wie ein Rückmeldesystem wirken und uns in jeder Lebenssituation beeinflussen. Zum Teil bewusst, aber größtenteils auch unbewusst. Dieses System wird in der Psychologie auch als »Wahrnehmungskette« bezeichnet.[102]

Seit unserer Geburt speichern wir all unsere Erfahrungen in einer besonderen Form im Unterbewusstsein ab. Jede Erfahrung wird mit einem Gefühl verknüpft und hilft uns so, schnell zu beurteilen, welche Erfahrungen im Leben gut für uns sind und welche wir zukünftig lieber meiden sollten. Hier beginnt bereits unsere Konditionierung. Viele Gefühle sind schon in unserer Genetik programmiert und bestimmen unser instinktives Verhalten.[103] Die Hindus sagen, dass wir mit einem bestimmten Karma auf die Welt kommen.[104] Das könnte also der Zusammenhang sein. Unsere Gefühle haben einen sehr großen Einfluss auf unseren Körper und unser Verhalten.

Wie du siehst, ist die Wahrnehmung der Grundstein für alle Ereignisse in unserem Leben. Wahrnehmung wird schließlich zur Erfahrung. Deshalb ist es wichtig, bereits dieser Instanz mit großer Bewusstheit entgegenzutreten. Denn leben wir unbewusst, wird unsere Sinneswahrnehmung zur Selbstverständlichkeit, und wir verlieren uns in einer Welt, die uns über gezielte Reizstimulierungen zu manipulieren versucht.

Viele Menschen lenken ihre Empfindungen von sich ab und sehen die Welt immer häufiger durch eine Art Grauschleier. Wir flüchten in die Welten unserer Lieblingsserien, betäuben uns mit Alkohol und Drogen und leben in unserer Vergangenheit oder

Zukunft. Durch eine solche Lebensweise stumpfen wir unsere Sinneswahrnehmung immer weiter ab und nehmen immer weniger von der Welt im Hier und Jetzt wahr. Unsere Aufmerksamkeit springt von Reiz zu Reiz, ständig auf der Suche nach einer neuen Stimulierung, nach dem nächsten »Kick«. Wir nehmen viele schöne Momente nicht mehr wahr.[105]

Zahlreiche Menschen verspüren eine große Ungeduld oder ein Unwohlsein, wenn sie ihre Aufmerksamkeit auf die Sinnesreize im Hier und Jetzt richten. Der Verstand ist süchtig nach dieser Reizüberflutung geworden. Ständig wollen sie die Flucht aus dem gegenwärtigen Moment ergreifen und sich in eine Zukunfts- oder Vergangenheitsversion stürzen. Der Großteil der Menschen hat verlernt, die Welt so zu sehen, wie es ein Kind tut: unvoreingenommen, geduldig und neugierig. Wenn wir uns spirituell weiterentwickeln möchten, dann müssen wir diese Fähigkeit wieder erlernen.

Übung

Wahrnehmung bewusst erleben

Richte für diese Übung deine Aufmerksamkeit auf die drei Hauptsinne: das Sehen, Hören und Fühlen. Begib dich in die Beobachterposition und halte ganz achtsam nach deinen Sinnesreizen Ausschau. Erkenne, welcher Reiz deine Aufmerksamkeit an sich bindet. Ist es ein visueller Reiz? Ist es ein bestimmtes Geräusch? Oder ist es vielleicht eine körperliche Empfindung? Bleib bei dieser Übung stets der Beobachter und schau, welche Reize du gerade registrierst. Dabei gehst du folgendermaßen vor: Werde dir darüber bewusst, woher der Reiz, den du gerade wahrnimmst, kommt. Siehst du, wie ein Baum im Wind tanzt? Hörst du das Zwitschern eines Vogels? Fühlst du den Stuhl, auf dem du gerade sitzt, oder den Wind, der durch dein Haar streift? Werde dir einen Moment darüber bewusst und halte Ausschau danach, wohin deine Aufmerksamkeit als Nächstes wandert.

Kategorisiere die Wahrnehmung in Hören, Sehen oder Fühlen. Benenne die Wahrnehmung im Fünf-Sekunden-Takt, bei welchem Sinn sich deine Aufmerksamkeit gerade befindet: zum Beispiel Sehen – Hören – Sehen – Sehen – Fühlen – Hören – und so weiter. Das kannst du in Gedanken machen oder sogar laut aussprechen. So machst du immer weiter und benennst einfach den Sinn, der gerade deine Aufmerksamkeit genießt. Lass dir dafür ruhig Zeit, und bestimme dein eigenes Tempo.

Du kannst diese Übung in den nächsten Tagen zu einer bestimmten Zeit machen, ähnlich wie eine Meditation. Du kannst sie aber auch einfach in deinen Alltag einbauen, wenn du beispielsweise einen Spaziergang machst oder auf den Bus wartest.

Diese Übung hilft dir nicht nur dabei, dich empfänglicher für Sinnesreize zu machen, sondern auch mehr Bewusstsein in die Sakralebene zu bringen. Ich möchte auch noch mal kurz in Erinnerung rufen, dass wir dadurch ebenso unsere Achtsamkeit und Konzentration schulen, die wir in vielen anderen Übungen, die noch kommen werden, brauchen.

Die Gefühle: Das innere Navigationssystem

Gefühle entstehen aus der physischen Wahrnehmung unserer Sinne beziehungsweise unserer inneren Empfindungen.[106] Das passiert zum größten Teil unbewusst. Wenn unsere Haut Kälte registriert, wird in uns unmittelbar das Gefühl von Kälte ausgelöst, was wiederum dazu führt, dass sich unsere Blutgefäße zusammenziehen und sich unsere Haare aufstellen, um den Körper besser wärmen zu können. Unsere Gefühle wirken hier wie ein Rückmeldesystem für unseren Körper. So können wir unterscheiden, was gut für ihn ist und was wir besser meiden sollten.

Unsere Gefühle gehen aber noch darüber hinaus. Wenn uns ein Freund sehr bildhaft davon erzählt, wie er letzten Donnerstag zusah, als ein Radfahrer versuchte, über einen Bordstein zu fahren und dabei über seinen Lenker stürzte, dann fühlst du automatisch den Schmerz des Radfahrers nach. Allein durch die Vorstellung empfinden wir inneren Schmerz. Das Gefühl des Schmerzes gelangt also über die Worte deines Freundes in deine Gedanken und löst über diesen Weg das Gefühl von Schmerz in dir aus. Obwohl du sicher und behütet auf deinem Stuhl sitzt, zieht sich dein Gesicht zusammen, deine Mundwinkel öffnen sich, deine Zähne sind fest zusammengebissen. Das Gefühl hat bei dir eine körperliche Reaktion ausgelöst.

Das Gefühl wurde durch deine persönliche Ausdrucksweise zu einer Emotion. Was der genaue Unterschied zwischen Gefühl und Emotion ist, werde ich später noch ausführlicher erläutern. Zusammenfassend lässt sich sagen, dass Gefühle sowohl durch deine physischen Sinne als auch durch deine mentalen Gedankengänge entstehen können.

Gefühle können daher aus körperlicher oder geistiger Richtung (obere Chakren) resultieren. In beiden Fällen lösen sie entweder über Gedanken oder Reflexe in unserem Nervensystem eine chemische Reaktion aus.[107] Die Aktivität unseres Nervensystems und die Zusammensetzung unserer Hormonstoffe bestimmen dann unsere Gefühlslage. Unser Nervensystem kann eine Bandbreite an verschiedenen Zuständen annehmen. Auch die Vielfalt unserer Botenstoffe erzeugt in uns eine große Erlebnisbandbreite. So können unterschiedliche Gefühle in uns erzeugt werden. Jedes einzelne Gefühl ist für sich individuell, setzt sich aber aus verschiedenen Gefühlsrichtungen zusammen.

Gefühle sind ein außerordentlich wichtiges Navigationssystem für uns. Sie sind ständig in uns, und es fällt uns schwer, sie zu steuern oder zu beeinflussen. Nicht selten handeln Menschen aus ihren Gefühlen heraus, statt mit logischem Verstand zu reagieren. Wenn Gefühle eine bestimmte Intensität erreichen, wird in vielen Fällen der rationale Verstand in den Hintergrund gedrängt. Das hat aber auch einen wichtigen Grund, um uns unser Überleben zu sichern. In vielen Situationen, die für uns sehr gefährlich werden können und einen schnellen Eingriff erfordern, handeln wir im Affekt. Wenn ein Mensch in Not ist, zum Beispiel ein Kleinkind gerade vor ein Auto läuft, hat dein Verstand keine Zeit, um groß nachzudenken. Hier übernehmen deine Gefühle das Handeln.[108] So hast auch du dich selbst bestimmt schon mal durch eine schnelle instinktive Reaktion aus einer brenzligen Situation befreit.

Deine Gefühle bestimmen deinen Alltag mehr, als du denkst. Wenn du in der Lage bist, richtig mit deinen Gefühlen umzugehen, hat das viele positive Effekte auf dein Leben.[109] Dein Sakralchakra öffnet sich, und die Kundalinī-Energie kann weiter hochsteigen. Wenn wir allerdings nicht mit ihnen umgehen können, kommt es zu Blockaden. Jeder weiß, wie unglaublich unproduktiv man in der Arbeit ist, wenn man an Liebeskummer leidet. Jeder weiß, wie ein starkes Gefühl von Angst den Körper lähmen kann. Gefühle wirken sich auf deine Psyche aus, ebenso wie sie Einfluss auf deinen Körper nehmen können. Ein permanentes Gefühl von Angst kann fatale Auswirkungen auf den Körper haben. Permanente Angst und Existenzsorgen können deinem Körper auf Dauer schaden. Angestaute Wut und Groll sorgen für hohen Blutdruck. Der Körper kann so aus dem Gleichgewicht geraten. Ein geschwächtes Immunsystem, Rückenschmerzen und Herzprobleme sind nicht selten mögliche Erscheinungen von angestauten negativen Gefühlen. Dabei spielt es auch absolut keine Rolle, wie gesund man sich ernähren mag. Gefühle wirken sich stark auf körperlicher Ebene aus.[110]

Gefühle sind Schwingungsträger.[111] Schwere Gefühle haben eine niedrige Frequenz und entziehen dir Energie. Leichte Gefühle besitzen eine hohe Frequenz und schenken dir Energie.

Nach der Skala des US-amerikanischen Psychiaters und spirituellen Lehrers David Ramon Hawkins (1927–2012) lassen sich so die einzelnen Gefühlsgruppen oder Bewusstseinsebenen dem Energieniveau nach sortieren.[112] An dieser Skala kannst du abschätzen, wie weit das Sakralchakra in dir entwickelt ist.

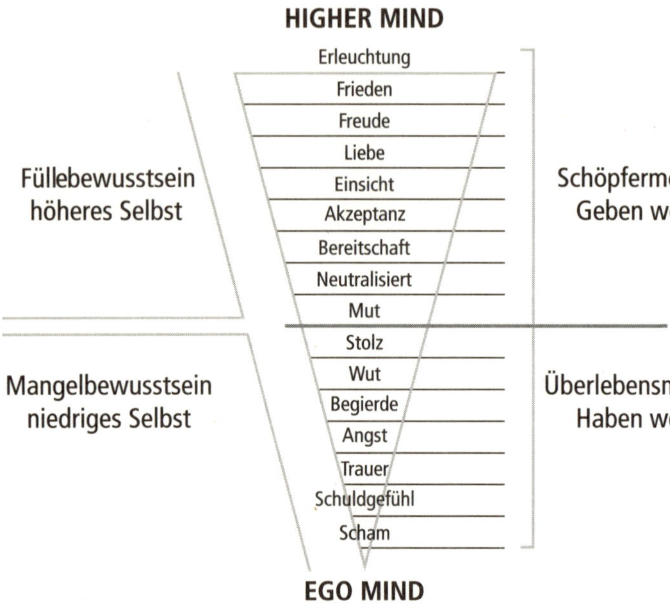

Wichtig: Es geht hier nicht darum, jede Momentaufnahme deiner gegenwärtigen Gefühlslage auf die Goldwaage zu legen. Lies an der Skala deine vorherrschende Gefühlslage ab, also das Grundgefühl, das dich begleitet, nicht die einzelnen Gefühlsschwankungen. Negative Gefühle sind nicht per se etwas Schlechtes. Sie sind wichtige Botschaften, um uns mitzuteilen, dass etwas nicht stimmt. Das negative Gefühl der Angst zum Beispiel ist wichtig, um uns vor Gefahren zu schützen. Angst löst in unserem Körper Alarmbereitschaft aus. Unsere Atmung wird schneller, unser Herz beginnt, kräftiger zu schlagen. Unser Körper wird instinktiv auf Kampf oder Flucht vorbereitet. Evolutionär gesehen, war das überlebenswichtig. Stell dir eine Maus vor, die vor einer Katze flüchtet. Ihr Körper aktiviert durch die Angst Höchstleistung, um eine Flucht zu ermöglichen. Klar ist eine solche Situation alles andere als angenehm. Aber sie hilft der Maus dabei, aus der lebensgefährlichen Situation zu entkommen. Bei uns Menschen ist es heute aber nicht mehr der Säbelzahntiger, vor dem wir die Flucht ergreifen, sondern unser Chef, unser Gatte/unsere Gattin oder die Schwiegermutter. Sobald sich die Maus aus der misslichen Lage befreit hat, erholt sich der Körper wieder schnell von der Strapaze, und sie kommt wieder in ihr natürliches Gleichgewicht. Aber wir Menschen kommen häufig nicht aus dem Kreislauf negativer Gefühle heraus. Die Wut über die Chefin, die Sorge um die eigene Zukunft oder die Angst vor dem Versagen treibt uns schnell in einen Teufelskreis anhaltender negativer Gefühle.[113] Vor allem unser Verstand hält uns in diesem Kreislauf gefangen.

Das große Problem sind aber nicht die Gefühle selbst, sondern wie wir auf diese Gefühle reagieren. Durch unser Verhalten sorgen wir dafür, dass wir immer wieder die gleichen Gefühle erleben und in derselben Gefühlslage verharren. Immer und immer wieder. Tag für Tag. Genau dieses Verhalten ist schädlich für uns. Denn durch unser Verhalten und die Reaktion auf unsere Gefühle können wir mit ihnen auch richtig umgehen. Gefühle sind wie gesagt lediglich Botschaften, die uns etwas mitteilen wollen.

Paradoxerweise reagieren wir auf negative Gefühle so, dass wir noch mehr von ihnen anziehen. Das macht uns auf Dauer krank. Merk dir zum Abschluss eines: Schuld an unserer emotionalen Dysbalance sind nicht unsere Gefühle, sondern unsere Emotionen. Können wir von schweren Gefühlen ablassen, erreichen wir eine höherliegende Frequenz und können mehr Energie in unser Sakralchakra bringen. Der Schlüssel dazu ist die Kontrolle unserer Emotionen.

Übung

Gefühle wahrnehmen und richtig deuten

Alles, was du für diese Übung brauchst, ist ein Blatt Papier, einen Stift und 10 bis 20 Minuten Zeit. Nun setzt du dich am besten an einen Tisch und stellst dir einen Timer auf deine gewählte Zeit. 10 Minuten sind eigentlich ideal für den Anfang.

Jetzt schließt du deine Augen kurz und richtest deinen Blick nach innen. Halte Ausschau nach dem ersten Gefühl, das dir in den Sinn kommt. Wenn du es identifiziert hast und das Gefühl benennst, beispielsweise Wut, Freude, Angst oder Liebe, dann schreibst du es auf das Blatt. Schreib es so auf das Blatt Papier und an die Stelle, wo du es einfach hinschreiben willst. Wenn du mit einem Gefühl fertig bist, dann kannst du wieder die Augen schließen und nach dem nächsten Gefühl Ausschau halten. Übertrag das Gefühl einfach aus deinem Handgelenk heraus aufs Blatt Papier.

Gern kannst du bestimmte Gefühle auch doppelt oder dreifach aufschreiben. Achte nicht auf Schriftgröße oder Schriftordnung. Es darf ruhig chaotisch sein. Lass deiner Kreativität beim Aufschreiben freien Lauf. Gern kannst du etwas dazu gestalten, um das Gefühl noch besser auszudrücken. Du kannst auch die Wörter miteinander verschmelzen lassen. Du kannst Farbstifte hinzunehmen. Male so mit deinen Worten eine Art Bild. Am Ende kommt da immer fast schon etwas wie ein Kunstwerk heraus.

Das Wichtigste an dieser Übung ist allerdings nicht das fertige Bild, sondern die Prozedur beim Aufschreiben. Durch das Beobachten der eigenen Gefühle lernst du mit der Zeit, viel feinfühliger auf deine Gefühle zu hören. So erkennst du schnell, welche Gefühle in welcher Intensität in dir stecken. Verblüffenderweise haben wir auch komplett gegensätzliche Gefühle in uns. Während wir vielleicht Trauer empfinden, können wir auch gleichzeitig Freude in uns tragen. Diese Übung macht dir nicht nur die offensichtlichen Gefühle bewusst, sondern bringt ebenso die zum Vorschein, die tiefer in uns verborgen liegen.

Was Emotionen von Gefühlen unterscheidet

Emotion und Gefühle werden im allgemeinen Sprachgebrauch oft synonym verwendet. Die Bedeutungen beider Wörter sind aber gänzlich verschieden. Gefühle sind größtenteils unbewusster Natur, und man hat keinen direkten Einfluss auf sie. Gefühle entstehen durch unsere Wahrnehmung. Emotionen entstehen durch die Wertung von Gefühlen.[114] Dabei wird die Energie der Gefühle zum Ausdruck gebracht. Die Gefühle werden in eine Handlung umgesetzt. Daher kommt auch der Begriff »E-motion«, frei interpretiert: *energy in motion* (Energie in Bewegung). Etymologisch stammt es vom lateinischen Wort »Emovere« ab, was so viel wie herausbewegen bedeutet. Emotionen geben unseren Gefühlen einen individuellen Charakter und verleihen ihnen Ausdruck. Emotionen sind also sehr individuell und persönlich. Nicht jeder Mensch geht nämlich gleich mit seinen Gefühlen um. Nicht jeder, der Wut in sich trägt, wird automatisch aggressiv anderen gegenüber. Die emotionale Bewertung ist also nicht etwas, was in der Sache selbst begründet ist, sondern vom einzelnen Menschen kommt, der diese Sache speziell nach seinen Erfahrungen und Vorlieben beurteilt.

Diese Individualität finden wir auch in unseren Gefühlsempfindungen wieder. Die eine Person mag einen Fallschirmsprung machen und tiefe Glücksgefühle dabei verspüren, während eine andere Person Todesangst empfindet. Nicht alle mögen heißen Kaffee oder ein Glas kalte Milch. Weiterhin ist unsere emotionale Bewertung situationsabhängig. Ein warmer Tee kann dir an kalten Winterabenden ein besonderes Wärme- und Wohlgefühl bereiten, während er dir an heißen Sommertagen absolut ungenießbar vorkommt. Jeder fühlt seine persönlichen Empfindungen, die aufgrund unserer Emotionen abhängig von der Situation zustande kommen.

Emotionen verleihen unseren Gefühlen Ausdruck. Sie sind die Reaktion auf unsere Gefühle. Unsere Gefühle können wir nicht kontrollieren. Wir müssen lernen, mit ihnen umzugehen. Unsere Aufgabe ist es, sie wahrzunehmen und zu fühlen. Sie wollen uns ja immer eine Botschaft übermitteln. Was wir aber kontrollieren können – das ist absolut wichtig zu verstehen –, ist die Reaktion auf unsere Gefühle, also unsere Emotionen.[115] Merk es dir: *Deine Gefühle kannst du nicht verändern, aber du kannst die Reaktion auf deine Gefühle verändern!*

Hör mal tief in dich hinein: Wirst du von deinen Emotionen kontrolliert, oder kontrollierst du deine Emotionen? Wenn du begreifst, dass du Herr über deine Emotionen bist, dass du also bewusst darüber entscheiden kannst, wie du auf deine Gefühle reagierst, würdest du dann nicht vielleicht manche Situationen in deinem Leben anders bewältigen? Gefühle darf man nicht wegsperren, man soll sie fühlen. Wir dürfen aber entscheiden, wie wir auf sie reagieren und welche Emotion wir auslösen. Wir können auch aus schlechten Gefühlen etwas Gutes hervorbringen. Meist neigen wir aber dazu, uns unbewusst zu verhalten, und versuchen entweder, unsere Gefühle zu verdrängen, also uns abzulenken, oder mit einer negativen Reaktion auf negative Gefühle zu antworten. Das können wir Menschen in vielen Lebenssituationen eigentlich viel besser.

In dem Buch *Werde übernatürlich* erzählt Dr. Joe Dispenza von einer Kursteilnehmerin.[116] Ich finde diese Geschichte einfach unglaublich, um darzustellen, welche wahnsinnige Macht unsere Gefühle und Emotionen auf unser Leben haben. Ich erzähle die Geschichte mal im Schnelldurchlauf: Sie lebte mit ihrem Mann und ihren beiden Kindern ein glückliches Leben. Eines Tages bekam sie eine erschütternde Nachricht. Ihr Mann hatte Suizid begangen, und nun stand sie als alleinerziehende Mutter da. In ihr kamen diverse Gefühle auf: Angst, Trauer, Wut und so weiter. Sie wusste nicht, wie sie damit umgehen sollte. Sie machte sich Tag für Tag Sorgen um ihre Kinder. Ihre finanzielle Lage wurde zunehmend belastender. In ihrem Umfeld war sie nun die Frau, die ihren Mann verloren hatte. Das Ereignis wurde zu ihrer Identität. Ständig und überall beklagte sie sich über ihr Unglück, und sie litt unter gesundheitlichen Problemen. Ihr Leben befand sich nun in einer Teufelsspirale. Ihre Geldsorgen wurden immer größer, ihre Gesundheit verschlechterte sich immer weiter. Immerzu reagierte sie mit Negativität auf ihre unangenehmen Gefühle. Sie beschwerte sich, jammerte und ließ Tag für Tag immer die gleichen Gefühle wieder aufkommen. Es war, als ob sie von ihren negativen Gefühlen und ebensolchen Emotionen abhängig geworden war. Sie bestimmten ihr Leben und ihre Laune.

Als sie eines Tages ganz am Boden mit einer Krebserkrankung angekommen war und selbst einen Suizidversuch unternahm, kam plötzlich die Wende. Sie begriff, warum ihr Mann sich das Leben genommen hatte, und begann, mit Verständnis und Annahme darauf zu reagieren. Sie begriff, dass sie selbst für ihr Leid verantwortlich war. Sie hatte sich die Reaktionen auf ihre Gefühle ausgesucht und dafür gesorgt, dass die Krankheiten in ihr aufkamen. Sie begegnete nun ihren Emotionen mit mehr Achtsamkeit und änderte sie. Sie begann, ihre Gefühle zu verstehen und auch auf negative Gefühle mit positiven Emotionen zu reagieren. Sie bekämpfte ihren Krebs und bekam ihr Leben allmählich wieder in den Griff. Sie heilte sich von ihren selbst erschaffenen Krankheiten und brachte ihr Leben wieder in Balance. Heute lehrt sie andere Menschen, wie man sich aus solchen emotionalen Teufelsspiralen befreien kann und den richtigen und bewussten Umgang mit seinen Emotionen lernt.

Wer seine Gefühle und vor allem seine Emotionen nicht unter Kontrolle hat, läuft Gefahr, dass nicht nur das Sakralchakra blockiert ist, sondern auch die benachbarten Bewusstseinsebenen. Die Energie kann nicht richtig fließen. Du siehst, dass der falsche Umgang mit Emotionen und somit auch mit Gefühlen körperliche Auswirkungen haben kann. So weit, dass sogar langfristig schwere Krankheiten entstehen können.

Übung

Emotionen bewusst erleben

Halte in deinem Alltag nach Situationen Ausschau, in denen sich ein Gefühl in eine Emotion umwandelt und du ins Handeln kommst. Versuche in einer solchen Situation, ganz achtsam zu erkennen, welches primäre Gefühl du gerade in dir trägst und wie du auf dieses Gefühl reagierst. Hat dein Arbeitskollege in der Mittagspause einen dummen Spruch an dir ausgelassen? Das ist die perfekte Situation, um zu erkennen, welche Gefühle in dir hochkommen. Hass, Wut, Ärger? Es ist sehr gut, wenn du das schon erkennen kannst. Achte dann auch ganz genau darauf, was dann folgt. Wirfst du die Beleidigung zurück und konterst mies auf seinen Spruch? Lockerst du vielleicht die Situation, indem du einen Spaß daraus machst und so den Kommentar an dir abprallen lässt? Oder wirst du wütend und verlässt aufbrausend den Mittagstisch? Welche Emotion kommt in dir hoch? Wie reagierst du auf deine Gefühle? Was passiert danach? Fühlst du dich besser? Bleiben die Gefühle? Verändern sich die Gefühle? Versuche dir einfach dessen bewusst zu sein und zu beobachten, was passiert.

In dieser Übung geht es nicht darum, die besten Entscheidungen zu treffen. Du sollst nur beobachten, was in dir auf der Gefühlsebene passiert. Erkenne den Unterschied zwischen Gefühl und Emotion. Erkenne, dass Gefühle einfach da sind und Emotionen von dir erzeugt werden. Wenn du immer besser in der Lage bist, diesen Unterschied bewusst wahrzunehmen, fällt es dir schon bald viel leichter, eine bewusstere Reaktion zu wählen, also deine Emotion bewusst auszuführen und auszusuchen.

Mach diese Übung im besten Fall einen ganzen Tag lang. Schau einfach, welche Emotionen in dir aufkommen. Beobachte, wie du reagierst, aber auch, wie du nicht reagierst. Werde dir über deine Emotionen bewusst.

Der größte Fehler im Umgang mit Gefühlen

Die absolute Mehrheit der Menschen weiß nicht, wie sie mit negativen Grundgefühlen wie Angst, Neid, Schuld oder Trauer umgehen sollen. Aus diesem Grund leiden viele unter diesen Gefühlen und merken gar nicht, wie sehr die Gefühle uns psychisch oder physisch zur Last fallen. Einige haben sich mit den Auswirkungen dieser Gefühle abgefunden, andere nehmen Pillen, um sie zu unterdrücken. In der heutigen Welt laufen viele vor ihren Gefühlen davon, verdrängen sie oder lehnen sie ab.[117]

Du konntest bereits lernen, dass Emotionen aus unseren Gefühlen entstehen und über unser bewusstes oder unbewusstes Denken gesteuert werden. Sie entstehen also auch durch unser eigenes Werk, eben durch unsere Gedanken. Bereits früh in unserer Kindheit nehmen wir andere Gedanken, meist die der Eltern und Geschwister, wahr und beginnen, eigene Gedanken zu formen. Nicht selten hören wir, dass die Welt ein ungerechter Ort sei, dass das Leben es nicht gut mit einem meine und dass man nicht so frei, aufbrausend oder vorlaut sein solle. Wenn man nun als Kind solche Gedanken hört, Gedanken wie: »Wer bist du denn schon? Sorg erst einmal dafür, dass aus dir etwas wird!«, beginnt man zu denken. Das Kind interpretiert diese Aussagen und sieht sich selbst als minderwertig. Es entsteht ein Gefühl, das, wie du dir vielleicht schon denken kannst, nicht viel mit Freude zu tun hat. Es ist eher ein Gefühl von Trauer. Weitere Gedanken wie: »Ich darf das nicht tun«, »Ich muss mich mehr anstrengen und Leistung bringen« oder: »Ich darf in der Schule keine schlechten Noten schreiben«, erzeugen primär das Gefühl der Angst. Vielleicht wird das Kind in der Schule auch noch gehänselt und trägt das Gefühl von Wut in sich. Diese Gefühle können sich im Körper nicht anstauen und werden schließlich auch vom Kind in Form von einer Emotion nach außen getragen.

Wenn die Emotion unterdrückt wird, kommt sie spätestens erneut zum Vorschein, wenn der kleine Bruder, die kleine Schwester, die Eltern oder die Lehrerin die Gefühle durch kleine Impulse wieder auslösen. Das Interessante ist, wie die Eltern in einer solchen Situation reagieren. Sie versuchen vielleicht, ihr Kind mit Worten wie: »Du musst doch nicht traurig sein« oder: »Hier hast du etwas Süßes«, von den Gefühlen abzulenken oder zu trösten. Wir lernen also schon ganz früh von unseren Eltern, dass solche Gefühle bei uns nicht willkommen sind oder dass mit uns etwas nicht stimmt, wenn wir traurig, wütend oder ängstlich sind. So lernt das Kind, mit seinen Eltern nicht über Gefühle zu sprechen, da sie ihm sowieso nicht helfen können. Mit der Zeit wird es für das Kind selbstverständlich, seine Gefühle zu verstecken, zu verleugnen oder davor zu fliehen.

Genau hier hat das große Problem unserer Gesellschaft seinen Ursprung. Denn es hilft unseren Gefühlen nicht, wenn man sich von ihnen abwendet. Gefühle sind Energien, die tief aus unserem Inneren kommen, und sie wollen nur eines: Sie wollen akzeptiert und gefühlt werden.[118] Wenn du also wütend bist, dann darfst du dir auch gestatten, die Wut zu fühlen. Du darfst auch Angst haben. Ebenso wie du Freude empfinden darfst, wenn du glücklich bist.

Wenn du dich in dieser Beschreibung wiederfindest, dann hast du jetzt also eine große Lektion zu lernen, da unsere Eltern oder unser Vormund es leider auch nicht beigebracht bekommen haben. Sie heißt: *»Lerne deine Gefühle zu akzeptieren, denn sie sind ein Teil deiner Persönlichkeit.«*

Man kann es nicht oft genug sagen: Jedes Gefühl hat eine Aufgabe zu erfüllen und darf deshalb nicht blockiert oder verdrängt werden. Gefühle wollen dir etwas mitteilen. Sie sind der Spiegel deines Unbewussten und bringen dein Karma zum Vorschein. Wenn du dein Schicksal ändern möchtest, musst du lernen, all deine Gefühle zu integrieren und darauf zu hören, was sie dir sagen möchten. Wenn du deine Gefühle verdrängst,[119] werden sie immer wieder anklopfen und sich melden, da du ihre Botschaft nicht gehört und verstanden hast. Die angestaute Energie löst auf Dauer bekanntermaßen Schäden beziehungsweise Verschleißerscheinungen aus. So kann diese angestaute emotionale Energie zu körperlichen und psychischen Schäden aller Art führen. Die emotionale Bewusstseinsebene leidet dann unter einer starken Blockade, die Energie kann nicht fließen, und die benachbarten Chakren leiden ebenfalls darunter.

Wie du richtig mit Gefühlen und Emotionen umgehst

Damit unsere Emotionen uns nicht beherrschen, sondern wir sie beherrschen können, müssen wir lernen, richtig mit ihnen umzugehen.[120] Wir müssen zwar unsere Gefühle akzeptieren und ihnen freien Lauf lassen, das bedeutet aber keinesfalls, dass dies ebenfalls für unsere Emotionen gilt. Dann würden wir uns nämlich von unserem unbewussten Ego leiten lassen, und unsere Emotionen würden über unser Leben bestimmen. Beginne deshalb, auf deine inneren Signale zu hören und eine passende Emotion zu erschaffen, die dir im Leben wirklich weiterhilft, statt dass sie dein Leben sabotiert.

Viele Menschen können mit negativen Gefühlen wie Ärger, Wut, Angst, Scham, Trauer, Neid oder Eifersucht nicht umgehen. Oft wird eine Situation oder eine bestimmte Person für diese Gefühle verantwortlich gemacht. Wir denken, dass bestimmte Umstände oder Menschen für unsere Gefühle verantwortlich sind. Schlag dir das aber aus dem Kopf. Situationen oder Personen können lediglich Knöpfe in dir drücken, welche die Gefühlsenergie, die in dir gespeichert ist, in Bewegung setzen. Sie sind aber niemals die Verursacher dieser Gefühle. Das heißt, wenn uns jemand wütend macht, dann holt jemand die Wut, die bereits in uns steckt, aus uns heraus. Diese Wut haben wir vorher bereits in uns kultiviert. Durch jede negative Emotion lassen wir dieses Gefühl dann weiter in uns wachsen. Dass wir aber selbst für unsere Gefühle verantwortlich sind, wollen wir natürlich nicht hören und schon gar nicht wahrhaben. Halten wir fest: Wenn uns jemand wütend macht oder Trauer in uns auslöst, dann heißt dies, dass die Wut oder Trauer bereits in uns waren.

Zunächst ist es wichtig zu verstehen, woher diese Trauer oder diese Wut kommt. Sie muss ja schließlich auch einen Ursprung haben. Stell dir das in etwa so vor: Unsere Gefühle sind eine Energie. Was passiert, wenn wir überschwängliche Freude erleben? Wenn wir beispielsweise einen Menschen, der uns große Freude bereitet, in unser Herz schließen? Wir heben das Gefühl der Freude auf ein erhöhtes Schwingungsniveau, die Energie steigt. Sie ist also mit diesem Gefühl verbunden. Was jetzt aber niemand sieht, ist, dass gleichzeitig auch das Energiepotenzial der Trauer steigt. Verlieren wir nämlich diesen Menschen, etwa durch einen Unfall, wird die gespeicherte Energie, die im Gefühl der Freude steckte, plötzlich frei, und es entsteht schlagartig ein überwältigendes Gefühl der Trauer. Lediglich die Polarität schlägt um. Je mehr Energie das Gefühl der Freude hatte, die mit dieser Person in Verbindung stand, desto höher ist nun die Energie der Trauer.

Diese Weisheit ist eine der grundlegenden Lehren des Buddhismus.[121] Wir müssen alle verstehen, dass Glück automatisch mit Leid in Verbindung steht. Das, was unser Leben lebenswert macht, ist nicht nur der Aufstieg des Glückspotenzials, sondern auch dessen Abstieg. Wenn wir das begreifen, können wir uns vom Leid negativer Emotionen befreien und diese stattdessen in ihrem vollen Umfang wahrnehmen, ohne dass sie uns physisch oder psychisch schaden werden. So erkennst du, dass positive Gefühle immer gemeinsam mit negativen in Verbindung stehen. Du musst also verstehen, dass nicht die negativen Gefühle dich körperlich oder geistig belasten, sondern das Leid, das an diese Gefühle geknüpft ist.

Negative Gefühle sind ebenso wichtig wie positive.[122] Sie gehören zum Leben dazu. Angst kann unser Überleben sichern. Trauer kann dabei helfen, Schmerz zu überwinden. Wut hilft uns,

uns aus unangenehmen Situationen zu befreien. Das ist außerordentlich wichtig zu begreifen, denn die Entfaltung der emotionalen Ebene basiert auf dieser Erkenntnis.

An dieser Stelle erkennst du vielleicht wieder, dass es der absolut falsche Weg ist, seine negativen Gefühle loswerden zu wollen oder sich davon abzulenken. Der einzig richtige und wahre Weg ist, deine Gefühle zu akzeptieren und mit ihnen das zu machen, wofür sie existieren: sie einfach zu fühlen! Wenn du das nicht tust, wird das Gefühl immer wieder in dir hochkommen und dir eines mitteilen wollen: »Hallo, ich bin dein Gefühl! Ich bin deine Wut, deine Angst oder deine Trauer. Wann endlich hast du Zeit, mich zu fühlen?« Das heißt, unsere Gefühle wollen:

1. von uns wahrgenommen,
2. angenommen und
3. bejahend gefühlt werden.

Gefühle wollen in Bewegung gebracht werden, da sie ihr Potenzial verändern. Wir können dazu unsere Emotionen verwenden: lachen, wenn wir glücklich sind, weinen, wenn wir traurig sind, nach einer Lösung suchen, wenn wir verärgert sind, oder Schutz suchen, wenn wir ängstlich sind. Unsere Emotionen bringen unsere innere Gefühlsenergie in Bewegung. Im Universum ist Energie immer im Fluss, es gibt keinen Stillstand. Unsere Gefühle sind hier keine Ausnahme. Die Energie möchte durch unsere Emotionen fließen, kann es aber nicht, solange wir sie ablehnen und sagen: »Nein, dich will ich nicht fühlen.« Es ist zwar menschlich und absolut verständlich, dass wir negative Gefühle nicht empfinden wollen, aber wir können lernen, auch sie wahrzunehmen und zu fühlen, ohne dass sie uns belasten und wir unter ihnen leiden müssen.

Blockiere deshalb nicht diesen wichtigen Energiefluss, sondern öffne dich für deine Gefühle, und aktiviere dadurch das Sakralchakra.

Mitleid vs. Mitgefühl

Viele Menschen haben die Gewohnheit, fremde Emotionen zu übernehmen, ja fast schon aufzusaugen. Wenn im Fernsehen ein Bericht über eine Katastrophe gezeigt wird, wenn eine Freundin von der Untreue des Partners berichtet oder wenn ein geliebter Mensch krank ist, übernehmen sie deren Emotionen und leiden darunter. Obwohl das Unglück woanders geschah, empfinden sie den Schmerz fast genauso stark wie die Personen, die tatsächlich davon betroffen sind. Das nennt man »Mitleid«: sich selbst in dieselbe leidende Stimmung versetzen, die jemand anders hat. Leider ist es ganz und gar nicht gut, die leidvollen Emotionen anderer aufzunehmen, denn wenn du selbst unter ihnen leidest, kann das deiner emotionalen Bewusstseinsebene und deiner Gesundheit maßgeblich schaden.[123] Besser wäre es, diesen Situationen mit *Mitgefühl* gegenüberzutreten. Der genaue Unterschied ist eigentlich ganz einfach erklärt:

- *Mitleid:* die *Emotion* der anderen Person teilen.
- *Mitgefühl:* das *Gefühl* der anderen Person teilen.

Das ermöglicht eine gänzlich neue Perspektive. So kann dem Leidenden besser geholfen werden. Wer mitfühlt, nimmt den Schmerz, das Leid anderer Menschen und seine Emotionen zwar wahr, aber lässt dieses Leid nicht an sich selbst herantreten. Du konntest in den vorherigen Lektionen lernen, dass Leid aus negativen Emotionen resultiert. Wenn du also mitleidest, dann nimmst du automatisch an den negativen Emotionen der anderen Person teil und bekräftigst sie nur umso mehr. Wenn du aber mitfühlst, dann nimmst du lediglich an den Gefühlen der anderen Person teil. Das macht einen gewaltigen Unterschied aus.[124] Bei Mitgefühl bist du in der Lage, das Gefühl zu empfinden, und kannst dann aber mit einer eigenen Emotion darauf reagieren. Am besten mit einer positiven. Wenn du aber Mitleid hast, dann bist du der negativen Emotion der anderen Person ausgeliefert und leidest selbst darunter. Dies ist nicht immer einfach und eine Herausforderung in Berufen, in denen man mit Menschen in unglücklichen und leidvollen Lagen zu tun hat. Wer täglich mit leidenden Menschen arbeitet, kann es sich nicht erlauben, sich von deren Emotionen mitreißen zu lassen – so etwas geht schnell über die eigene Kraft. Ebenso wenig ist es eine gute Idee, sich zynisch abzugrenzen und gar nichts mehr zu empfinden. Mitgefühl ist eine Gratwanderung, in der das Befinden anderer Menschen zwar wahrgenommen wird, aber man ihre Emotion nicht an sich herantreten lässt.

Es ist auch falsch zu glauben, das Leid der anderen Person werde geringer, wenn du es selbst auch noch annimmst. Dadurch, dass du das Leid zu sehr an dich heranlässt, kannst du der anderen Person auch nicht weiterhelfen. Ganz im Gegenteil, du verschlimmerst ihre Situation zusätzlich. Denn im Mitleid hast du nicht die Kraft für sinnvolle Ideen und den notwendigen Weitblick, da deine emotionale Energie dadurch blockiert wird. Mitgefühl allerdings macht dich stark, weil du in einer gewissen Distanz zur Emotion der anderen Person stehst. Dadurch bist du besser in der Lage, ihr weiterzuhelfen. Du kannst ihr Wege zeigen, ihre Emotionen zu steuern und so besser mit ihren negativen Gefühlen umzugehen. In dem Moment, in dem du Mitgefühl zeigst, gehst du schon den ersten Schritt und verminderst das Leid, da du einen guten Umgang mit Gefühlen zeigst und deine emotionale Stabilität auf den anderen überträgst.

Du siehst, es lohnt sich, den Unterschied zwischen Mitleid und Mitgefühl zu kennen und Mitgefühl zu kultivieren. Mitgefühl wird sogar als die wichtigste Eigenschaft eines Menschen angesehen. Im Buddhismus ist Mitgefühl ein zentraler Bestandteil der Lehre.[125] Diese Botschaft versucht Dalai Lama der Welt näherzubringen. Er selbst und viele seiner Anhänger sind der

Meinung, dass Mitgefühl der Schlüssel für den Weltfrieden und das tiefe Erleben von Glück ist.

Übung

Mitgefühl kultivieren

Denk für diese Übung an eine Person, die du sehr gern magst und zu der du eine enge Beziehung pflegst. Vielleicht auch zu einer Person, der es gerade emotional nicht so gut geht, weil sie sich in einer schwierigen Situation befindet. Versuch dich nun in ihre Gefühle hineinzuversetzen. In gute, aber auch schlechte. Selbst wenn du nicht immer ganz verstehst, wieso diese Person so handelt, wie sie es eben tut, versuch einfach nachzuempfinden, was die Person dabei spüren könnte. Verstärken sich ihre Gefühle? Wechseln sich ihre Gefühle ab?

Schlüpfe in bestimmte Lebenssituationen der Person hinein. Vielleicht Momente, die ihr gemeinsam erlebt habt. Fokussiere dich darauf, was die andere Person dabei gefühlt haben könnte. Schließ dafür deine Augen, und lass dir zwei Minuten Zeit.

Lass uns nun einen Schritt weiter gehen. Denk jetzt an eine andere Person. Eine, mit der du zurzeit nicht so gut klarkommst. Vielleicht hattet ihr vor nicht allzu langer Zeit etwas Ärger oder Streit. Du kannst auch einfach eine Person nehmen, die du überhaupt nicht ausstehen kannst. Dies muss nicht unbedingt jemand aus deinem Umfeld sein. Es kann beispielsweise auch ein Politiker sein. Nun machen wir etwas, was du vielleicht noch nie getan hast. Versuche, Mitgefühl für diese Person zu entwickeln. Versuche, dich in die Gefühle hineinzuversetzen, die diese Person vielleicht gerade in diesem Moment empfindet. Blende dazu deine Emotionen aus, und richte dein Mitgefühl auf die Gefühle der Person. Versuche, wirklich nachzuempfinden, was die Person empfinden könnte – auch wenn du sie gar nicht magst. Nimm das Gefühl der anderen Person an, und versteh aus ihrer Perspektive, warum sie so handeln musste, wie sie es tat.

Wir Menschen sind verschieden. Manche wissen es vielleicht nicht besser oder haben einen schwierigen Charakter. Vielleicht handeln sie aus ihrem unbewussten Ego heraus. Bewerte nicht die Handlungen oder die Emotionen der anderen Person. Fühl dich einfach in ihre Gefühle ein. Erkenne immer genauer, was innerlich in der Person vor sich geht. Bleib bei den Gefühlen, nicht bei der Emotion. Nimm dir auch hierfür zwei Minuten Zeit.

Nun gehen wir noch einen Schritt weiter. Jetzt kannst du an dich selbst denken und Mitgefühl für dich erzeugen. Das hilft dir dabei zu erkennen, was wahres Mitgefühl wirklich bedeutet. Denk an eine Situation, in der du dich über etwas ärgerst. Vielleicht an eine ungünstige Entscheidung aus deiner Vergangenheit. Wahrscheinlich ärgerst du dich über deine Reaktion, über deine Emotionen. Lasse diese beiseite und konzentrier dich auf das Gefühl selbst. Erkenne, dass du in diesem Moment nicht anders konntest, als so zu reagieren. Fühl also das Mitgefühl mit dir selbst. Mit dem Gefühl, das du damals hattest. Ohne dass du dich darüber ärgerst, wie du reagiertest. Ohne darüber nachzudenken, wie du es vielleicht hättest besser machen können. Akzeptiere dein Verhalten, und lass es sein, wie es ist. Hab lediglich tiefes Mitgefühl mit deinem damaligen Ich und deinem Gefühl. Nimm dir auch hierfür wieder zwei Minuten Zeit.

Nun kommen wir zum letzten Teil der Übung. Fokussiere jetzt nicht mehr eine einzelne Person, sondern mehrere auf einmal. Fokussiere am besten direkt die gesamte Menschheit, und sprich ihr gegenüber dein Mitgefühl aus. Jede Handlung eines jeden Menschen verdient nun dein Mitgefühl. Egal, wie sie reagieren. Egal, ob du mit ihren Taten einverstanden bist oder nicht. Es geht um das Gefühl. Fühle in sie hinein. Fühle mit diesen Menschen. Lass deine Urteile beiseite und fokussiere dich einfach nur auf die Gefühle der Personen. Du kannst ihnen auch innerlich verzeihen, indem du erkennst, dass diese Personen in ihrem persönlichen Entwicklungsstand nicht anders reagieren konnten. Wechsle so von Person zu Person. Von Kultur zu Kultur. Von Ereignis zu Ereignis. Lass dir auch hierfür zwei Minuten Zeit.

Nun solltest du das Mitgefühl in dir spüren. Halt es über die nächsten Tage aufrecht, und wiederhole diese Übung gern, wenn du dein Mitgefühl steigern möchtest. Nutze dein Mitgefühl in jeder Situation in deinem Alltag. Hast du Ärger mit deinem Arbeitskollegen? Dann bleib auch im Mitgefühl. Vielleicht kannst du, statt auf seine negativen Emotionen mit weiteren negativen Emotionen zu reagieren, umschwenken und etwas Gutes aus der Situation holen. Mitgefühl kann dir im Alltag und auch anderen Menschen in deinem Umfeld oft sehr weiterhelfen. All diese Menschen können dann von deiner positiven emotionalen Energie profitieren.

Sexuelle Transmutation

Sexualität ist ganz eng mit dem Sakralchakra verbunden.[126] Unsere Geschlechtsorgane und Drüsen liegen im Unterbauchbereich, wo das Sakralchakra beheimatet ist. Deshalb ist sexuelle Unlust oder sexuelle Abhängigkeit ein häufiges Zeichen dafür, dass dieses Chakra Energieblockaden aufweist. Deine Sexualität dient dir aber nicht nur als Zeichen für den aktuellen Stand in dieser Ebene, sondern sie bietet dir auch einen Zugang, um von hier aus emotionale Vorgänge zu heilen. Eine ausgewogene Sexualität kann dein Sakralchakra wieder ins Gleichgewicht bringen. Wenn du sexuell sehr zufrieden und mit deinem Partner hier im Einklang bist, dann wird diese Lektion vermutlich eher uninteressant für dich sein. Wenn du oft sexuelle Unlust verspürst oder sexuell unerfüllt bist, dann kann sie dir aber einen Zugang bieten, um wieder leichter mit deinen Gefühlen und Emotionen umzugehen.

Die Sexualität steht am engsten mit unseren Gefühlen in Verbindung. Unsere Triebe und Instinkte sind hier sehr stark verwurzelt.[127] Es liegt in der Natur der Frau und des Mannes, ihren Rang und sozialen Status eng mit der Sexualität zu verbinden. Motivation, Tatendrang und Wille aus dem dritten Chakra werden durch die emotionale Energie aus dem Sakralchakra geschöpft. Das ist nicht nur bei uns Menschen so, sondern das lässt sich im gesamten Tierreich beobachten. Vor allem bei Männern ist dies offensichtlich. Viele Handlungen und Taten kommen aus der Motivation heraus, den Frauen besser zu gefallen: viel Geld, ein besserer Job, mehr Ansehen, ein höherer Lebensstandard. Vielleicht ist es vielen Männern gar nicht so bewusst, aber diese Triebe nach Erfolg, Wachstum und Reichtum sind stark von unserer Sexualität abhängig.[128]

Bei Hunden oder Katzen kann man sehr gut beobachten, wie sich ihre Verhaltensweisen ändern, wenn sie kastriert oder sterilisiert werden. Der wildeste Stier wird dadurch zahm wie ein Lamm. Oft werden Haustiere genau aus diesen Gründen kastriert, damit sie leichter zu bändigen und ruhiggestellt sind. Fehlt nämlich die Sexualität, fehlt eine ganz entscheidende Komponente der Energieversorgung.

Menschen, die eher dazu neigen, sexuell desinteressiert zu sein, haben oft nicht den Ansporn, sich weiterzuentwickeln, aus sich herauszukommen, oder sie wollen das Leben gar nicht richtig auskosten. Sie haben oft große Angst vor vielen Lebenslagen oder Alltagssituationen. Sie empfinden eine starke Abhängigkeit und ein starkes Verlangen nach Sicherheit und Geborgenheit. Sie sehen das Leben oft nicht als lebenswert an und sind häufig nicht in der Lage, die Schönheit in ihren Lebensmomenten wahrzunehmen.

Für diese Menschen ist es absolut wichtig, sich wieder mit

ihrer Sexualität zu verbinden. Das muss nicht heißen, dass sie sich zum Sex zwingen sollen. Es bedeutet einfach, dass sie wieder damit beginnen, ihre Sexualität zu erforschen. Sex bedeutet nicht nur körperlichen Kontakt zwischen Geschlechtsorganen. Sex bedeutet Lust, Leidenschaft, Gefühle, Emotion. Wenn du zu dieser Menschengruppe gehörst, dann beginne damit, deine Lust in jeder Lebenslage anzukurbeln. Das geht häufig gut mit Essen. Nicht umsonst reden wir im Volksmund vom »Geschmacksorgasmus«. Fühle bei allen schönen Alltagssituationen besonders stark in deinen Sakralbereich hinein. Versuche, deinem Leben mit mehr Lust und Leidenschaft entgegenzutreten, und lass deine Gefühle und Emotionen fließen. Übe das bei den Dingen, die du besonders gern magst. Je mehr Lust und Leidenschaft du in alltäglichen Dingen freisetzen kannst, umso besser findest du Zugang zu deiner Sexualität.

Wenn du möchtest und dich traust, dann kannst du es auch auf körperlichem Wege probieren und deine Geschlechtsorgane erforschen. Probier es mit Selbstbefriedigung oder mit zarten Selbststreicheleinheiten. Auch so kann man sich auf dieser Ebene aktivieren und seine Sexualität erforschen und ankurbeln.[129] Wichtig ist, dass man die Sexualität nicht auf den körperlichen Aspekt beschränkt, sondern es auf das Leben und den Moment selbst ausweitet.

Hier kommen wir schon zu dem anderen Extremum. Manche Menschen haben eine Art sexuelle Abhängigkeit.[130] Dies äußert sich oft dadurch, dass ihre Sexualität entweder künstlich unterdrückt wird oder sie sich nach ständiger sexueller Stimulation sehnen. Pfarrer, Nonnen oder Mönche, die zölibatär leben, werden oft dennoch von ihren Trieben erfasst, und es kommt zu unkontrollierbaren, zuweilen misslichen Vorfällen. Bei anderen Menschen kann es zu Sex- oder Pornosucht kommen oder einem zwanghaften Verhalten nach Selbstbefriedigung. Diese sexuelle Überstimulation kann den Energiefluss blockieren. Staut sich zu viel Energie an, treten womöglich wahre Gefühlsausbrüche, unkontrollierbare Handlungen oder sogar Gewalttaten auf den Plan. Für diese Gruppe ist es also auch wichtig, ihre Sexualität zu erforschen. Nicht im körperlichen Sinne, sondern die geistigen Aspekte. Der körperliche Akt führt zwar zu einer kurzzeitigen Endorphin-Ausschüttung, aber sie werden von ihr abhängig. Das eigentliche Verlangen nach Sexualität bleibt unerfüllt, und häufig wird versucht, dieses Verlangen durch intensivere Endorphin-Ausschüttungen zu befriedigen. Das führt aber nur in eine noch größere sexuelle Abhängigkeit und in ein noch größeres Ungleichgewicht.

Auch hier dürfen diese Menschen lernen, was wahre Sexualität bedeutet. Wenn du dich hier erkennst, dann versuche, besonders beim Sex die wahre Lust und Leidenschaft zu entfachen. Beschränke dich nicht auf den körperlichen Akt, sondern weite deine Sinne auf alles andere aus. Auf den Charakter des Partners, auf alles, was damit in Verbindung steht. Nimm den Moment wahr, die Sinnlichkeit des Raumes, der Situation, der Erektion. Dehne deine Sexualität weiter aus. Nicht nach »mehr, mehr, mehr« oder »intensiver, härter, fester«, sondern in Richtung »Achtsamkeit, Fluss und Gefühl«.

Dasselbe Prinzip gilt auch für Masturbation. Pornos sind hier eher kontraproduktiv. Sie beschränken dich zu sehr auf die körperliche Komponente. Übermäßiger Pornokonsum ist wieder ein Zeichen dafür, dass nach dem nächsten Dopamin-Kick gesucht wird. Leidenschaft und Sinnlichkeit fehlen hier meistens. Wenn du selbst Tendenzen dazu zeigst, übermäßig Pornos zu konsumieren, dann masturbiere nur noch ohne. Ist das Verlangen dann noch stärker da, ist das ein Anzeichen für eine Abhängigkeit. Verknüpfe deine Sexualität mit höheren Ebenen. Beschränk dich nicht allein auf das körperliche Verlangen. Stell dich nicht mit übermäßigem Sexualtrieb oder sexueller Abstinenz still, sondern weite deine Sexualität auf dein Leben aus. Beschränke Lust und Leidenschaft nicht nur auf Sex, sondern auch auf deine Alltagssituationen. Auch das bedeutet Sexualität. Hab metaphorisch ein sexuelles Verhältnis mit deinem Essen, mit deinem Hobby, mit deinen Alltagstätigkeiten.

Ich weiß, das hört sich verrückt an, aber das weckt wahre Lebenslust in dir. Das balanciert dich und lässt deine Gefühle beziehungsweise die Energie fließen, statt sie zu blockieren. So öffnest du dein Leben für die Schönheit in jedem einzelnen Moment und lässt die Energie weiter hoch in Richtung des nächsten Chakras wandern.

Zusammenfassung

Nun sind wir am Ende der Gefühlsebene angekommen. In dieser Lektion möchte ich noch einmal die wichtigsten Erkenntnisse zusammenfassen und ein paar wissenswerte Fakten aufzeigen.

Die Gefühlsebene ist verantwortlich für unsere Lebendigkeit. Sie verbindet das Physische (Körper) mit der Psyche (Seele). Diese Bewusstseinsebene sorgt dafür, dass wir das Leben erst als lebenswert ansehen. Unsere Gefühle sind wie Lebenserhaltungsimpulse für unseren Körper und geben unserem Körper einen Sinn. Hier beginnt ein wichtiger Schritt in der spirituellen Entwicklung. Mit einem ausgeprägten Sakralchakra sind wir in der Lage, unsere Gefühle zu verstehen, wahrzunehmen und sie im vollen Umfang zu fühlen. Wir sind so fähig, das Leben überhaupt erst zu spüren. Können wir unsere Emotionen nicht kontrollieren, sondern werden wir von unseren Emotionen kontrolliert, leiden wir unter unseren Gefühlen. Dann kann die emotionale Energie nicht fließen und manifestiert sich im benachbarten Wurzel- oder Solarplexuschakra in Form von körperlichen oder geistigen Krankheiten. Um spirituell wachsen zu können, müssen wir deshalb auch diese Ebene meistern und uns in ihr stetig weiterentwickeln.

Die größte Entwicklung der emotionalen Bewusstseinsebene findet im Kleinkindalter zwischen dem dritten und fünften Lebensjahr statt. Hier kann man immer wieder erkennen, dass Kinder sehr stark mit ihrer Wahrnehmung beschäftigt sind. Sie versuchen, möglichst viel mit ihren Sinnen zu erfassen und sich in jegliche Lebenssituation einzufühlen. Wird diesem Bedürfnis vonseiten der Eltern kein Raum geschenkt, kann eine Störung auf dieser Ebene entstehen. Eine weitere wichtige Zeit ist das Teenageralter, in dem sich die sexuelle Identität ausbildet.

Blockaden der Gefühlsebene sorgen dafür, dass die emotionale Energie nicht fließen und benachbarte Chakren in ihrer Funktion beeinträchtigen kann. Dies kann sich folgendermaßen ausdrücken:

- im Verlust der Lebensfreude,
- in chronischer Müdigkeit und Lustlosigkeit,
- in der Angst, mit der Umwelt zu interagieren, Erfahrungen zu sammeln, auszuprobieren und zu experimentieren,
- in energetischer und emotionaler »Austrocknung«, die oft zu mangelnder Vitalität und Gesundheit führt,
- in der Unfähigkeit, körperliche Berührungen zu genießen, Schwierigkeiten, Intimität zuzulassen, bis hin zu Orgasmusproblemen und erektiler Dysfunktion,
- in Sexsucht und Nymphomanie, die als Zeichen einer gestörten emotionalen Ebene gedeutet werden können, sowie
- in Einsamkeit oder einem Gefühl der Fremdheit.

Auf der physischen Ebene kann eine solche Blockade vielseitige Folgen haben, die nicht genau gedeutet werden können. Liegt das Problem der emotionalen Ebene an dem Leiden von Angstgefühlen, wird wahrscheinlich chronische Müdigkeit eintreten, bis über eine lange Zeit das Risiko für Herzinfarkte oder Krebs zunimmt. Jedes Gefühl kann hier je nach Person individuell verschiedene Krankheitsbilder hervorrufen.

Durch ein geöffnetes Sakralchakra ist die Beziehung zu den Grundschichten der Psyche und dem Körper von harmonischer Reinheit geprägt. Sie spüren ihre körperlichen und menschlichen Bedürfnisse und erfüllen diese mit unbesorgter und freudiger Selbstverständlichkeit. Menschen, deren Sakralchakra voll geöffnet ist, haben eine leidenschaftliche Liebe für das Lebendigsein. Sie lieben es, ihre Lebenslust zu spüren und auszudrücken. Sie sind ein Kanal für die freudige und sinnlich kreative Energie des Lebens. Ihre grundlegende Erfahrung des Lebens ist eine vibrierende Freude und ursprüngliche Leidenschaft. Sie fühlen und leben ihre Emotionen in vollem Vertrauen. Sie stehen mitten im Lebensstrom und sind ganz hier.

Um uns in der emotionalen Bewusstseinsebene zu entwickeln, müssen wir zunächst unsere Wahrnehmung schärfen. Wir müssen unsere physischen und psychischen Reize in Form von unseren Gefühlen voll und ganz wahrnehmen. Diese müssen wir bedingungslos akzeptieren und bejahend fühlen. Das Gefühl will gefühlt und darf keinesfalls verdrängt werden. So können wir lernen, unsere Reaktionen auf unsere Gefühle zu kontrollieren und nicht unter ihnen leiden zu müssen. Ein starkes Sakralchakra ist die perfekte Grundlage für die Entwicklung im benachbarten Solarplexuschakra.

Jetzt kann die Kundalinī-Energie weiter hochsteigen und steht dort der Handlungsebene zur Verfügung.

3. DAS SOLARPLEXUSCHAKRA – DIE HANDLUNGSEBENE

Die physische Ebene und die Gefühlsebene bieten uns die Grundlage für unser persönliches Dasein. Wie wir dieses Leben formen, wird durch das dritte Chakra bestimmt, die sogenannte Handlungsebene.[131] Unsere Seele drückt sich durch das Solarplexuschakra in Form von Antrieb, Macht, Wachstum, Erfolg, Veränderung, Zielstrebigkeit, Disziplin und Selbstbewusstsein aus. Der Katalysator für diese Eigenschaften ist deine Willenskraft. Die notwendige Energie wird aus der physischen und Gefühlsebene geschöpft, wenn unsere Kundalinī-Energie diesen Energiemeridian erreicht.

Aber auch aus höherliegenden Chakren fließt Energie. Wenn wir dieses Chakra aktivieren, beginnen wir damit, unseren Willen durchzusetzen und unsere persönlichen Ziele zu erfüllen. Wir wollen unserem Leben einen Sinn geben. Wir möchten nicht nur einfach existieren und dem Lustprinzip folgen. Wir wollen etwas erreichen und verändern. Wir wollen mit der Welt interagieren. Wir kommen ins Handeln. Nur dank dieses Chakras sind wir in der Lage, überhaupt etwas zu manifestieren. Nur durch Impulse aus dieser Ebene, die unserem Willen entspringen, können wir in unser eigenes Leben eingreifen und Lebendigkeit in unseren Alltag bringen. Nur so können wir wirklich die Handlungen in unserem Leben ausführen, die wir als notwendig und sinnvoll erachten.

Diese Ebene befindet sich immer im Zusammenspiel mit unserem Verstand und unseren Gefühlen. Also aus höheren und darunterliegenden Ebenen. Menschen, die eine besonders starke

Willenskraft besitzen, stehen für ihre Ziele ein und erledigen das Notwendige, um sie zu erreichen. Diese Menschen strahlen ein großes Selbstbewusstsein und eine enorme Selbstsicherheit aus. Sie scheinen immer zu wissen, was zu tun ist, und ergreifen schnell die Initiative. Ihnen ist klar, was sie im Leben erreichen wollen, und sie lassen sich von keinem Hindernis aufhalten. Von ihren Mitmenschen werden sie als besonders entspannt und nervenstark wahrgenommen, auch in Stresssituationen sind sie konzentriert, ruhig und besonnen. Sie stehen in engem Kontakt zu ihren Gefühlen und zu den Gefühlen anderer, können mit ihnen umgehen und auf sie vertrauen.

Im Hinduismus wird dieses Chakra »Manipūra« genannt, das im gelben Licht rotiert und das Element Feuer besitzt.

Dieses Chakra ermöglicht es dir, deine eigenen individuellen Wünsche und Ziele zu erfüllen. Dazu benötigst du Willenskraft, die es dir ermöglicht, ins Handeln zu kommen.[132] Die Willenskraft ist sozusagen die Energieform der Handlungsebene. Ohne die treibende Kraft deines Willens würden all deine Wünsche und Vorstellungen nie in die Realität umgesetzt werden. Du würdest den Sinn, den dein Leben hat, nicht erfüllen. Du würdest nicht in die physische Ebene eingreifen und etwas zur Veränderung der Welt beitragen können. Ohne deinen Willen, ohne deine Ziele wäre es dir unmöglich, Glück, Zufriedenheit und Erfüllung zu erfahren. Die Entfaltung dieser Ebene ermöglicht es dir, deine Persönlichkeit zu stärken.

Vor allem das Ego drückt sich in dieser Ebene aus beziehungsweise kommt durch sie besonders gut zum Vorschein. Wer hier blockiert ist, kann zwar einen großen Willen besitzen, doch oft denken diese Menschen verstärkt an sich selbst. Sie lassen sich von Macht, Erfolg und Reichtum blenden und vergessen, über diese Stufe hinauszuwachsen. Sie übersehen, dass sie mehr sind als ihr Ego, dass sie einen tieferen Lebenssinn zu erfüllen haben und zu einem Kollektiv, einer Gemeinschaft gehören.

Nur wer lernt, über diese limitierende Selbstsucht hinauszuwachsen, kann den notwendigen Grundstein für die nächste Entwicklungsstufe legen. Nur wer sich selbst auf der Handlungsebene entfaltet, kann auch eine wirklich gesunde Beziehung zu anderen Personen eingehen. Dann denkt man nicht mehr an sein eigenes Wohl, sondern auch an das der anderen.

Um uns hier zu entfalten, müssen wir zuallererst herausfinden, warum wir uns bei diesem Prozess manchmal selbst im Wege stehen. Der größte Grund liegt darin, dass wir uns mit unserer persönlichen Entwicklung kaum aktiv beschäftigen. Wir folgen meist unbewusst bestimmten konditionierten Mustern, die wir im Laufe unseres Lebens installiert haben. Oft werden es schlechte Gewohnheiten sein, die wahre Blockaden für unsere persönliche Weiterentwicklung sind. Unser Verstand und unsere aktuelle Gefühlslage hindern uns häufig daran, die Dinge zu erledigen, die eigentlich erledigt werden müssen, um unseren Zielen näher zu kommen.[133]

Damit wir unsere Willenskraft wecken und somit zu mehr Mut, Selbstbewusstsein, Disziplin und Energie gelangen können, müssen wir erst einmal lernen, wie der Wille funktioniert. Dies ist nämlich der Schlüssel zur persönlichen Entfaltung und der Überwindung des Egos. Denn das Ego ist besonders in den unteren drei Chakren präsent. Wenn wir es schaffen, diese Ebene zu meistern, werden wir es in den oberen Chakren immer besser und leichter in den Griff bekommen.

Das Solarplexuschakra steht sehr eng mit unserer individuellen Persönlichkeit in Verbindung. Nur durch unseren Willen können wir unsere Lebensvisionen in die Tat umsetzen und eine Veränderung bewirken. Nur unsere Willenskraft ist in der Lage, Gedanken physisch zu manifestieren. Allein dein Wille hat die Kraft, darüber zu entscheiden, welcher Gedanke in die Tat umgesetzt und was in der physischen Welt manifestiert wird.[134]

Diese Ebene ist der Übergang von geistigen Prozessen, die in die physische Realität gelangen. Und genau dieser Übergang erfordert immer eine Handlung. Nur durch die tatsächliche Arbeit an einem Haus, durch das Anordnen der Ziegel, das Verputzen der Hauswände und das Dachdecken können wir die geistige Vorstellung unseres Traumhauses, die vorerst nur in Gedanken existiert, auch tatsächlich physisch manifestieren.

In diesem Kapitel wirst du Schritt für Schritt lernen, wie du deine Willenskraft wecken kannst, damit du all das erreichst, was du dir mental vorstellen kannst. Ich möchte dir einen Weg aufzeigen, um Blockaden loszuwerden, die in dieser Ebene beheimatet sein können, damit dir bei der Entfaltung dieser Bewusstseinsebene nichts mehr im Wege steht.

So treffen wir (unbewusste) Entscheidungen

Bevor es zu einer Handlung kommt, stehen wir meist vor einem inneren Konflikt. Auch wenn wir uns dessen nicht immer bewusst sind, wird jede Handlung in unserem Unbewussten beurteilt.[135] Sehen wir uns dazu ein klassisches Beispiel an.

Es ist 19.00 Uhr, du bist müde von der Arbeit und ruhst dich auf der Couch aus. »Eigentlich wollte ich ja noch ins Fitnessstudio gehen«, denkst du dir gerade. Sofort entsteht ein innerlicher Konflikt. Einerseits kommen in dir Gedanken auf wie: »Du bist doch müde, gönn dir noch ein wenig Erholung!« Andererseits sagt dir dein Gewissen: »Komm schon, gib dir einen Ruck! Du wolltest doch bis zum Sommer den flachen Bauch.« Zwischen diesen beiden Optionen befindet sich nun dein Ich. Für was wirst du dich entscheiden?

Sehen wir uns nun etwas genauer an, wie der Prozess der Entscheidungsfindung in uns funktioniert. Das hilft dir zukünftig dabei, besser zu verstehen, warum du bestimmte Entscheidungen triffst, und wie du zukünftig bewusste, kluge und intuitive Entscheidungen treffen kannst.

Wir haben dabei zwei gegensätzliche Stimmen in unserem Kopf, die einerseits aus unseren Trieben, andererseits aus unserer Moral stammen. Du kannst dir das metaphorisch so vorstellen, dass du auf einer Seite deiner Schulter ein kleines Teufelchen und auf der anderen ein kleines Engelchen sitzen hast. In dem Strukturmodell der Psyche von Sigmund Freud wird dieses Prinzip genauer verdeutlicht.[136]

Der psychische Apparat besteht aus drei Instanzen: dem Es, dem Ich und dem Über-Ich. Das Es sitzt in den unteren Chakren und steht daher eng mit unseren Instinkten, animalischen Trieben und dem Lustprinzip in Verbindung. Hier entsteht auch ein wichtiges biologisches Schutzprogramm, das so lautet: »Anstrengung vermeiden und Lust maximieren.« Vor allem das zweite Chakra, die Gefühlsebene, spielt hier eine wichtige Rolle.

Das Über-Ich ist in den oberen Chakren beheimatet und steht mit unserem Intellekt, unserer Moral und unseren Wertvorstellungen in Verbindung. Hier ist vor allem das sechste Chakra ausschlaggebend, die mentale Ebene.

Das Ich ist die Instanz, die zwischen diesen Ebenen liegt und eigentlich darüber entscheiden kann, welche Option gewählt wird. Doch meistens treffen wir unsere Entscheidungen unbewusst, ohne die Ich-Instanz zu aktivieren. Nicht selten treffen wir daher Entscheidungen, die eigentlich schlecht für uns sind. Warum das so ist, möchte ich dir etwas genauer erklären.

Aus den unteren Chakren fließt emotionale Energie. Wie viel, ist davon abhängig, wie groß die Bereitschaft unseres »Es« ist, das Fitnessstudio besuchen zu wollen. In unserem vorherigen Beispiel fließt nur sehr wenig emotionale Energie.

Gleichzeitig fließt auch mentale Energie aus den oberen Chakren. Nun kommt es ganz darauf an, wie hoch die intellektuelle Bereitschaft ist, das Fitnessstudio zu besuchen. Wenn das »Über-Ich« genügend mentale Energie aufbringen kann, ist der Wille groß genug, um die Option »Fitnessstudio« zu wählen. Ist die Energie nicht ausreichend, entscheidet man sich für die Option »Couch«. Nach diesem Prinzip funktioniert unsere Entscheidungsfindung. Das Es, also unsere Triebe beziehungsweise unser Instinkt, sind immer im Konflikt mit dem Über-Ich, also unserer Moral respektive unserem Intellekt. Engelchen und Teufelchen stehen bei jeder Entscheidung vor einem inneren Kampf. Wenn wir unbewusst sind, gewinnt die Entscheidung, die mehr Energie erhält. Diesen Prozess können wir aber mit mehr Bewusstheit umlenken.

Übung

Über Entscheidungen bewusst werden

Nimm dir für diese Übung ruhig einen ganzen Tag Zeit. Gern kannst du dich einen Tag vorher darauf einstellen und dir für den nächsten Tag vornehmen, ganz achtsam zu sein und deine Entscheidungen genauestens zu beobachten. Am nächsten Tag kannst du nun mit der Übung beginnen.

Jeden Tag stehen wir immer wieder vor der Wahl. Egal, ob wir uns für ein bestimmtes Frühstück entscheiden, wie wir unseren Arbeitsalltag gestalten oder welcher Freizeitbeschäftigung wir uns nach dem Feierabend widmen wollen. Wenn du vor einer Entscheidung stehst oder gerade eine Entscheidung getroffen hast, ist es wichtig, dass du in diesem Moment einfach bewusst bist und beobachtest, welche Instanz in dir diese Entscheidung verstärkt getroffen hat. Kam sie aus deinen unteren Chakren, also instinktiv aus deinen Trieben heraus? Oder wurde die Entscheidung hauptsächlich durch die Über-Ich-Instanz aus den höheren Chakren getroffen? Also intellektuell aus der moralischen Instanz? Oder ist die Entscheidung eine Art Mischform der beiden Instanzen?

Es geht bei dieser Übung nicht darum, deine Entscheidungen in irgendeiner Weise zu beeinflussen. Du sollst lediglich bewusst erkennen, wie viel emotionale Energie aus den unteren Chakren und wie viel mentale Energie aus den oberen fließt. Beobachte auf diese Weise so viele Entscheidungen wie möglich, die du an diesem Tag triffst. So bekommst du recht schnell ein Gefühl dafür, wie die Entscheidungsfindung in dir funktioniert. Versuche so, Schritt für Schritt wahrzunehmen, wie die Energie aus den unteren und oberen Chakren in die Handlungsebene, also das Solarplexuschakra, fließt.

Du siehst, die Übung ist eigentlich ganz einfach. Alles, was du dazu brauchst, ist deine Achtsamkeit. So kannst du mehr Bewusstsein in diese zukünftigen Entscheidungsprozesse hineinbringen.

So treffen wir (bewusste) Entscheidungen

Viele unserer Entscheidungen treffen wir aus dem Bauch heraus. Dies ist dann eine instinktive Entscheidung der Es-Instanz. Andere Entscheidungen treffen wir im Kopf. Dies sind dann intellektuelle Entscheidungen aus der Über-Ich-Instanz. Die besten Entscheidungen treffen wir allerdings nicht aus dem Kopf oder Bauch heraus. Die besten Entscheidungen kommen aus dem Herzen, genauer gesagt aus der Ich-Instanz. Diese befindet sich in den mittleren Chakren, dem Solarplexus-, Herz- und Halschakra. Diese Entscheidungen sind weder intellektuell noch instinktiv. Sie sind intuitiver Natur.

Die Ich-Instanz kann dir dabei helfen, deinen Willen zu steuern. Wie das genau funktioniert, erkläre ich dir im Folgenden etwas genauer. Wenn wir etwas in die Tat umsetzen wollen, brauchen wir den Willen. Für jede Handlung benötigen wir Willenskraft. Dass die Willenskraft durch emotionale und mentale Energie angetrieben wird, habe ich dir bereits erklärt. Unser Wille ist sehr stark von unseren Gefühlen beziehungsweise von der emotionalen Energie abhängig. Wenn die emotionale Energie groß genug ist, kann sie unseren Willen aktivieren. Gleichzeitig wendet unser Verstand mentale Energie auf. Unsere Ziele, Wertvorstellungen und unsere Moral können genügend Energie mobilisieren, damit wir auch hier unseren Willen dazu anzutreiben vermögen, eine bestimmte Handlung auszuführen. Diese beiden Energien unterstützen sich gegenseitig. Ist die emotionale Energie gering, muss dementsprechend die mentale Energie größer sein, damit der notwendige Wille entstehen kann. Das Gleiche gilt auch andersherum. Sind die emotionale Energie und auch die mentale Energie zu gering, bleibt der Wille aus.[137] Das äußert sich dann oft in Situationen, in denen der innere Schweinehund zum Vorschein kommt. Um wieder am Beispiel anzuknüpfen: Obwohl man es sich fest vorgenommen hat, ins Training zu gehen, kann man sich nicht dazu aufraffen, die Couch zu verlassen. Wenn du aber das folgende Prinzip verstehst, kannst du jede Entscheidungsfindung aktiv beeinflussen und deinen Willen stärken. So kannst du bewusst einer Entscheidung folgen, auch wenn du vorerst nicht genügend emotionale und mentale Energie

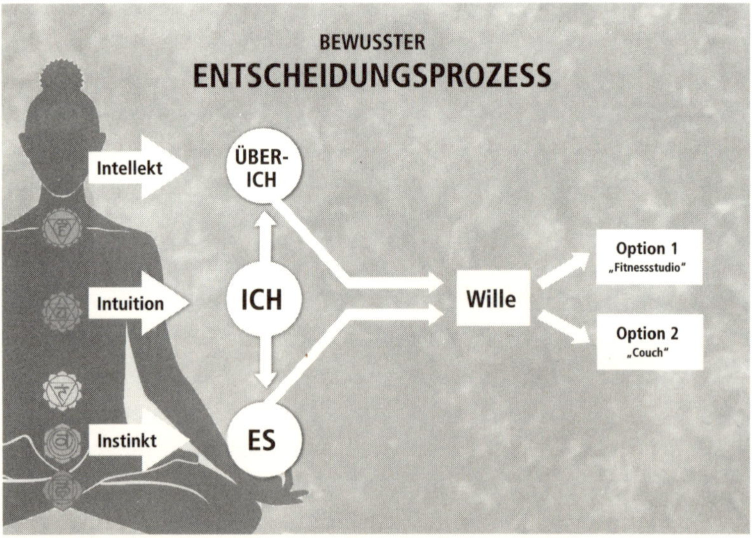

aufwenden konntest. Auf diese Weise bist du nicht deinen unbewusst intellektuellen oder instinktiven Programmen unterworfen.

Der Schlüssel dazu liegt in der Ich-Instanz. Mithilfe des Ichs können wir aktiv in die Es- und Über-Ich-Instanz eingreifen. Wir können Impulse setzen und dafür sorgen, dass mehr mentale oder emotionale Energie aufgewendet wird.

Kommen wir wieder zu unserem Fitness-Beispiel. Du liegst auf der Couch und kannst dich überhaupt nicht dazu motivieren. Es steht nicht genügend emotionale und mentale Energie zur Verfügung, um deinen Willen in Gang zu setzen. Anstatt liegen zu bleiben, greifst du aktiv über die Ich-Instanz ein. Du holst dein Smartphone heraus und schaust dir ein Fitness-Motivationsvideo an. Die Musik pusht dich, dein Lustempfinden und deine emotionale Energie steigen. Du stehst von der Couch auf und gehst in dein Zimmer. Dort hängt ein Poster mit zehn Gründen, warum du Sport treiben möchtest. Du liest laut vor: »Ich will Sport treiben, damit ich mein Idealgewicht erreiche. Ich will Sport treiben, damit ich mehr Energie im Alltag habe …« Nun steigt auch deine mentale Energie, und du machst dich auf den Weg ins Training.

Die Ich-Instanz kann dir dabei helfen, die notwendigen Impulse und mehr mentale und emotionale Energie freizusetzen. Um dieses Prinzip zu verdeutlichen, möchte ich auf eine Metapher aus dem Buch *Mit dem Elefant durch die Wand* von Alexander Hartmann verweisen.[138]

Stell dir einen großen, schweren Elefanten vor, auf dem du sitzt. Der Elefant verdeutlicht unsere unbewussten Prozesse und Programme in uns, die unsere Entscheidungsfindung massiv beeinflussen. Du selbst, der bewusste Teil, begleitest den Elefanten. Wenn der Elefant gerade Lust hat, ins Training zu gehen, dann wird er es tun. Du wirst ihn nicht daran hindern können. Wenn der Elefant aber gerade keine Lust hat, scheint es aussichtslos. Der Elefant bleibt auf der Stelle stehen, egal, wie sehr du versuchst, ihn anzutreiben. Wenn du allerdings die Bedürfnisse des Elefanten verstehst, kannst du mit ihm gemeinsam arbeiten. Indem du ihn mit Futter lockst, wird er aufstehen und dir folgen. So kannst du ihn ins Fitnessstudio führen.

Verstehe also, dass in dir diese drei Instanzen stecken. Das Es und das Über-Ich sind hauptsächlich unbewusster Natur. Sie sind wie der Elefant. Das Ich ist die Person, die den Elefanten lenken kann. Lerne diese drei Instanzen kennen. Lerne deine Instinkte, deinen Intellekt und deine Intuition kennen. So kannst du Wege finden, um Entscheidungen bewusst zu treffen. Lass nicht eine Instanz überhandnehmen. Arbeite mit ihnen gemeinsam. So kannst du deinen Willen trainieren und genügend emotionale und mentale Energie mobilisieren.

Übung

Bewusste Entscheidungen treffen

In der vorangegangenen Übung hast du gelernt, wie du deinen Entscheidungsprozess beobachten konntest. Jetzt knüpfen wir an diese Übung an und bringen mehr Bewusstsein in deine Entscheidungen. Das aktiviert die Ich-Instanz in dir. So kannst du aktiv dazu beitragen, mehr emotionale oder mentale Energie zu mobilisieren, wenn dir die notwendige Willenskraft für eine bestimmte Handlung fehlt.

Bei dieser Übung kannst du ähnlich vorgehen wie bei der letzten. Nimm dir einen ganzen Tag Zeit, und sei ganz achtsam in den Momenten, in denen du vor einer Entscheidung stehst. Nun lässt du aber nicht deine Es- oder Über-Ich-Instanz entscheiden, sondern stellst dich zwischen sie. Jetzt kannst du intuitiv aus dem Herzen heraus entscheiden, welche Handlung du ausführen möchtest.

Das folgende Beispiel verdeutlicht dir das Prinzip der Übung. In der Mittagspause überlegst du dir, was du bestellen sollst. Du hast richtige Lust auf eine deftige Pizza. Gleichzeitig quält dich aber ein schlechtes Gewissen, weil du nachher noch wichtige Termine hast und die Pizza dich träge machen wird. Doch du kannst ihr nicht widerstehen. Zu groß ist das Verlangen danach, und schon tauchen Argumente auf wie: »Ach, mit einem Kaffee danach geht das schon.«

Da du aber die Übung machst, wirst du in diesem Moment, bevor du die Entscheidung triffst und bei der Kellnerin bestellst, ganz bewusst. Deine Ich-Instanz wird aktiv, und du wägst völlig bewusst ab. Du spürst innerlich intuitiv, dass die Pizza heute eine schlechte Wahl ist. Du wirfst noch mal einen Blick auf die Salatkarte, und schon springt dir die perfekte Mahlzeit ins Auge: ein herzhafter Balkansalat mit getrockneten Tomaten und Feta-Käse. Das ist der Kompromiss zwischen dem Es und dem Über-Ich. So profitieren beide von der Entscheidung.

Dieses Prinzip wendest du immer dann an, wenn du vor einer Entscheidung stehst. Anfangs kann dir das alles etwas umständlich und anstrengend vorkommen, aber es hilft dir, bei sämtlichen deiner Entscheidungen alle drei Instanzen mit einzubeziehen. So kannst du mit der Zeit bewusste und intuitive Entscheidungen treffen, die sich positiv auf dein Leben auswirken.

Diese Übung solltest du auf jeden Fall mehrmals wiederholen. Irgendwann wird sie zum normalen Alltags»ritual« für dich, und du wirst nicht mehr aktiv abwägen müssen. Sobald es so weit ist, wirst du automatisch gleichermaßen aus dem Kopf, dem Bauch und dem Herzen heraus entscheiden.

Warum du ein Lebensziel brauchst

Manchmal stehen wir im Leben vor großen Aufgaben, die für unseren Willen eine unüberwindbare Hürde darstellen können – wenn wir uns beispielsweise dazu entscheiden, mit einem schweren Studiengang zu beginnen, uns auf einen neuen Job zu bewerben oder eine eigene Firma zu gründen. Dann wird unser

Wille massiv herausgefordert. Nun ist es vorhersehbar, dass wir uns zukünftig oft mit Aufgaben beschäftigen müssen, die nicht allein dem Lustprinzip folgen.

Jeder Akademiker wird davon berichten, wie viele Klausuren er in seiner Studienzeit absolvieren musste, auf die er überhaupt keine Lust hatte. In dieser Zeit musste der Wille mit einer großen Menge mentaler und emotionaler Energie versorgt werden.

Auch wenn man dann immer wieder an Tiefpunkten ankommt, an denen der Wille energielos und antriebslos erscheint, kann man immer wieder neuen Mut fassen und den Willen wiederaufbauen. Ein solcher Kampf führt dazu, dass unsere Willenskraft Stück für Stück stärker wird und wir uns mit der Zeit immer größeren Hürden stellen können.[139] Der Wille ist wie ein Muskel, dessen Kraft trainiert werden kann. Dieser Muskel ernährt sich, wie du bereits weißt, von emotionaler und mentaler Energie. Aus ebendem Grund ist es wichtig, dass die benachbarten Bewusstseinsebenen weit geöffnet sind, um die Energieversorgung dieses Chakras zu gewährleisten. Vergiss nicht, dass der Willensmuskel ebenso wie ein physischer Muskel regeneriert werden muss. Nach einer starken Belastung sollte genügend Regenerationszeit folgen, um sich ausreichend zu erholen. So kann die Willenskraft im Anschluss größer als zuvor werden.[140]

Das Allerwichtigste für den Willen sind deine Ziele. Nur wenn man sich etwas ganz fest vornimmt und sein Ziel nie aus den Augen lässt, ist man in der Lage, seinen Willen immer wieder neu aufzubauen.

Kennst du es von dir selbst, dass du dir alles Mögliche vornimmst, es aber niemals alles gleichzeitig umsetzen kannst? Dazu würde dir schlichtweg die Zeit und die notwendige Willenskraft fehlen. Immer wieder erwischen wir uns dabei, dass wir extrem motiviert sind, ein bestimmtes Ziel zu verfolgen.[141] Unsere Handlungsbereitschaft kann sehr hoch sein, was aber nicht bedeutet, dass wir tatsächlich auch den Willen dazu aufbringen, die notwendigen Schritte umzusetzen, um diese Ziele zu erreichen. Ehe wir genug Willensenergie mobilisieren konnten, suchen wir uns ein anderes Ziel aus, für das wir uns nicht so sehr anstrengen müssen. So lassen wir uns oft von unserer geringen Willensenergie in der Wahl unserer Ziele einschränken und entscheiden uns für das Ziel, das unserer jeweils momentanen Willenskraft entspricht. Jeder kennt das: Als Kind möchten alle noch Arzt, Pilot oder Astronaut werden. Je älter man wird, desto überforderter fühlt man sich vom Leben, sodass der Wille sinkt und man sich mit einem kleineren Ziel abfindet. Wir Menschen sind Meister darin, uns selbst zu limitieren. Nur weil du mit deinen momentanen Fähigkeiten das Ziel nicht sofort erreichen kannst, heißt das noch lange nicht, dass du dich nicht zu einem Menschen entwickeln kannst, der dieses Ziel erreichen wird.

Wenn du ein bestimmtes Ziel vor Augen hast und eine Lebensvision verfolgst, dann ist das der Motor, der deine Willenskraft antreibt. Ist dir allerdings immer noch nicht ganz klar, was du aus deinem Leben machen möchtest, bekommt dein Wille nicht genügend Treibstoff. Indem du lernst, deine Willenskraft zu steuern, kannst du dein Leben in deine eigenen Hände nehmen. Heute magst du deinem Leben eine neue Richtung geben. Begreife, dass nur du allein dafür verantwortlich bist. Warte nicht darauf, dass dir dein Wunschleben in den Schoß fällt. Wenn du das Leben führen möchtest, das dich wirklich glücklich macht und deinen Vorstellungen entspricht, dann musst du auch bereit dazu sein, deinen Willen zu nutzen und dieses Leben Schritt für Schritt zu manifestieren.

Übung

Deiner Ziele bewusst werden

Erstelle eine Bucket List mit den Dingen oder Zielen, die du in deinem künftigen Leben noch tun oder erreichen möchtest. Dazu kannst du ein besonderes Blatt nehmen oder auch ein spezielles Notizbuch verwenden, das dir auch für spätere Übungen nützlich sein wird. Schreib deine Ziele möglichst genau auf, und zeichne gern davor ein kleines Kästchen, um sie später abhaken zu können. Lass neben jedem dieser Ziele noch ein wenig Platz, um nachträglich noch etwas ergänzen zu können. Nimm dir für das Erstellen dieser Liste Zeit.

Auf deine Liste sollen wirklich nur die Dinge, die du unbedingt erreichen möchtest. Denk immer daran: Nichts ist in Stein gemeißelt. Die Liste kannst du jederzeit bearbeiten, du kannst etwas Neues hinzufügen oder Ziele entfernen, wenn sie doch nicht mehr erstrebenswert für dich sind.

Wichtig ist, dass du deine Ziele aufschreibst. So hast du sie stets vor Augen und verlierst nie die Orientierung. Du kannst deinen Fokus ständig scharf halten und deinem Leben eine Richtung geben. So kannst du es vermeiden, dass du im Leben herumschlenderst und im hohen Alter das Gefühl hast, etwas im Leben verpasst zu haben. Glaub mir, diese Liste ist wertvoller als jeder Goldbarren. Auf diese Weise wirst du deine Lebensqualität um ein Vielfaches steigern.

Du wirst dich wundern, wie dir plötzlich Gelegenheiten im Alltag zufliegen, sodass du deine Ziele nach und nach abhaken kannst. Der Prozess des Aufschreibens hat fast schon etwas Magisches an sich. Deswegen: Pass auf, was du notierst, denn es wird sehr wahrscheinlich Wirklichkeit werden. Gleichermaßen solltest du auch aufpassen, was du nicht aufschreibst, denn dann entgeht dir vielleicht die Chance, es erreichen zu können.

Warum das Geschriebene mit der Zeit zur Realität wird, das hat viel mit dem Unterbewusstsein zu tun. Das werde ich dir noch etwas genauer im sechsten Chakra erklären. Vertrau im Moment einfach darauf, dass der Prozess des Aufschreibens ein wichtiger Schritt des Manifestierens ist. Steck dir deine Ziele daher nicht zu gering. Schreib auch solche auf, an die du schon fast nicht mehr glauben kannst, weil sie dir zu weit weg erscheinen. Die Willenskraft ist wie ein Muskel, den du über die Zeit trainierst.

Glaub mir, du wirst dich in der nächsten Zeit massiv weiterentwickeln. So sehr, dass du in ein paar Wochen neue Ziele auf die Liste schreibst, an die du heute noch gar nicht denken kannst.

Die Suche nach dem Sinn des Lebens

Auf den letzten Seiten hast du dir ja viele Gedanken über deine Lebensziele gemacht. Das ist sehr wichtig, doch wesentlich wichtiger ist es, sich aktiv Gedanken über den Sinn des Lebens zu machen. Das kann dir noch mehr dabei helfen, deine Ziele genauer zu definieren. Mit dem folgenden Beispiel möchte ich dir verdeutlichen, was es mit dem Sinn im Leben auf sich hat. Stell dir dazu einen Bienenstock vor. Das Bienenvolk geht gemeinsam einer Arbeit nach. Die Bienen produzieren Honig, kümmern sich um die Brut und beschützen ihre Königin. Jede hat für sich eine Aufgabe, einen Sinn, dem sie nachgeht. Diesen Sinn kennt die Biene ganz instinktiv. Gemeinsam verfolgt das Bienenvolk einen kollektiven Sinn: den Erhalt der Biene als Rasse, das Bestäuben der Pflanzen und vielleicht noch viele weitere Gründe mit tiefem Sinn, die zunächst nicht ersichtlich erscheinen.

Ganz ähnlich ist es bei uns Menschen auch. Wir verfolgen als Gemeinschaft einen tieferen Lebenssinn. Wir haben uns auf der Erde verbreitet, suchen nach Wegen, uns das Leben zu erleichtern, und wir beginnen irgendwann wohl auch, andere Planeten zu besiedeln. Selbst wenn wir den übergeordneten Sinn des Lebens nicht ganz verstehen können, scheinen wir uns ganz intuitiv danach zu richten. Jeder Mensch trägt auf seine Weise zum Erhalt unserer Gesellschaft bei. Jeder Mensch ist anders, und daher können manche bestimmte Dinge besser als andere. Einige entwickeln eine bestimmte Leidenschaft oder verfolgen eine besondere Lebensvision. Das macht den Sinn des Lebens einer einzelnen Person aus.

Was der Sinn des Lebens der menschlichen Rasse ist, kann wohl keiner mit Gewissheit beantworten. Was der Sinn des Lebens einer einzelnen Person ist, vermag aber jeder für sich selbst zu definieren. Jeder Mensch kann seinem Leben einen Sinn geben oder seinen individuellen Sinn für sich finden. Dieser Lebenssinn wird im Sanskrit auch als »Dharma« bezeichnet.[142] Darüber hinaus bedeutet der Begriff auch die Pflicht, die der Mensch gegenüber seinem Leben hat, beziehungsweise die Lehre des Lebens selbst. So kann wahre Selbstverwirklichung erreicht werden. Um dies zu ermöglichen, gehört es zu den ersten Schritten, sein Solarplexuschakra zu öffnen.

Was dein wahrer Sinn des Lebens ist, kannst nur du selbst für dich herausfinden.[143] Dies muss auch nicht von heute auf morgen geschehen. In diesem Buch werde ich dir Schritt für Schritt dabei helfen, und genau an dieser Stelle werden wir damit beginnen. Ich werde dich dabei begleiten. Erst im siebten Chakra beschäftigen wir uns noch mal sehr ausgiebig mit diesem Thema, aber vorerst ist es wichtig, dass wir bis dahin die notwendigen Vorbereitungen treffen. Um seinen Lebenssinn, seine Lebensvision, seine Bestimmung oder sein Dharma zu finden, bedarf es durchaus einer intensiven Arbeit mit seinem Selbst.

Wer keine Lebensaufgabe oder keinen Sinn in seinem Leben hat, der läuft auf Dauer Gefahr, depressiv und antriebslos zu werden, da dann ein wichtiger Bestandteil der Lebensenergie fehlt. So kann man sich in dieser Ebene nicht genug entfalten, sodass hier eine Blockade entsteht. Dies trifft auf die meisten Menschen zu. Wie viele kennst du schon, die absolut glücklich mit ihrem Job, ihrer Arbeit oder ihrem Leben sind? Wie viele kennst du, die voller Euphorie und Tatendrang sind und wirklich Freude und Spaß an ihren Tätigkeiten finden?

Nicht wenige Menschen definieren ihren Sinn des Lebens vor allem darin, jegliche Anstrengung zu vermeiden und ihr Lustempfinden zu maximieren. Diese Menschen sehen keine Möglichkeit, ihre höheren Chakren weiter zu öffnen, sondern halten sich zu sehr in den unteren Ebenen auf. Für sie stehen Konsum, Besitz, Macht, Einfluss, Status und so weiter im Vordergrund.

Wenn du den wahren Sinn deines Lebens finden möchtest, dann musst du erkennen, dass er nicht im Nehmen besteht, sondern im Geben. Du musst verstehen, dass der wahre Sinn im Erschaffen liegt. Studien zeigen, dass man mehr zurückbekommt, wenn man selbst bereit ist, etwas zu geben, als wenn man nur nimmt.[144] Seit Anbeginn der Zeit wird ständig Neues erschaffen. Jede Lebensform hat dazu beigetragen, dass die Welt heute so ist, wie sie ist, und dass sie sich zur heutigen Zivilisation entwickeln konnte.

So ist jeder von uns auch in der Lage, etwas an die Welt weiterzugeben, also einen Teil zur weiteren Entwicklung beizutragen. Mithilfe deines Willens bist du in der Lage, deine Ziele, Träume und Wünsche in die Tat umzusetzen, um sie in der physischen Welt zu manifestieren.

Wie aber findest du den Sinn des Lebens? Ist es schwer? Nun ja, nicht wirklich. Eigentlich ist es sogar ganz einfach. Jeder von uns trägt ein inneres Navigationssystem in sich, das uns automatisch zu unserem Sinn führt. Dieses Navigationssystem nennt sich »Begeisterung«. An dieser Stelle finde ich das deutsche Wort »Begeisterung« sehr faszinierend, denn es trifft den Nagel auf den Kopf. Wenn du deiner Begeisterung folgst, wird dein physischer Körper *be-geistert*. So kannst du mehr Energie aus den geistigen Ebenen in die unteren Ebenen leiten. So kann mehr Prāna durch dich fließen, und du kannst deine unteren Ebenen, vor allem das Solarplexuschakra, viel leichter öffnen. Folge also stets dem Weg deiner höchsten Begeisterung. Hör dabei auf deine Intuition.

Vergiss aber nicht, dass du dem Weg der Begeisterung beim Geben und nicht beim Nehmen folgst. Denn wie bereits erwähnt, wird dich das Nehmen allein, auch wenn du immer von dem nimmst, was dich absolut begeistert, nicht den Sinn deines Lebens finden lassen. Deshalb kommen wir zur Erkenntnis: *Der Sinn des Lebens eines Menschen liegt darin, in seiner vollen Begeisterung schöpferisch zu handeln.*

Was es allerdings genau ist, unterscheidet sich von Mensch zu Mensch: Bei dem einen kann es der Job sein, beim anderen die Erziehung der Kinder, für einen Dritten ist es eine gute Tat, die er der Menschheit erweist. Dabei ist der jeweilige Sinn des Lebens genauso individuell wie die Person selbst. Was war der Sinn des Lebens von Gandhi, von Einstein oder von Picasso? Ich denke, die Antworten darauf sind offensichtlich. Begeisterung ist ein Indikator dafür, dass du dem wahren Sinn deines Lebens folgst. Wenn du also vor einer Entscheidung stehst, dann entscheide dich dafür, dass du deiner Begeisterung folgst. Du merkst es, wenn sich dein Verstand (Intellekt) und dein Bauchgefühl (Instinkt) einig sind. Dann kannst du auf dein Herz (Intuition) hören.

Das enterische Nervensystem, auch als »Bauchgehirn« bekannt, das sich durch deine gesamte Unterleibsgegend verteilt, steht in direkter Kommunikation zu deinem zentralen Nervensystem. Es besitzt ein komplexes Neuronengeflecht, kann also eigenständig denken und hat direkten Einfluss auf deine Gefühlslage.[145] Ebenso hat dein Herz ein eigenes Nervengeflecht mit über 40 000 Neuronen.[146] Auch dieses steht eng mit deinem gesamten Nervensystem in Verbindung.

Sie alle sind somit ein Teil deines Unterbewusstseins und tragen zu deinen Entscheidungen bei. Entscheide deshalb stets mit deinem gesamten Körper, hör auf dein Bauchgefühl, dein Herz und deinen Verstand. Verbinde Emotionales mit Mentalem. Hör auf Instinkt, Intellekt und Intuition. Entscheide nicht einseitig. So findest du den Weg deiner höchsten Begeisterung.

Folge dem Weg der höchsten Begeisterung

Anna befindet sich in einer Lebenskrise und ist unzufrieden mit sich selbst. Sie ging bis jetzt nicht den Weg der höchsten Begeisterung und hat einen Job, der ihr keinen Spaß mehr macht. Sie überlegt, etwas zu tun, was sie jetzt im Moment am meisten will, und hört tief in sich hinein. Sie entschließt sich intuitiv dazu, einen Spaziergang zu machen. Unterwegs trifft sie auf eine alte Klassenkameradin, die von einer offenen Arbeitsstelle in einer Marketingabteilung spricht. Anna ist fasziniert von dem Job und beschließt, sich dafür zu bewerben. Dank der Empfehlung, die sie noch von ihrer Klassenkameradin bekommen hat, war ihr der Job dann sicher, und sie wurde sehr glücklich damit.

Dieses kleine Beispiel soll die Macht hinter dem Weg der höchsten Begeisterung aufzeigen. Hör auf deine innere Stimme, was du jetzt im Moment am liebsten machen würdest. Hör auf dein Herz. Wäge auch hier zwischen Instinkt, Intellekt und Intuition ab, und vereine all diese Aspekte. Wenn du intuitiv Lust auf einen Spaziergang hast, dann mach ihn. Wenn du diesem Weg folgst, kommen neue Pfade auf, auf denen du deiner Begeisterung weiter folgen kannst. Wie bei Anna, für sie hat sich eine neue Jobsituation ergeben. Unangenehme Teile, wie zum Beispiel die Bewerbung zu schreiben, fielen ihr gar nicht mehr so schwer. Sie sah es als notwendiges Übel an, um ihrer Begeisterung weiterhin folgen zu können.

So lässt du eine Menge Bewusstsein in dir zu. So findest du deine Bestimmung, den Weg zum Glück, so erfüllst du dir deine Wünsche und Träume – und das Beste ist: Wenn du auf deine innere Stimme hörst und den Weg der höchsten Begeisterung gehst, dann wird dein Leben ganz einfach. Es fällt dir nicht mehr schwer, du begegnest allem mit Leichtigkeit, da du dir innerlich einfach vertrauen kannst. Du weißt, auch wenn du vor negativen Situationen stehst, verbirgt sich dahinter möglicherweise eine wichtige Lektion, die dich deinem Weg, deinem Dharma oder deiner Lebensvision näherbringen kann. Wenn du dich auf dem Weg der vollen Begeisterung befindest, wirst du Stück für Stück die Puzzleteile aufdecken, die sich später dann zu einem großen Bild zusammenfügen. So wirst du deinem Sinn des Lebens näherkommen.

Übung

Was ist dein Weg?

Integriere dieses Prinzip in deinen Alltag. Begegne deinem Leben mit einer neuen Erwartungshaltung. Beginne, die Welt mit neuen Augen zu sehen. Wirf deine bisherigen eventuell unrealistischen oder nicht authentischen Erwartungen über Bord, und beginne, deiner Begeisterung zu folgen. Und was ganz wichtig dabei ist: Hab Vertrauen! Sei einfach ganz bewusst und lass es auf dich zukommen. Sammle so viele Puzzlestücke wie nur möglich.

Alles, was sich für dich nach dem richtigen Weg anfühlt, solltest du aufschreiben. Führ dazu entweder eine Liste, oder schreib es in das Notizbuch (in dem schon deine Bucket List ist). Was sind diese wichtigen Erkenntnisse, die du in der nächsten Zeit sammelst, wenn du dem Weg folgst? Schreib auf, was dich wirklich begeistert.

Es ist nicht Ziel dieser Übung, dass du heute den Sinn deines Lebens findest. Das wird erst später im Buch kommen. Für heute ist es einfach nur wichtig, dass du zu erkennen lernst, in welcher Richtung sich dein Sinn befindet. Wenn du diese Übung in deinen Alltag integrierst, dann wird sich dein Sinn des Lebens mit der Zeit offenbaren.

Sieh es so: In den kommenden Tagen, Wochen oder Monaten wirst du verschiedene Puzzleteile aufdecken. Irgendwann, wenn sie dann alle aufgedeckt vor dir liegen, wirst du das Gesamtbild des Puzzles erkennen. Dann wird sich das große Bild zusammenfügen. Vielleicht ist es ja etwas, was du heute schon weißt. Nur wird es dir dann klarer, und du kannst es leichter benennen.

Diese Notizen werden dir für weitere Übungen dieses Buches noch nützlich sein. Führe diese Liste die nächste Zeit einfach parallel zu allen anderen Übungen. Halte wichtige Gedanken, Vorstellungen oder Skizzen fest, die dich bei deiner Lebensvision unterstützen. Sie können wesentliche Merkmale dafür sein, was dein persönlicher Sinn des Lebens ist.

Versteh mich hier bitte nicht falsch! Dem Weg seiner höchsten Begeisterung zu folgen bedeutet nicht, dass du nie wieder Dinge machen musst, die dir unangenehm sind. Auch so was gehört dazu. Wenn du erkennst, dass du auf dem richtigen Weg bist, dann wirst du die unangenehmen Dinge akzeptieren, aber ihnen mit Leichtigkeit und voller Kraft gegenüberstehen können. Du wirst sie als Hindernisse erkennen, aber du wirst wissen, dass der Weg der Begeisterung hinter dem Hindernis weiterführt.

Vielleicht hilft es dir ja noch, wenn du von meiner Geschichte hörst, wie ich meinen Sinn des Lebens gefunden habe. Die Themen »Bewusstseinsentfaltung«, »Luzides Träumen« und »Astralreisen« waren für mich schon in meiner Jugend ein besonderes Hobby. Während meines Mechatronik-Studiums sah ich Online-Marketing als eine Möglichkeit, nebenher etwas Geld zu verdienen. Ich schrieb in einem Blog über meine Astralreisen-Erlebnisse und gab Interessenten Tipps, wie sie auch eine solche Erfahrung erleben könnten. Die Nachfrage war so groß, dass ich eine detaillierte Anleitung zu schreiben begann. Schnell erkannte ich, dass ich sehr gern Stunden damit verbrachte, all mein diesbezügliches Wissen auszuformulieren. Sogar bis in die tiefe Nacht hinein.

Etwa zehn Monate schrieb ich an dieser Anleitung, die schließlich zu einem Sachbuch wurde. So konnte ich tatsächlich mein Studium nebenbei finanzieren und musste nicht mehr meinen Job als Kellner ausüben. Was lediglich als Nebenbeschäftigung begann, denn ich hatte ja eigentlich vor, Ingenieur zu werden, wurde zu meiner Leidenschaft. Als ich mein Studium abgeschlossen hatte, musste ich eine schwere Entscheidung treffen. Mein Herz schlug für meinen neuen Weg, doch meine Eltern und Freunde zweifelten an meinem Vorhaben, kein »sicheres« Geld als Ingenieur zu verdienen. Trotz aller Hindernisse folgte ich dem Weg meiner höchsten Begeisterung. Das war die beste Entscheidung meines Lebens!

So wuchs meine Idee von einem Hobby zu einem erfolgreichen Unternehmen. Heute habe ich Tausenden von Menschen bei ihrer Bewusstseinsentfaltung weiterhelfen können. Unsere YouTube-Videos wurden millionenfach angeschaut. Hunderttausende Menschen folgen nun der Vision von HigherMind. Ich bekam das Gefühl, dass ich etwas in der Welt bewegen kann, dass ich der Menschheit dabei helfen kann, die Welt zu einem schöneren Ort zu machen, und dass ich andere dabei unterstützen kann, ihr Leben bewusster zu gestalten. Dann wurde es mir irgendwann klar. Mein Sinn des Lebens kann nur dieser sein:

»WACH AUF! Meine Aufgabe ist es, Menschen Werkzeuge an die Hand zu geben, um aus dem Unbewussten zu erwachen und so ihr Bewusstsein zu entfalten.«

Es dauerte Jahre, bis ich diesen Satz für mich so ausformuliert hatte. Aber das ist es im Kern, was mich erfüllt und meine Leidenschaft beschreibt. Diese Tätigkeit erfüllt mich im vollen Ausmaß und begeistert mich zu 100 Prozent. Diesen Satz, meinen Sinn des Lebens, habe ich sogar auf meine Visitenkarte gedruckt.

Ich möchte dich noch mal darauf hinweisen, dass du dich jetzt nicht sofort hinsetzen und dir auch so einen Satz ausdenken sollst, der deinen Sinn des Lebens beschreibt. Aber du kannst dich bereits auf den Weg machen, um einen solchen

Satz zu finden, der deinen Sinn des Lebens ganz individuell beschreibt. Mache dazu die obige Übung regelmäßig, folge dem Weg deiner Begeisterung, und sammle die Puzzlestücke ganz achtsam zusammen.

Wie du deine Willenskraft steigerst

Jetzt weißt du ganz genau, was zu tun ist, damit du dich auf der Handlungsebene entfalten kannst. Es kann trotzdem immer wieder passieren, dass du von deinem Weg abkommst und deinen Willen in manchen Situationen einfach nicht zu wecken vermagst. Wichtig ist, diese Situationen zu erkennen, ohne direkt deine Ziele zu überdenken oder zu ändern. Vergiss nicht, der Wille ist wie ein Muskel. An manchen Tagen ist der Wille in Bestform, und an anderen Tagen benötigt er Ruhe und Entspannung.

Im Folgenden gebe ich dir ein paar Tipps, wie du deine Willenskraft steigern kannst. Wenn du dich später in einer Situation wiederfinden solltest, in der dein Wille ausgelaugt und erschöpft ist, kannst du diesen Abschnitt wieder durchlesen und die Tipps befolgen. Du kannst die Tipps aber auch so nutzen, um deine bisherige Willenskraft, die vielleicht jetzt schon recht stark ist, noch weiter zu verbessern. Sie sollen dir als eine Art Werkzeugkasten dienen, an dem du dich jederzeit bedienen kannst, um deine Willenskraft zu steigern

TIPPS ZUR STEIGERUNG DER WILLENSKRAFT

Tipp 1: Nutze die Macht der Gewohnheit

Ist dir schon einmal aufgefallen, dass gewohnte Handlungen, die wir tagtäglich verrichten, weniger ermüdend sind als die, die wir selten ausführen? Wenn du mal versucht hast, mit deiner anderen Hand als üblich die Zähne zu putzen, dann weißt du, wovon ich rede. Die gleiche Handlung erfordert plötzlich ein Vielfaches an Anstrengung. Gewohnte Prozesse benötigen viel weniger Mühe und daher weniger Willenskraft.[147]

Die notwendigen Nervenverbindungen im Gehirn werden nämlich durch ständiges Wiederholen immer stärker ausgebaut. Je öfter du eine bestimmte Tätigkeit ausführst, desto leichter fällt sie dir irgendwann. Die neuronalen Verbindungen wurden durch das ständige Wiederholen ausgebaut, und du benötigst mit der Zeit immer weniger mentale und emotionale Energie für die gleiche Tätigkeit.

Kommen wir wieder auf das Beispiel mit der Muskulatur zurück. Nur durch das ständige Wiederholen einer Bewegung ist der Muskel in der Lage, immer effizienter zu arbeiten und immer stärker zu werden, sodass die einst schwere Bewegung irgendwann leichter bewältigt werden kann. Gewohnte Prozesse sind energiesparend und benötigen wenig Willenskraft.

Gib deshalb nicht auf, auch wenn eine Handlung zunächst anstrengend und kräftezehrend erscheint. Mit jeder Wiederholung wird es dir leichterfallen.Bau dir so mit der Zeit gute Gewohnheiten auf, die dich deinen Zielen Schritt für Schritt näherbringen. Tausche sie am besten gegen schlechte Gewohnheiten aus, die für das Erreichen deiner Ziele ein Hindernis darstellen.

Meist dauert es etwa 21 bis 66 Tage, bis eine neue Gewohnheit installiert ist.[148] Manche Gewohnheiten nehmen wir schneller an als andere. Dies hast du aber wahrscheinlich schon bei den Übungen des Wurzelchakras mitbekommen, als du die Tipps der Grundbedürfnisse nach und nach angenommen hast. Bei manchen ging es schneller, bei manchen eben langsamer.

Übung

Versuche, nicht viele neue Gewohnheiten auf einmal umzusetzen, sondern konzentrier dich zunächst auf ein bis zwei. Gern kannst du dir eine Liste schreiben, was du alles ändern oder welche Gewohnheiten du installieren möchtest. Dazu kannst du auch dein Visionsbuch (das Notizbuch der vorherigen Übungen) verwenden oder eine Liste schreiben. Dort kannst du ein paar Ideen zu neuen Gewohnheiten festhalten.

Such dir nun eine dieser Gewohnheiten aus, und schreib sie auf ein Poster. Häng es dann dort auf, wo du es jeden Tag sehen kannst. In deinem Büro, in deiner Wohnung, wo auch immer. Halt dich dann den gesamten Monat an diese Gewohnheit, bevor du das Poster wieder abhängst und durch ein neues mit einer neuen Gewohnheit ersetzt. So kannst du Stück für Stück neue, förderliche Gewohnheiten installieren, die dich deinen Zielen effektiv näherbringen. Für schwere Gewohnheiten kannst du dir durchaus auch zwei Monate Zeit lassen.

Tipp 2: Konditioniere dich mit Belohnungen

Ob uns eine Tätigkeit auch in Zukunft Lust und Laune macht, ist maßgeblich beeinflusst von der Belohnung, die wir dadurch erhalten. Aus ihr können wir neue emotionale und mentale Energie schöpfen. So erfahren wir auch auf unbewusster Ebene, dass sich der Aufwand gelohnt hat. Wir freuen uns, wenn wir ein Ziel erreichen und unsere Belohnung, in Form von Geld, Nahrung, Anerkennung, Stolz, und so weiter erhalten. Wir entscheiden bereits im Vorfeld, ob wir bestimmten Tätigkeiten nachgehen, da wir uns die Belohnung dafür vorstellen können. Wir nehmen eine Erwartungshaltung ein und schöpfen daraus Motivation. Erreichen wir unser Ziel und erhalten dadurch unsere Belohnung, wägen wir ab, ob sich der Aufwand gelohnt hat. Kommen wir zu einem solchen Entschluss, sind wir in Zukunft umso motivierter, die entsprechende Aktion erneut auszuführen.

Wenn wir aber genauer aufpassen, merken wir schnell, dass wir uns bei schlechten Entscheidungen unbewusst selbst belohnen und so in einen Teufelskreis kommen. Verzichten wir heute auf den Sport, da unser Wille zu schwach ist, und sitzen stattdessen auf der Couch, während wir eine Tafel Schokolade essen, haben wir uns völlig unbewusst für unsere Fehlentscheidung belohnt. Folglich werden wir es immer schwerer finden, uns zum Sport zu motivieren. Das biologische System »Anstrengung vermeiden und Lust maximieren« setzt sich durch.

Dank unseres Verstandes sind wir in der Lage, Belohnungen aufzuschieben und Dinge zu erledigen, die uns als unangenehm erscheinen. Dieser Belohnungsaufschub sorgt dafür, dass wir Anstrengungen im Jetzt in Kauf nehmen können und auf sofortiges Lustempfinden verzichten, sodass sich dieser Verzicht zukünftig auszahlt. Wenn es beispielsweise dein Ziel ist zu studieren, dann hast du dir ein großes Ziel gesetzt, das mit viel Unlust und somit viel Überwindung in Verbindung steht. Damit deine Willenskraft aufrechterhalten bleibt, ist es ratsam, dass du dich bereits während der langwierigen Lernzeit zwischenzeitlich belohnst. So könntest du schon im Vorfeld eine Belohnung (zum Beispiel einen Kurzurlaub) für bestandene Klausuren festlegen. Dabei sind deiner Fantasie keine Grenzen gesetzt. Du wirst selbst herausfinden müssen, mit was du dich am besten für entsprechende Leistungen belohnen kannst.

Belohnungen können deinen Willen stärken und dafür sorgen, dass du deine Ziele Schritt für Schritt erreichst.[149] Wenn unsere Ziele nicht erreicht werden und somit unsere Belohnung aussetzt, sinkt allerdings unsere Willenskraft. Wird dies zu einem lang anhaltenden Zustand, kann rasch Frustration und somit eine Blockade im Solarplexuschakra auftreten.

Übung

Schreib dir zu deinen Zielen in deiner Bucket List entsprechende Belohnungen auf. Nutze dazu den Platz, den du dir freigelassen hast. Nun siehst du auf einen Blick, welche Ziele du hast und welche Belohnung auf dich wartet, wenn du das Kästchen abhaken kannst. Dazu kannst du bei größeren Zielen auch größere Belohnungen und bei kleineren Zielen etwas Kleineres wählen.

Tipp 3: Setze auf intrinsische statt auf extrinsische Motivation

Motivation ist für deinen Willen extrem wichtig. Sie entsteht durch das Streben nach Zielen, durch emotionale und mentale Aktivität. Die Gesamtheit der Beweggründe (Motive), die zur Handlungsbereitschaft führen, nennt man »Motivation«. Die Bezeichnung ist auf das lateinische Wort *motivus* (»bewegend, antreibend«) zurückzuführen. Wie du das richtige Motiv beziehungsweise Ziel findest, hast du ja bereits kennengelernt. Dort habe ich auch erwähnt, dass es wichtig ist, deine Ziele und Begeisterung zu wecken. Dadurch eröffnest du dir die Möglichkeit, Motivation aus intrinsischer Quelle zu schöpfen. Dies ist außerordentlich wichtig, da die intrinsische Motivation die stärkste Motivationsquelle darstellt (englisch *intrinsic* [»eigentlich, innerlich«]).[150] Intrinsische Motivation bezeichnet das Bestreben, *von innen heraus*, etwas um seiner selbst willen zu tun, weil es Spaß macht, Interessen befriedigt oder eine Herausforderung darstellt. Hierbei muss weniger mentale und emotionale Energie aufgewendet werden. Bei der extrinsischen Motivation (englisch *extrinsic* [»von außen«]) steht dagegen der Wunsch im Vordergrund, bestimmte Leistungen zu erbringen, weil man sich davon eher einen Vorteil (Belohnung) verspricht oder Nachteile (Bestrafung) vermeiden möchte. Kurz gesagt, man bezieht seine Motivation von *äußeren* Einflüssen. Diese Beweggründe führen zu einer schnellen mentalen oder emotionalen Ermüdung, weshalb der Wille für dieses Ziel mit der Zeit abzunehmen beginnt.

Es ist außerordentlich wichtig, Motivation für große Ziele aus intrinsischer Quelle zu beziehen, während kleinere Ziele, die notwendig sind, um deine größeren Ziele zu erreichen, aus extrinsischer Motivation bezogen werden können. Die intrinsische Motivation bedarf viel Visualisierungsarbeit. Man motiviert sich von innen heraus, indem man seine Träume träumt und versucht, sie sich im Geiste vorzustellen.

Übung

Geh deine Bucket List regelmäßig durch, und sieh dir deine einzelnen Ziele an. Nimm dir für jeden Punkt etwas Zeit. Gern kannst du dabei deine Augen schließen. Stell dir jetzt den Moment vor, in dem du gerade eben das Ziel erreichst. Was fühlst du? Was denkst du? An welchem Ort befindest du dich? Versuche, dir die Situation ganz genau vorzustellen. So als ob du es in diesem Moment wirklich erlebst.

Bleib ein wenig bei deiner Visualisierung, bevor du diese Übung auch bei deinen anderen Zielen machst. So kannst du intrinsische Motivation schöpfen. Gern kannst du diese Übung jederzeit zwischendurch machen, wenn du deiner Motivation einen Schub verpassen möchtest.

Tipp 4: Richte deinen Fokus aus

Um deine Ziele erreichen zu können, benötigst du ein gewisses Maß an bewusster Aufmerksamkeit, die du auf deine Aufgaben richtest. Erst dann kannst du ins Handeln kommen. Wichtig ist also, dass du deine Aufmerksamkeit während einer Aufgabe allein auf die Aufgabe richtest. Wenn du deine Aufmerksamkeit auf mehrere Sachen aufteilst, wird deine Willenskraft für die jeweilige Aufgabe entsprechend sinken.[151]

Willenskraft benötigt die Fähigkeit, sich fokussieren zu können, besser gesagt, sich auf eine Aufgabe zu konzentrieren. Wenn du den Weg deiner höchsten Begeisterung folgst, dann wirst du wahrscheinlich sehr wenig Probleme mit der Fokussierung haben. Du wirst dich kaum ablenken lassen, da du deine inneren Motive kennst. Solltest du aber innerlich nicht fokussiert sein, machst du dich für Ablenkungen verführbar. Deshalb ist es außerordentlich wichtig, dem Weg deiner höchsten Begeisterung zu folgen. Aber auch dann kann es passieren, dass du Momente erlebst, in denen du dich nicht ordentlich auf deine Aufgaben fokussieren kannst und abgelenkt wirst. Ablenkung wirkt auf uns wie eine Art Belohnung, da wir dadurch Anstrengung vermeiden und unsere Lust maximieren.

Um diese negative Belohnungskette zu durchbrechen, kannst du im Vorfeld dafür sorgen, dass die Ablenkungsursachen beseitigt werden. Wenn du dich beim Lernen ständig von deinem Handy ablenken lässt, dann schalte das Gerät für die Zeit, in der du lernst, vollständig aus, oder leg es in ein anderes Zimmer. Wenn du merkst, dass du von vielen anderen Dingen in deiner Wohnung vom Lernen abgehalten wirst, dann wechsle zu einem Ort, an dem du ungestört bist (beispielsweise eine Bibliothek). Die Kunst der Fokussierung liegt darin, Ablenkungen zu beseitigen oder auszublenden.

Übung

Versuche, achtsam zu sein und Momente zu erkennen, in denen du dich von deinem Weg ablenkst. Behalte dabei stets das Bild einer Taschenlampe im Hinterkopf. Eine Taschenlampe, die auf die Tätigkeit leuchtet, welche du gerade ausführst. Wenn du dich bei einer ablenkenden Tätigkeit erwischst, dann denk an das Bild mit der Taschenlampe.

Stell dir vor deinem inneren Auge vor, wie diese Taschenlampe deine Tätigkeit beleuchtet. Nun stellst du dir vor, wie du diese Taschenlampe gedanklich bewegst und neu ausrichtest: auf die Tätigkeit, die du eigentlich tun wolltest. Erkenne, wie dein Fokus, also die Taschenlampe, abgeschweift ist und du diesen Fokus nun gedanklich neu ausrichtest.

Während dieser Visualisierung wirst du dir vollkommen bewusst. Dir wird klar, dass du gerade prokrastinierst (das heißt der »Aufschieberitis« frönst). Die ablenkende Tätigkeit verliert durch zunehmende Bewusstheit immer mehr an Bedeutung. Versuche, in diesem

Moment vollkommen bewusst zu sein und so viel Bewusstheit wie nur möglich zuzulassen. Das hilft dir dabei, mentale Energie aus höheren Ebenen freizusetzen, damit die emotionale Energie besser fließen und deine Willenskraft stärken kann.

Tipp 5: Willenskraft bündeln

Wenn du deine Ziele in die Tat umsetzen möchtest, dann ist es hilfreich, das psychologische Modell der Entscheidung und Steuerung von Willenshandlungen (Rubikonmodell der Handlungsphasen von Heinz Heckhausen und Peter M. Gollwitzer) zu kennen.[152] Wenn du begreifst, welche Phasen du bei jeder deiner Handlungen bis zur tatsächlichen Umsetzung deiner Tat durchläufst, kannst du dich für die richtigen Taten entscheiden, die dich deinen Zielen tatsächlich näherbringen. Die Handlungsschritte lassen sich in vier formelle Phasen unterteilen.

Als Erstes kommt die **Phase des Abwägens.** Der Mensch hat bekanntermaßen mehr Wünsche, die er tatsächlich in die Tat umsetzen kann. Dazu fehlen ihm aber zeitliche und willentliche Ressourcen. Aus diesem Grund besteht der erste Schritt darin abzuwägen, ob sich die vorgenommene Tat auch tatsächlich lohnen wird. Dabei wird bewusst und unbewusst überprüft, ob man durch die Aktion seinen Zielen näherkommt oder angemessen dafür belohnt wird. Erkenne diese Phase bewusst, und wäge achtsam ab, ob die bevorstehende Aktion auch tatsächlichen Mehrwert für deine Zielerreichung bietet. Entlarve an dieser Stelle Tätigkeiten, die unter die Kategorie »Anstrengung vermeiden und Lust maximieren« fallen. Sie werden dich ansonsten deiner Willenskraft für deine tatsächlichen Ziele berauben. Lass dich an dieser Stelle nicht verführen. Schöpfe fehlende Motivation aus intrinsischen oder extrinsischen Quellen. In dieser Phase wird hauptsächlich emotionale Energie aufgewendet.

Nach der Abwägephase folgt die **Planungs- und Überwindungsphase.** Hier geht es nicht mehr darum, ob etwas in die Tat umgesetzt wird, sondern **wie** es geschehen soll. Jetzt wird bewusst oder unbewusst ein Plan geschmiedet, der dabei hilft, das Ziel zu erreichen. Grobe Vorstellungen verlaufen nun vor unserem geistigen Auge. Wir müssen entscheiden, ob wir uns die Aktion zutrauen oder es doch noch lassen. Konzentrier dich in dieser Phase und lass dich nicht von alternativen Zielen ablenken. Durchdenke deine Aktion im Vorfeld genau und entscheide dich dazu, dein Vorhaben in die Tat umzusetzen. Während dieses Vorgangs wird hauptsächlich mentale Energie aufgewendet. Wenn wir den ungefähren Plan vor Augen haben, wie wir unser Ziel erreichen können, dann können wir uns dazu entschließen, in die Handlung überzugehen. Dann haben wir genug emotionale und mentale Energie aufgewendet, um die Hürde zu überwinden.

Im Anschluss daran folgt die **Handlungsphase.** In dieser setzen wir unseren vordefinierten Plan in die Tat um. Jetzt sind Durchhaltevermögen, Konzentration und Fokussierung gefragt. Wenn es sich um eine Aktion handelt, die des Öfteren praktiziert werden muss, lohnt es sich, die Kraft der Gewohnheit zu nutzen. So kann man konsequent an der Handlung arbeiten, bis das Ziel erreicht ist. Gegebenenfalls muss in dieser Phase erneut emotionale und mentale Energie aufgewendet werden.

Zu guter Letzt folgt die **Bewertungsphase.** Hier geht es darum, den Weg zum erreichten oder eventuell auch nicht erreichten Ziel zu reflektieren. Dabei wird bewertet, was die ausschlaggebenden Kriterien waren, die den Erfolg oder Misserfolg ausmachten. Diese Phase ist wichtig, damit du zukünftige Aktionen besser abwägen und planen kannst.

Nun kennst du die Vorgehensweise einer willentlichen Handlung und kannst die jeweiligen Schritte ausführen, um deine Willenskraft zu bündeln. Dieses Modell kann dir manchmal dabei helfen, große Ziele besser zu strukturieren und genügend Willenskraft aufzubauen. Nutze diese Anleitung als Hilfe für bestimmte Lebenssituationen.

Zusammenfassung

Das Solarplexuschakra formt unseren Willen und unsere Persönlichkeit. Hier schöpfen wir unser Selbstbewusstsein, entfalten unsere Stärken und manifestieren unsere Ziele in der Realität. Durch diese Ebene sind wir imstande, emotionale und mentale Prozesse in Einklang zu bringen, um Handlungen auszuführen und mit der physischen Welt zu interagieren. Zum Menschsein gehört nicht nur die Wahrnehmung der Welt selbst, sondern auch das Eingreifen in das Geschehen. So können wir die Welt formen.

Unser individuelles Bewusstsein wird durch jede Aktion Teil des kollektiven Bewusstseins. Der Schlüssel dazu ist unser Wille. Haben wir nur eine sehr schwache Willenskraft, kann sich unsere Persönlichkeit nicht entfalten. Das sorgt dafür, dass die Gefühlsebene und die höhergelegene Beziehungsebene darunter leiden. Mit einer schwachen Willenskraft kannst du deine emotionale Energie schlechter steuern und wirst unter deinen Gefühlen zu leiden beginnen. Ebenso ist es mit deinen Beziehungen zu deinen Mitmenschen. Wenn du nicht in der Lage bist, deine Persönlichkeit zu entfalten und eine gesunde Beziehung zu dir selbst (also Selbstliebe) aufzubauen, wirst du in Konflikt zu deinen Mitmenschen geraten. Doch dazu mehr im nächsten Kapitel.

Es ist ein Irrtum zu glauben, dass man sich selbst aufgeben müsse, um spirituell zu wachsen. Tatsächliche spirituelle Entwicklung setzt die Entfaltung dieser Bewusstseinsebene voraus. Du musst erkennen, wer du wirklich bist und was du in deinem Leben erreichen willst. Nur wer seiner Selbstverwirklichung nachgeht, kann wahrhaftes spirituelles Wachstum erleben.

Ist dieses Chakra blockiert, äußert sich das vor allem in Überforderung, Verzweiflung, Antriebslosigkeit, Gleichgültigkeit, Gefühlsschwankungen und in einem geringen Selbstwertgefühl.[153] Das Leben wird fortan von einem Gefühl der Machtlosigkeit oder Wertlosigkeit bestimmt. Herausforderungen wirken dann oft erdrückend und unüberwindbar, weswegen sich die Aktivitäten betroffener Personen auf ein Minimum zurückschrauben. Schränkt die blockierte Handlungsebene das Leben stark ein, können Gefühle wie Selbsthass, Wut oder Verzweiflung auftreten. Weiterhin kann es dann zu Kontrollwahn, Realitätsverdrängung oder gar zum Verlust des Lebenswillens kommen. Das kann so weit gehen, dass diese Menschen Suizidgedanken entwickeln.

Menschen mit geringer Willenskraft können sich schwer entscheiden und sich nicht durchsetzen, weswegen sie sich daher oft unterordnen und zu Abhängigkeiten neigen. Etwas mental abzuwägen wirkt auf sie anstrengend und ermüdend und wird deshalb anderen überlassen. Auch auf der Gefühlsebene machen sich Blockaden deutlich, da emotionale Energie zurückgehalten wird und nicht hinauffließen kann. Folglich entsteht ein emotionaler Gefühlsstau, der zu einer Gefühlsüberwältigung und somit auch zu Gefühlsausbrüchen führen kann. Oft wird nicht eingesehen, dass das Problem in der eigenen Persönlichkeit liegt, sondern man versucht, die Schuld auf äußere Einflüsse zu schieben.

Diese Bewusstseinsebene beginnt zwischen dem fünften und zwölften Lebensjahr auszureifen. In diesen Lebensjahren verstärkt sich unter anderem das mentale Denken und die Entwicklung der Selbstidentität. Es lässt sich beobachten, dass sich Kinder in diesem Alter Herausforderungen stellen und sie zu meistern versuchen. Als Elternteil sollte man hier darauf achten, dass das Kind nicht über- oder unterfordert wird. Somit wird eine optimale Entwicklung ermöglicht.

Ist dieses Chakra geöffnet, erwacht eine starke Persönlichkeit. Ein gesundes Selbstwertgefühl und Selbstbewusstsein, die Fähigkeit zur Selbsteinschätzung und Selbstreflexion, die Entfaltung der Disziplin und des Durchhaltevermögens sind Eigenschaften, die man erhält. Man lernt, eigene Meinungen zu bilden und auch hinter diesen zu stehen. Eine so entwickelte Person ist emotional und mental ausgeglichen und belastbar, was sich für ihre Mitmenschen in Form von tiefer Selbstsicherheit und Stärke ausdrückt. Herausforderungen werden stets angenommen, und Ziele werden trotz Hindernissen und Widerständen erfolgreich gemeistert. Man lernt, Verantwortung für sich und andere zu übernehmen, ist in der Lage, schwierige Entscheidungen zu treffen, und lässt sich nur schwer von anderen manipulieren. Von seinen Mitmenschen wird man als ruhig, stark und ausgeglichen wahrgenommen, da man eine individuelle persönliche Kraft ausstrahlt.

Um dieses Chakra zu entfalten, muss man in der Lage sein, sich selbst wahrzunehmen, seine Gefühle und den Verstand in Einklang zu bringen. Dann kann man sich Ziele setzen, die einen vollkommen begeistern. Schritt für Schritt kann man seine Willenskraft wie einen Muskel trainieren und die Willensenergie fließen lassen. Sollten Zeiten kommen, in denen die Willenskraft sinkt, kannst du die vorgestellten Techniken einsetzen, um deine Willenskraft zu steigern. Man kann Gedanken und Gefühle in der physischen Welt manifestieren, indem man durch eine Handlung in die physische Welt eingreift und etwas verändert.

Wenn du diese Ebene gemeistert hast, dann verfügst du über die notwendige Grundlage, um damit zu beginnen, das nächste Chakra zu öffnen.

4. DAS HERZCHAKRA – DIE BEZIEHUNGSEBENE

Im Kapitel zum dritten Chakra hast du lernen können, dass du über dein Ego hinauswachsen musst. Das Ego hält dich im individuellen Bewusstsein gefangen. Wenn du zur wahren Selbsterfüllung gelangen möchtest, dann ist es wichtig, dass du Beziehungen zu deinen Mitmenschen aufbaust. So kannst du dich mit der Welt vernetzen, und andere können dich dabei unterstützen, deine Lebensvision zu erreichen. Diese Ebene ermöglicht es, alle individuellen Bewusstseinsformen miteinander in Verbindung zu bringen, sodass eine Gesamteinheit entsteht: das kollektive Bewusstsein. Im Kern sind wir nämlich alle eins. Die Trennung ist nur eine Illusion des Egos.[154] Das wirst du im Laufe des Kapitels noch genauer verstehen.

Die Energieform dieses Chakras ist die bedingungslose Liebe. Menschen, die ihre Quelle der Liebe erkennen, sich selbst und andere bedingungslos lieben, ihrem Gefühl des Herzens folgen, die ungeschminkte Existenz aller Lebewesen akzeptieren und ihre Liebe ohne Erwartungen oder Bedürftigkeit mit anderen teilen können, besitzen ein stark ausgeprägtes Herzchakra. Wenn es weit geöffnet ist, kann viel Energie hindurchfließen und wundervolle Beziehungen mit unseren Mitmenschen entstehen lassen oder bestehende Beziehungen noch weiter verstärken. Dies hilft uns auch dabei, dass wir uns von schädlichen Beziehungen trennen.

Im Hinduismus wird dieses Chakra »Anāhata« genannt, es rotiert in einem hellen Grün, und ihm ist das Element Luft zugeordnet.

Das Herzchakra bildet die Brücke zwischen den drei oberen und den drei unteren Chakren. Es liegt wie ein Spiegel exakt in der Mitte der sieben Energiezentren und ermöglicht damit die Verbindung zwischen den körperlichen und geistigen Ebenen. In diesem Chakra drückt sich die Seele ausgeprägt aus. Viele mystische Theorien besagen, hier liege der Sitz der Seele. Natürlich hat die Seele Einfluss auf alle Chakren, doch ganz besonders auf diese Ebene.

Das Herzchakra stellt in der westlichen Sprache die Beziehungsebene dar und eröffnet die Möglichkeit, uns mit anderen Menschen zu vernetzen. Wenn wir gute Beziehungen führen, kommt es zu *synergetischen* Effekten, das heißt, durch die richtigen Beziehungen ergibt das Resultat mehr als die Summe seiner einzelnen Teile.[155] So knüpfen wir Kontakte zu Menschen, die uns dabei helfen können, unsere Lebensvision leichter zu erreichen, im Gegenzug können aber auch wir dabei helfen, dass sie ihrer Lebensvision näherkommen. So können wir gemeinsam mehr erreichen, als uns das als Einzelkämpfer möglich wäre. Dies hilft uns dabei umzudenken. So haben wir nicht mehr allein unser eigenes Selbst im Blick, sondern sehen uns als Gesamtheit.

In den unteren Chakren konnten wir den Grundstein für unser individuelles Bewusstsein legen. Auf der Beziehungsebene verbinden wir unser individuelles Bewusstsein mit dem kollektiven.

Beziehungen sind absolut wichtig für unsere spirituelle Entwicklung. Jeden Tag stehen wir in einer Beziehung zu anderen Mitmenschen. Die Beziehung zu unseren Eltern und unserer Familie ermöglicht es uns, aufzuwachsen und uns alsbald in der Welt zurechtzufinden. Die Beziehung zu unseren Freunden ermöglicht es uns, gemeinsamen Interessen nachzugehen und voneinander zu lernen. Die Beziehung zu unserem Arbeitgeber ermöglicht es uns, finanziell abgesichert zu sein und im Idealfall einer sinnvollen Tätigkeit nachzugehen. Eine Liebespartnerschaft ermöglicht es uns, sexuelle Erfüllung zu finden, unser

Leben mit einer anderen Person zu teilen und sich gegenseitig zu unterstützen.

Der Zweck einer Beziehung sollte allerdings nie missbraucht werden. Generell gibt es dazu eine Art Merksatz:

> Der Zweck einer Beziehung ist es, allen Teilnehmern der Beziehung deutlich zu machen, was sie verstehen müssen, um mehr aus sich selbst zu werden.[156]

Bei einer Beziehung geht es also um gegenseitige Selbstverwirklichung.[157] Ganz wichtig sind dafür synergetische Beziehungen. Um solche einzugehen, ist bedingungslose Liebe erforderlich. Sie ist die absolute Kernkompetenz, die es in diesem Modul zu meistern gilt.

Wahre Liebe ist nicht nur für Partnerschaften wichtig, sondern für jegliche Art von Beziehung, also zu den Eltern, Freunden oder auch dem Chef oder der Chefin. Oft wird wahre Liebe jedoch blockiert, was dazu führt, dass nur Beziehungen entstehen können, die von Abhängigkeit gezeichnet sind. Hierbei versucht der eine Beziehungsteilnehmer, sich durch den anderen zu ergänzen. Diese Menschen sind der Meinung, ohne den anderen unvollständig zu sein. Was sich zwar logisch anhört und in unserer Gesellschaft oft auch so gelebt wird, aber nicht im Entferntesten etwas mit wahrer Liebe zu tun hat. Eine solche Beziehung wird früher oder später in die Brüche gehen, sobald das Abhängigkeitsverhältnis einen Wendepunkt erlebt. Abhängige Beziehungen können Gift für die benachbarten Chakren sein, da darunter oft das Selbstvertrauen sinkt, der Wille abnimmt oder man von negativen Gefühlen bedrückt wird. Eine gesunde Beziehung soll genau das Gegenteil bewirken. Wie das funktioniert, werde ich dir im Laufe des Kapitels genauer erklären.

Was Liebe nicht ist

Es schockiert mich wirklich sehr, dass die meisten Menschen unvollkommene Beziehungen führen. Egal, ob es sich dabei um eine Partnerschaft, um Freundschaften oder die Familie handelt. Vielen kommt es vielleicht so vor, als ob ihre Beziehungen sie zutiefst erfüllen, gerade dann, wenn man frisch verliebt ist oder einen neuen Freund fürs Leben gefunden hat. Dieses Vollkommenheitsgefühl löst sich auf, sobald Streit und Ärger in der Beziehung auftreten und immer mehr zum Alltag werden.

Eine solche Beziehung, die mit vermeintlicher Liebe erfüllt ist, kann von einem Moment auf den anderen umschwingen und sich in Hass verwandeln. Beleidigungen, Beschuldigungen und sogar Angriffe drücken sich durch den inneren Hass aus, solange sie nicht unterdrückt und verdrängt werden. Solche Umgangsformen in mehr oder weniger ausgeprägter Form und Intensität werden in vielen Beziehungen toleriert und sogar für das Normalste der Welt gehalten. Oft lenkt ein Partner ein oder steckt zurück, bis die beiden sich wieder versöhnen. Das Drama zwischen Liebe und Hass mag man anfangs noch für das nötige »Salz in der Suppe« halten, doch sobald das Negative überwiegt und die Beziehung aus dem Gleichgewicht gerät, bricht sie in sich zusammen.

Wenn man jetzt denkt, man müsse nur das Negative beseitigen, um die Beziehung zu retten, dann täuscht man sich. Wie du bereits auf der Gefühlsebene lernen konntest, besitzt ein Gefühl immer seinen potenziellen Gegenspieler. So tritt aus den positiven Gefühlen Nähe, Zuneigung und Geborgenheit ihr Gegenteil Hass, Abstoßung und Distanz hervor. Das Gefühl der Verliebtheit ist aber nicht das Gleiche wie Liebe.[158] Es mag sich vielleicht zutiefst befriedigend anfühlen, und man meint, man hätte endlich seinen Seelenpartner gefunden. Man fühlt sich mit dem Gegenüber stark verbunden und sieht sich in Gemeinsamkeit, als ob man eins geworden sei. Dieses Gefühl kann so stark werden, dass selbst persönliche Ziele aus dem Solarplexuschakra verblassen und sich diese Menschen nur in Anwesenheit ihres Partners glücklich fühlen. Oft kann dann nur ein Außenstehender erkennen, dass diese Gefühle und dieses Verhalten reine Abhängigkeit geworden sind.[159] Sie beginnen, sich an den Partner, Freund oder das Familienmitglied zu klammern, und werden von ihm oder ihr ähnlich abhängig wie von einer Droge.

Solange solch ein Mensch diese Beziehungsdroge erhält, fühlt er sich glücklich und erfüllt. Doch allein bei der Vorstellung, von der betreffenden Person getrennt zu sein, entsteht das Gefühl der Unvollkommenheit. Folgen davon können beispielsweise Eifersucht, Besitzansprüche, Manipulationsversuche, Erpressungen oder Verlustängste sein. Diese Gefühle und Verhaltensweisen sind wie Gift für die Liebe und die Beziehung. Das Ende einer solchen Dyade kann unter Umständen zu tiefster Verfeindung oder starker Verzweiflung führen. Von Liebe ist dann keine Spur mehr. Die Beziehung versuchte sich aufgrund von Abhängigkeit zwar wohl noch aufrechtzuerhalten, das kann auf Dauer aber nicht funktionieren.

Das Wort »Liebe« wird in unserer Gesellschaft oft falsch verwendet. Viele Menschen glauben, dass Liebe ein Gefühl ist, so wie die berühmten »Schmetterlinge im Bauch«. Liebe ist in Wahrheit viel mehr als das.[160]

Was Liebe wirklich ist

Liebe ist schwer in Worte zu fassen, dennoch kann sie jeder von uns wahrnehmen. Liebe ist mehr als nur ein Gefühl von Kribbeln im Bauch, denn Gefühle entstehen in der emotionalen Bewusstseinsebene und sind höchstens ein Ausdruck der Liebe. Liebe selbst ist eine Kraft, eine Energie, die verbindet. Liebe ist in der Lage, deine Willenskraft (im Solarplexuschakra) massiv aufsteigen zu lassen und deine positiven Gefühle in Form von emotionaler Energie stark anzuheben. Wenn du Liebe als Energie zulässt, profitieren also deine benachbarten Chakren massiv davon.

Dieser vehemente energetische Anstieg kann bei manchen Menschen zu einem Angstgefühl führen. Warum? Die Angst vor dem Verlust der vermeintlichen Quelle der Liebe kann entgegenwirkende Verhaltensweisen hervorrufen: Eifersucht, Verlustangst, Abhängigkeit, Kontrolle, Besitzansprüche. Dieses Verhalten führt also dazu, dass die potenzielle Liebe eingedämmt wird. Man glaubt, die Quelle der Liebe zu verlieren, sobald die Beziehung zu dieser Person scheitert. Der Urgedanke dieses Glaubenssatzes liegt darin, dass die meisten Menschen meinen, Liebe könne man nur von außen bekommen. Sie glauben, jemand anders kann ihnen die Liebe geben, die sie brauchen. Die Wahrheit ist aber: Wenn du dich von der Liebe anderer abhängig machst, verschließt du die wahre Quelle der Liebe, die in dir selbst steckt. Wenn du das verstehst, dann kannst du wahre Liebe in dir zulassen, statt dich vor ihr zu verschließen. Dann sind Angst- und Verlustgefühle irrelevant. Wahre Liebe lässt sich an sieben Prinzipien erkennen.[161]

7 Prinzipien der wahren Liebe

1. Prinzip: Wahre Liebe kommt aus deinem Inneren
Wenn ein anderer Mensch dich liebt, kannst du seine Liebe zwar wahrnehmen, aber um sie wirklich zu empfangen, musst du die Liebe in dir zulassen. Niemand vermag dir Liebe von außen zu geben. Du kannst nicht die Liebe einer anderen Person nehmen. Wahre Liebe ist eine Energie, die in dir selbst entsteht. Der richtige Partner hilft dir dabei, diese Liebe aus dir selbst herauszuholen. Dies zu verstehen ist sehr wichtig. Durch die Illusion, Liebe im Außen finden zu können, verschließen wir uns ganz automatisch davor, Liebe aus unserem Inneren zuzulassen.

2. Prinzip: Wahre Liebe ist bedingungslos

Liebe kennt keine Sätze wie die folgenden: »Ich liebe dich erst, wenn du lernst, dich vernünftig zu kleiden«, »Ich liebe dich nur, solange du das machst, was ich von dir erwarte«, »Ich liebe dich erst wieder, wenn du dich für dein Verhalten entschuldigt hast« und dergleichen. Liebe kann man nicht an Bedingungen festmachen. Bedingungen schnüren die Energie der Liebe ab und schwächen sie. Wenn man Liebe nicht bedingungslos geben und nehmen kann, ist es nicht Liebe, sondern eine Art Handelsgeschäft.

3. Prinzip: Wahre Liebe akzeptiert alles

Die Liebe erkennt das Gute im Schlechten und das Schlechte im Guten. Sie erkennt, dass auch das Schlechte seinen Platz und seinen Grund hat. Fehler und Macken des Partners oder der Mitmenschen sind ebenso Teil ihrer Persönlichkeit. Auch sie haben ihre Daseinsberechtigung. Für die Liebe steht nicht zur Debatte, dass auch negative Erlebnisse ihren Zweck haben und zur spirituellen Entwicklung beitragen. Liebe kennt eben keine Grenzen.

4. Wahre Liebe urteilt nicht

Liebe weiß, dass jede Eigenschaft wichtig sein kann. Sie erkennt, dass Andersartigkeit ihren Platz hat. In der Liebe gibt es keine Probleme mit Polaritäten. Durch die Existenz wahrer Liebe lösen sich jegliche Gegensätze auf und werden eins. Gutes kann nur existieren, wenn es den gegensätzlichen Pol gibt. Wahre Liebe erkennt, dass alles wichtig ist. Deshalb hat es für sie keinen Sinn, über Menschen, Situationen oder bestimmte Dinge zu urteilen. Jedes Urteil hat seinen Ursprung im Ego. Wahre Liebe geht darüber hinaus. Sie versteht den wahren tieferen Grund dahinter. Liebe akzeptiert alles, was ist, und urteilt nicht.

5. Prinzip: Wahre Liebe ist unabhängig

Wahre Liebe lässt sich nicht von außen beeinflussen. Niemand anders kann dich dazu bringen zu lieben. Nichts ist in der Lage, wahre Liebe zu beeinflussen. Sätze wie: »Ich liebe dich nur, weil du gut zu mir bist« und: »Ich liebe sie, weil sie meine Schwester ist« oder: »Ich muss ihn lieben, weil wir Kinder miteinander haben«, sind der wahren Liebe unbekannt. Liebe entspringt in dir selbst und wird nicht durch vermeintliche Umstände beeinflusst.

6. Prinzip: Wahre Liebe besitzt nicht
Liebe ist nicht in der Lage, etwas festzuhalten. Nur selbstsüchtige Gedanken, die aus dem Ego entspringen, kennen Besitz. Da Liebe unabhängig ist, benötigt sie keine Besitztümer. Liebe erkennt, dass alles eins ist und Besitz nur eine Illusion des Verstandes.

7. Prinzip: Wahre Liebe ist unvergänglich
Der Liebe ist bewusst, dass sie immer existent ist und nicht von irgendjemandem aufgelöst werden kann. Liebe ist der Raum, in dem Leben entsteht, und immer vorhanden. Sie kann lediglich durch niederschwingende Emotionen in uns blockiert werden. Liebe kann nur verschleiert werden, aber in unserem Inneren ist sie immer da und wartet darauf, nach außen zu scheinen. Liebe durchflutet unser ganzes Sein. Sie verbindet einzelne Zellen zu unserem ganzen Organismus. Sie ist die Grundlage des Lebens. Sie ist die Kraft, die das Physische mit dem Geistigen verbindet.

Übung

Die Prinzipien der Liebe integrieren

Nimm dir einen ganzen Tag Zeit, um deine Achtsamkeit verstärkt auf alle Beziehungen aus deinem Alltag zu richten. Nicht nur auf Beziehungen im eigenen Umfeld, sondern auch zu fremden Personen.

In unserem Alltag können wir Beziehungen überall beobachten. Wie ist die Beziehung zwischen deinem Chef und einem Mitarbeiter? Wie ist die Beziehung zwischen zwei Kellnern in deinem Lieblingsrestaurant? Wie ist die Beziehung von einer Mutter zu ihrem Kind, die gemeinsam auf dem Spielplatz spielen? Schau auch auf deine eigenen Beziehungen: zu deinen Eltern, zu deinen Freunden oder deinem Lebenspartner. Versuche, in jeder Situation die Prinzipien der Liebe zu erkennen. Ist dir etwas Peinliches oder Unangenehmes an dem Tag passiert, und ein Freund hilft dir aus dieser Situation heraus, obwohl es ihn selbst in eine unangenehme Lage bringt? Dann kannst du hier besonders das Prinzip »Wahre Liebe urteilt nicht« erkennen. Schaust du gerade einem Pärchen beim Streit zu und siehst, wie die Frau ihre Emotionen nicht mehr unter Kontrolle hat und ihren Freund voll anfährt? Reagiert dieser dann mit Verständnis und versucht er, seine Freundin zu beruhigen, obwohl sie ihm vielleicht ganz schön blöd kommt? Hier ist das Prinzip »Liebe akzeptiert alles« zu erkennen.

Halte einfach deine Augen offen, und versuche, in allen Beziehungsangelegenheiten diese Prinzipien wiederzufinden. Wo werden sie eingehalten? Wo werden sie vernachlässigt? So kannst du beginnen zu differenzieren, wo es sich um wahre und wo um vermeintliche Liebe handelt. Sehr wichtig ist auch, dass du bei dir ganz ehrlich bist. Wie ist die Qualität deiner Beziehungen? Kannst du herausfinden, welche mit wahrer Liebe durchflutet werden und welche mit vermeintlicher Liebe bestehen? Mach diese Übung mindestens einen ganzen Tag lang, um dein Herzchakra zu öffnen, und du lernst, Liebe wahrhaftig zu erkennen und sie im Alltag bewusst wahrzunehmen.

Wie du deine Selbstliebe entfachst

Die Quelle der Liebe liegt nicht im Außen, sondern in dir selbst. Deswegen ist es ausgesprochen wichtig, zuerst die eigene Person zu lieben, bevor man andere Menschen liebt.[162] Klingt das widersprüchlich? Denk aber einmal genauer darüber nach: Wie soll man jemandem seine Liebe geben, wenn man selbst gar keine besitzt? Nur wer sich selbst liebt, ist in der Lage, jemand anderen wahrhaftig zu lieben – wie das Herz sich zunächst einmal selbst durchbluten muss, bevor es alle anderen lebenswichtigen Organe und Körperteile versorgen kann.

Leider wird Selbstliebe jedoch oft negativ konnotiert: Sie wird von vielen Menschen als Egoismus, Narzissmus, Selbstverliebtheit oder Selbstsucht verstanden. Es scheint, als ob das Wort »Selbstliebe« heutzutage seine wahre Bedeutung verloren hat. Dabei ist sie das komplette Gegenteil von Narzissmus. Selbstliebe beginnt genau da, wo wir beim Solarplexuschakra aufhörten. Dort haben wir uns intensiv mit dem Weg der höchsten Begeisterung beschäftigt, dem individuellen Sinn des Lebens, deiner Lebensvision und deinen Zielen. Du hast dort auch gelernt, auf dein Herz beziehungsweise auf deine Intuition zu hören. Bereits da hast du begonnen, an deiner Selbstliebe zu arbeiten. Denn du kannst deinen Weg, deinen Sinn des Lebens und deine Lebensvision nur finden, wenn du dich selbst vollkommen annimmst, wie du bist, dich bedingungslos akzeptierst und dich selbst so liebst, wie du bist. Selbstliebe ist der Schlüssel dazu. Wenn du Liebe geben oder empfangen möchtest, musst du zuallererst dich selbst lieben.[163] Nur so kannst du die Energie der Liebe in den Fluss bringen.

In dir ist eine unendliche Quelle dieser Energie verborgen, und sie wartet nur darauf, dass du sie hervorholst. Völlig unbewusst blockieren wir durch unser rationales Denken und subjektives Fühlen diese Energie. Wir sind Meister darin, unsere eigene Selbstliebe zu limitieren. Wir haben Angst davor, wir selbst zu sein. Wir haben Angst, dass wir so anderen Menschen vielleicht nicht gefallen könnten. Wir haben Angst, dass wir sonst nicht genug Liebe oder Anerkennung von unseren Mitmenschen erhalten. Genau diese Angst ist wie eine Krankheit, die dafür sorgt, dass wir die Liebe in uns unterdrücken. Wir haben Angst vor der Ablehnung oder Abneigung anderer. Wir haben Angst vor Verurteilungen und Schuldzuweisungen. Wir haben Angst davor, unsere Persönlichkeit so zu zeigen, wie sie wirklich ist. Wir sind abhängig von Meinungen anderer, weil wir uns davor fürchten, aus der Reihe zu tanzen und aufzufallen. Wir urteilen über andere, wenn sie sich nicht so verhalten, wie wir es für angemessen empfinden. Wir versuchen, ihnen unsere Wünsche und unsere Meinungen aufzudrängen. Wir blicken auf andere und wollen so sein wie sie. Wir wollen schlanker sein, sportlicher, vermeintlichen Idealen entsprechen. Wir verachten unsere Schwächen und verurteilen uns deswegen. Wir versuchen, alles immer jedem recht zu machen, damit sich die anderen glücklich fühlen und wir etwas von ihrer Dankbarkeit abbekommen. Dabei unterdrücken wir aber unsere Selbstliebe, die doch das Heilmittel für all diese Probleme wäre!

Eine echte Transformation tritt ein, wenn du beginnst, dich selbst zu lieben.[164] Entfalte deine Selbstliebe, indem du dich bedingungslos annimmst. Akzeptiere deine Existenz im vollen Umfang. Sieh deine Fehler und Schwächen, aber nimm sie an. »An«-nehmen bedeutet hier jedoch nicht gleich, dass du sie kritiklos »Hin«-nehmen musst. Um wirklich an Schwächen arbeiten zu können, ist es zwingend notwendig, dass du deine Schwächen zunächst annimmst, wie sie sind.

Denk dir nicht, du könntest nur glücklich sein, wenn du etwas Bestimmtes erreichst oder sich etwas zum Besseren verändert hat. Sei jetzt schon glücklich in diesem einen Moment. Erkenne, dass der Weg das Ziel ist und Glück im Weg selbst verborgen liegt. Du bist also nicht erst glücklich, wenn du deine Ziele erreicht hast, sondern du bist glücklich, wenn du an deinen Zielen arbeiten kannst, wenn du deinem Weg folgst. Verbanne alle Bedingungen, die du an dich knüpfst. Erkenne deine Charaktereigenschaften, und sei stolz auf jede Einzelheit, auch auf deine Schwächen. Erkenne deine Gedankenstrukturen, und werde dein persönlicher bester Freund. Nimm die schlechten Tage ebenso an wie die guten. Erkenne die Polaritäten im Leben. Gutes trägt auch das Schlechte in sich. Du kannst dich nur gut fühlen, wenn es den Kontrast dazu gibt. Verbanne negative, unangenehme oder schlechte Situationen nicht aus deinem Leben. Sie haben eine Aufgabe zu erfüllen. Hör auf, solche Situationen zu bewerten und dich darüber zu beklagen, warum genau dir so etwas widerfahren muss. Nimm jede Situation in deinem Leben bedingungslos an. Aus ihnen kannst du lernen und wachsen.

So erkennst du den Fluss des Lebens immer mehr und lernst wahre Liebe kennen. Alle Gefühle, die du wahrnimmst, haben ihre Aufgabe und ihre Existenzberechtigung. Sie sind Teil von einem größeren universellen Plan. Jede Situation, egal, ob positiv oder negativ, ist Teil von diesem Plan. Vertrau dir selbst und der Energie, die dich durch dein Leben führt. Werde zum Beobachter deiner selbst, und lerne dich selbst besser kennen. Akzeptiere grundsätzlich erst einmal alles, was in dir passiert, und wachse daraus. Sei ehrlich zu dir selbst, in jeder Sekunde deines Lebens. Erkenne deine Rolle in der Welt. Stell dich deinen Ängsten, und sei du selbst. Vertrau dir und deinen Fähigkeiten. Akzeptiere es auch, wenn mal etwas nicht so läuft, wie du es dir vielleicht vorgestellt hast. Am Ende wird sich herausstellen, dass das so passieren musste. Mach dich nicht von anderen abhängig, und lass dich nicht von ihnen manipulieren.

Alles, was du brauchst, hast du bereits in dir selbst. Du musst es nur wahrnehmen und zulassen. Wenn du erkennst, dass du selbst die Quelle der Liebe bist, wird dich niemand mehr manipulieren oder abhängig machen können. Dann bist du frei. Du musst dich auch nicht mehr auf die Suche nach Liebe und Anerkennung begeben.

Erkenne, dass du mit deiner Liebe Veränderung bewirken kannst. Wenn du Liebe nach außen gibst, wird das nicht nur massiven Einfluss auf dein Leben nehmen, sondern auch auf die gesamte Welt. Du bist ein Teil vom großen Ganzen, von allem Leben, vom kollektiven Bewusstsein. Verstehe, dass alles aus Liebe besteht. Liebe ist die Energie des Lebens.[165] Liebe ist gleich Leben. Liebe ist das, was uns alle miteinander verbindet.

Alles, was existiert, wird mit Liebe durchflutet. Deswegen müssen wir nicht urteilen. Alles hat seine Daseinsberechtigung. Liebe ist nicht gut, und Liebe ist auch nicht schlecht. Liebe ist einfach nur Energie. Sie ist jenseits aller Polaritäten. Sie ist die Verbindung des Yin und Yang der chinesischen Philosophie. Sie ist der Übergang von Schwarz zu Weiß. Sie ist der weiße Punkt im Schwarzen und der schwarze Punkt im Weißen des Yin-Yang-Symbols. Liebe ist die Kraft unserer Seele. Sie ermöglicht das Leben in einer polaren Welt.

Es kann nur Gutes entstehen, wenn der entsprechende Antagonist gleichzeitig existiert. Wie sollen wir wissen, was gut ist, wenn wir das Schlechte nicht kennen? Wir haben dann keinen Referenzwert, keine Relation, kein Paradigma, keine Zustände, die unser Verstand miteinander vergleichen und verbinden kann.

Gutes und *Schlechtes* sind aber nur Ausdruck unserer Sprache. Schlechtes ist lediglich ein Begriff für die Abwesenheit von Gutem. Ebenso wie Kälte das Fehlen von Wärme ist, also von thermischer Energie. Dies macht auch ein weiteres Beispiel deutlich: Dunkelheit ist nur die Abwesenheit von Licht. Genauer gesagt von Photonen, also gebündelter Energieform.

Energie steckt überall im Leben. Genau diese Energie ist wahre Liebe. Liebe kennt keine Polaritäten. Aus der Liebe geht die Polarität hervor. Es gibt nur Energie. Entweder mehr Energie oder weniger. Kalt bedeutet weniger Energie, heiß bedeutet mehr Energie. Wenn du diese Weisheit erkennst und in der Lage bist, dich nicht anhand der Bewertungen von Polaritäten zu identifizieren, kannst du die Gesamtheit bedingungslos annehmen, genießen und wertschätzen. Wenn du nicht mehr über Polaritäten urteilst, dann bist du fähig, wahre Selbstliebe zuzulassen. Dann kannst du die Liebe in dir freisetzen, die momentan vielleicht noch von deiner Angst unterdrückt wird. Angst vor der negativen Seite der Polarität. Erkenne, was wahre Selbstliebe bedeutet, und befrei dich von der Angst. Die Liebe hilft dir zu verstehen, dass Angst ebenso ein Produkt der Polarität ist und auch wichtig sein kann, um Gefahren zu erkennen. Lass dich aber nicht von deinen Ängsten kontrollieren, sondern stell dich über sie, stell dich über die Polarität, und betrachte die Liebe auch aus einem erhöhten Blickwinkel. Aus einer Position voller Vertrauen, Annahme und Zuversicht.

Übung

Geführte Meditation: Selbstliebe wecken

Mit dieser Meditation haben wir bereits Hunderttausenden Menschen dabei helfen können, ihre Selbstliebe zu entfachen. Hier habe ich sehr viel Herzblut reingesteckt und jedes Wort mit Bedacht gewählt, um die wichtige Botschaft und Erkenntnis direkt in dein Herz zu transportieren. Gern kannst du dir die Meditation hier anhören oder herunterladen:

https://www.highermind.de/buch-c8

Die drei Stufen einer Beziehung

Jeder von uns beginnt sein Leben als Säugling und ist somit vollkommen abhängig von der Gesellschaft. Bereits hier beginnt für das Baby eine Beziehung zu seinem Umfeld. Es ist auf die Hilfe der Eltern angewiesen. Es benötigt Unterstützung, um versorgt zu sein, es ist allein nicht überlebensfähig. Babys werden in eine abhängige Beziehung hineingeboren. Über Jahre hinweg wächst das Kind heran und wird immer eigenständiger. Es tritt dann in den Zustand der Unabhängigkeit ein. Es wächst heran, beginnt eine Beziehung zu sich selbst aufzubauen, selbstständig zu werden und kann schon bald ohne die Hilfe der Eltern überleben.

Sobald dieser Mensch die unteren Chakren meistert und sich auf den Weg der Selbsterfüllung begibt, wird ihm jedoch klar, dass er dies nicht allein meistern kann. Es ist absolut notwendig, dass man synergetische Beziehungen zu seinen Mitmenschen aufbaut, um seine höheren Ziele zu erreichen. Dem Menschen wird klar, dass unsere Gesellschaft im Zusammenhalt lebt. Es liegt in unserer Natur, sich mit anderen zu verbinden, um mehr aus uns selbst zu werden.

An dieser Stelle möchte ich noch mal kurz klarstellen, dass Liebe nicht dasselbe ist wie eine Beziehung. Eine Beziehung kann aus Liebe entstehen und mit Liebe durchflutet sein. Liebe ist die Kraft, die eine Beziehung zusammen- und gesund hält. Sie ist die Macht, die verbindet, die Macht, die zwei Enden zusammenzieht. Im Gegensatz dazu ist Angst die Kraft, die Beziehungen auseinanderreißt. Sie ist die Kraft, welche die Verbindung beider Enden voneinander trennen kann. Es ist also auch möglich, krankhafte Beziehungen zu führen, die nicht mit wahrer Liebe durchflutet werden. Wie du diese erkennen und aus ihnen ausbrechen kannst, werde ich dir später noch genauer verraten. Deine Beziehungsfähigkeit ist jedenfalls ganz davon abhängig, wie viel Liebe du in dir selbst entfalten kannst.

Die Menschen, die die Prinzipien der Liebe nicht kennen und sich in einer krankhaften Beziehung befinden, suchen die Liebe in anderen Personen. Sie befinden sich in einem Zustand der Abhängigkeit, ähnlich wie ein Säugling, der auf die Unterstützung anderer angewiesen ist. Diese Menschen haben nicht gelernt, selbstständig zu werden und Verantwortung für sich selbst zu übernehmen. Abhängige Beziehungen führen auf Dauer zu einer wahren Eskalation. Eine solche Beziehung bricht oft auseinander, da die einzige Kraft, die die Beziehung zusammenhalten kann, durch Angst unterdrückt wird. Durch die Blockade in dieser Bewusstseinsebene geraten die benachbarten Chakren aus dem Gleichgewicht. Man zweifelt an seinem persönlichen Willen, und die negativen Emotionen nehmen überhand.

Erst wenn man erkennt, dass die Quelle der Liebe in einem selbst steckt, steigt man in die Stufe der Selbstständigkeit ein. Dazu muss man lernen, sich selbst zu lieben und eine gesunde Beziehung zu sich selbst zu haben. Grundlage hierfür ist die Einhaltung der Prinzipien der Liebe und die Entfaltung der Selbstliebe. Alle Chakren kommen so in eine ausgeglichene Beziehung zueinander. Nur wer in der Lage ist, wahre Liebe für sich selbst zu empfinden, kann auch anderen Menschen Liebe geben.

Wenn alle Teilnehmer der Beziehung den Zustand der Selbstständigkeit erreicht haben, kann eine Synergie entstehen. Dann können Beziehungen geführt werden, die ihren Zweck auch tatsächlich erfüllen: *allen Teilnehmern der Beziehung deutlich zu machen, was sie verstehen müssen, um mehr aus sich selbst zu werden.*

Stufen der Beziehungen

Stufe 1: Die abhängige Beziehung

Der Großteil der Menschen befindet sich hier. Bei Kindern und Jugendlichen sind diese Beziehungsformen normal, da sie sich noch in der Entwicklung befinden. Wenn Menschen allerdings nicht über die Abhängigkeit hinauswachsen können, haben ihre Beziehungen einen krankhaften Charakter. Menschen, die sich in diesem Zustand aufhalten, saugen aus der Beziehung zu ihrem Gegenüber mehr Energie heraus, als sie zurückgeben. Deshalb werden sie häufig auch als »Energievampire« bezeichnet. Nach ihren Vorstellungen soll der andere ihnen Sicherheit, Freude, Glück und Liebe geben können. Kurz gesagt: Es wird erwartet, dass die eigene Unvollkommenheit durch die andere Person kompensiert wird. Es wird vom Visavis erwartet, dass ein bestimmtes Loch im eigenen Inneren gefüllt wird. Sei es der gute Freund, der die Probleme seiner Freundin aus dem Weg räumen darf, die Partnerin, die die sexuellen Erwartungen ihres Partners erfüllen muss, oder seien es die Eltern, die einen in Notzeiten finanziell unterstützen sollen.

Wer seine Beziehungen auf dieser Basis führt, wird sich nie zufriedengeben. Eine solche Person wird verzweifelt die Liebe in anderen Menschen suchen, sie aber nie finden. Die Liebe zu anderen Personen ist immer an Erwartungen und Bedingungen geknüpft. Abhängig davon, wie stark die persönlichen Erwartungen erfüllt werden, wird die Beziehung in ihrem Sinn bewertet.

In vielen Menschen lebt der Glaubenssatz: »Ich brauche einen Partner.« Allein das Wort »brauche« signalisiert eine Bedürftigkeit. Es herrscht die stereotype Auffassung, man könne ohne einen Partner nicht glücklich leben, da immer etwas fehle. So existiert in vielen Menschen der Glaube, man bräuchte jemanden, der einem das gäbe, was einem fehle. Wer glaubt, er bräuchte einen anderen, wird ihn immer auf mehr oder weniger subtile Weise benutzen, um seine eigenen Bedürfnisse zu befriedigen.[166] Dabei muss die Person es nicht einmal beabsichtigen. Vielmehr passiert alles unbewusst. Der eine versucht, dem anderen in die Tasche zu greifen, und stellt stets aufs Neue fest, dass es da nichts zu holen gibt. Nach einer gewissen Zeit kommen immer wieder Zweifel auf: »Werde ich genug geliebt? Hat diese Beziehung einen Sinn für mich? Würde ich woanders vielleicht glücklicher?« So hangelt sich diese Person möglicherweise von einer Beziehung zur anderen, ohne das zu finden, wonach sie wirklich sucht: wahre Liebe.

Wenn man genau hinsieht, werden bei abhängigen Beziehungen die Prinzipien der Liebe nicht eingehalten; und solange man sie nicht erkennt und nach ihnen lebt, wird man nicht aus dem Zustand der Abhängigkeit austreten können. Folglich kann sich die Liebe nicht entfalten, und die notwendige Energie, um die Beziehung aufrechtzuerhalten, kann nicht aufgebracht werden.

Um aus diesem Trott herauszukommen, muss das Solarplexuschakra weit geöffnet sein. Man muss sich über seine persönlichen Ziele im Klaren sein und sein Leben selbstständig und unabhängig auf die Reihe bekommen. Der nächste Schritt besteht darin, Liebe freizusetzen, indem man zuallererst lernt, sich selbst zu lieben. Selbstliebe ist der Schlüssel, damit der Ausstieg aus dem Zustand der Abhängigkeit in die Selbstständigkeit hinein gelingt. Wie mehrfach gesagt: Nur wer in der Lage ist, sich selbst zu lieben, der kann auch andere lieben.

Stufe 2: Die unabhängige Beziehung

Im Zustand der Unabhängigkeit wurde die wahre Liebe in einem selbst entfaltet. Beziehungen, die aus diesem Zustand resultieren, sind völlig unkompliziert. Für die Beteiligten eröffnet sich durch eine solche unabhängige Beziehung die Möglichkeit, verstärkt an ihren Zielen zu arbeiten und Liebe in großem Ausmaß nach außen zu tragen.[167]

Diese Selbstständigkeit, die aus starker Selbstliebe resultiert, mag sich vielleicht in erster Linie nach Narzissmus, Egozentrik oder Selbstsucht anhören. Das ist es aber ganz und gar nicht. Jedenfalls nicht in negativ konnotierter Form. Nur in der vorherigen Stufe der Abhängigkeit ist so etwas wie Egoismus und Egozentrik möglich, da man dort versucht, externe Quellen anzuzapfen, um die Liebe der anderen Person zu missbrauchen. In der Unabhängigkeit sorgt man selbst dafür, dass man erfüllt ist und die Quelle der Liebe in sich selbst findet.

Bereits im Matthäusevangelium steht geschrieben: »Denn wer da hat, dem wird gegeben, dass er die Fülle habe; wer aber nicht hat, dem wird auch das genommen, was er hat« (Mt 25:29). Jeder kennt das Phänomen, dass Reiche immer reicher und Arme immer ärmer werden. Dieses Verhalten lässt sich auch in der Liebe beobachten. Wer viel Liebe besitzt (Selbstliebe), dem wird auch die Liebe anderer gegeben. Wer so gut wie keine Liebe besitzt, dem wird auch die Liebe genommen, die er noch besitzt. Das mag auf den ersten Blick ungerecht klingen, ist es aber nicht.

Gib anderen das, was du gern von ihnen bekommen würdest: Lob, Beistand, Anerkennung et cetera. In der Regel wird erst, wenn du geben kannst, es auch dir zufließen. Du kannst in den meisten Fällen nicht empfangen, ohne zu geben. Wenn du die Fülle der Liebe erkennst, die durch das Leben fließt, und sie nach außen sendest, wirst du die Quelle der Liebe in dir finden können. Dann fließt auch die Liebe anderer zu dir. Selbstliebe ist also der Schlüssel, um diese Beziehungsform zu meistern.

Stufe 3: Die synergetische Beziehung

Synergie beschreibt, dass sich zwei Kräfte gegenseitig fördern und gemeinsam wesentlich mehr bewirken, als sie es allein könnten. Aristoteles bezeichnete dies so: »*Das Ganze ist mehr als die Summe seiner Teile.*« Dieser Zustand ist die höchste Form der Beziehung. Wenn man sich in der Natur etwas genauer umsieht, findet man überall synergetische Beziehungen. Als Beispiel eignet sich an dieser Stelle wieder das Bienenvolk. Ohne die Zusammenarbeit der einzelnen Bienen könnte das Volk nicht überleben. Der gesamte Bienenstock steht in einer gemeinsamen synergetischen Beziehung zueinander.[168] Jede Biene erfüllt ihre individuelle Aufgabe, um auf das Überleben ihres Volkes Einfluss zu nehmen.

Das Besondere an den Bienen ist aber nicht nur ihre eigene synergetische Beziehung zueinander, sondern ihre weitere synergetische Beziehung zur Natur. Wenn sie auf Nahrungssuche sind und den Nektar verschiedenster Blüten sammeln, verteilen sie den Blütenstaub der unterschiedlichsten Pflanzenarten und ermöglichen dadurch die Verbreitung der Pflanzen. Durch den zunehmenden Bestand der Pflanzen können sich die Bienen noch schneller vermehren, da ihnen nun noch mehr Nahrung zur Verfügung steht. Das kommt natürlich auch den Menschen zugute, die ja ebenso auf pflanzliche Nahrung angewiesen sind.

Vieles in der Natur steht in synergetischer Beziehung zueinander. Alles, was keinen bedeutenden Nutzen für die Natur bringt, verschwindet nach und nach aufgrund von natürlicher Selektion. Man könnte meinen, eine Zecke sei das beste Beispiel für eine niedere Beziehungsform. Sie selbst ist von ihrem Wirt abhängig, um ihr Überleben zu sichern. Dabei erweckt es den Anschein, dass sie selbst keinen Mehrwert für die Natur bringe. So ließe sich das Gegenteil einer synergetischen Beziehung veranschaulichen, doch genauer betrachtet stellt selbst die Zecke eine Form von Synergie her. Parasiten tragen dazu bei, Populationen anderer Lebewesen zu regulieren, auch wenn es aus menschlicher und moralischer Sicht nicht besonders nützlich, ja sogar abstoßend erscheint. Die Natur ist in perfekter Symbiose, und was sich davon trennt, verschwindet mit der Zeit.

Synergetische Beziehungen findet man oft in Familien, Freundschaften oder Partnerschaften. Eine funktionierende Ehe kann synergetische Effekte aufweisen, wenn dadurch die Entstehung einer neuen Generation ermöglicht wird. Es muss aber nicht unbedingt um die Liebesbeziehung gehen. Es können auch gemeinsame anderweitige Lebensziele sein. Wenn sich beispielsweise zwei Menschen dafür einsetzen, mehr Frieden in die Welt zu bringen, werden sie zu zweit wesentlich besser vorankommen als allein. Dies wäre eine der besten und gesündesten Formen der Beziehung.[169]

Nahezu alle Menschen wünschen sich eine solche Beziehungsform, leider passiert dies nur unter gewissen Voraussetzungen. Jeder Teilnehmer der Beziehung muss in der Lage sein, Liebe zu geben, und demnach die Fähigkeit besitzen, viel Selbstliebe zu entfalten. Nur so entsteht ein großer Überfluss an Energie in Form von Liebe, die dann in benachbarte Chakren fließen kann.

In diesem Zustand geht es nicht mehr darum, sich selbst zu finden, wie es viele im Zustand der Selbstständigkeit versuchen.

Es geht vielmehr darum, mehr aus sich selbst zu werden, zu transzendieren und höher gelegene Ziele fernab des Ego-Denkens zu erreichen. Diese gewaltigen Ziele sind meist zu groß für eine einzelne Person, können aber durch synergetische Beziehungen ermöglicht werden. Die Natur macht es uns Tag für Tag vor.

Jetzt hast du den Unterschied der verschiedenen Beziehungsformen kennengelernt. Versuche immer, selbstständige und, wenn möglich, synergetische Beziehungen zu deinen Mitmenschen zu pflegen. Versuche, abhängige Beziehungen aufzuwerten, indem du mehr Selbstliebe hineinbringst und sie in eine selbstständige Beziehung verwandeln kannst. Wenn andere Menschen eine solch abhängige Beziehung zu dir haben, dann hilf ihnen dabei, das zu erkennen, was sie wissen müssen, um mehr aus sich selbst zu werden. In anderen Worten, damit sie es schaffen, die abhängige Beziehung in eine unabhängige zu verwandeln. Mit der Arbeit an deinen Beziehungen wirst du mehr Liebe entfalten und dieses Chakra immer weiter öffnen können.

So baust du starke Beziehungen auf

Liebe ist nicht mit Beziehungen gleichzusetzen. Beziehungen sind nicht von einer Person abhängig. Beziehungen sind auch nicht bedingungslos, genauso wie Beziehungen nicht immer alles akzeptieren müssen. Ich denke nicht, dass jemand gern eine Beziehung führt, in welcher der Partner lügt, betrügt und einen hintergeht. Wäre eine Beziehung ebenfalls bedingungslos, müsste nach den Prinzipien der Liebe jede Beziehung unvergänglich sein, auch wenn man in dieser unglücklich ist und darunter leidet.

An dieser Stelle sei nochmals zur Verdeutlichung gesagt: Liebe ist die Energie, die Beziehungen aufrechterhält. Eine Beziehung muss aber nicht aufrechterhalten werden, wenn du es nicht willst oder sie keinen Sinn (mehr) hat. In Ausnahmefällen kann wahre Liebe sogar Beziehungen trennen. Gründe hierfür können ganz vielseitig sein. Man kann eine Person lieben, ohne eine Beziehung mit ihr führen zu müssen. Liebe und Beziehung sind zwei unterschiedliche Paar Schuhe. Die Prinzipien der Liebe stehen nicht immer mit den Grundsätzen einer Beziehung im Einklang. Du kannst eine Person bedingungslos lieben, musst aber die Partnerschaft nicht unbedingt aufrechterhalten, wenn sie nicht deinen Vorstellungen entspricht. Du kannst eine Partnerschaft auch beenden, wenn sich herausstellen sollte, dass die Beziehung sich nicht mit deinem Sinn des Lebens vereinbaren lässt. Die Liebe zu dieser Person kann trotz Trennung weiterhin bestehen bleiben. Du akzeptierst die negativen Aspekte der oder des anderen und nimmst sie bedingungslos an. Doch muss das nicht gleich bedeuten, dass die Beziehung aufrechterhalten werden muss. Leg den Rahmen für deine Beziehung im Vorfeld klar fest und lass sie deinen Partner wissen. Liebe bedeutet nicht, dass man sich in einer Beziehung von einem anderen ausnutzen, demütigen oder unterordnen lassen muss.

Wenn alle Teilnehmer die Grundsätze einer Beziehung einhalten, die ich gleich genauer erklären werde, ist alles Notwendige für eine lange und glückliche Zweisamkeit gegeben.[170] Versuche, die folgenden Tipps in deinen Alltag zu integrieren. Nimm dir für jeden dieser acht Punkte bestenfalls einen ganzen Tag Zeit, um deine Achtsamkeit und deinen Fokus darauf zu lenken. Beobachte über den Tag verteilt, wo du die Aspekte der Übung in deinen täglichen Begegnungen wiederfindest.

8 Grundsätze für eine gelingende Beziehung

Grundsatz 1: Selbstliebe

An dieser Stelle muss ich nicht wieder erläutern, dass Selbstliebe das absolute Fundament einer jeden Beziehung ist. Sorge stets dafür, dass du deine Selbstliebe aufrechterhältst, um ein solides Fundament für deine Beziehung zu garantieren. Es kann durchaus vorkommen, dass du im Laufe einer Beziehung die Beziehung zu dir selbst verlierst. Wenn du also merkst, dass du nicht mehr in der Lage bist, stabile Beziehungen zu deinen Mitmenschen zu führen, dann solltest du sichergehen, dass du auch genügend Selbstliebe freisetzt. Achte darauf, dass dein Solarplexuschakra stets offen ist, um genug Selbstliebe in dir zuzulassen.

Grundsatz 2: Kommunikation

Mindestens genauso wichtig wie die Selbstliebe ist die Kommunikation in einer Beziehung. Es ist kein Zufall, dass die Kommunikationsebene das benachbarte Chakra darstellt. Das Halschakra wirkt unterstützend auf das Herzchakra ein und dient als Werkzeug, um Beziehungen zu koordinieren und in sie eingreifen zu können.

Kommunikation kann verbal, aber auch nonverbal geschehen. So können wir unsere Liebe und Zuneigung anderen Menschen zeigen. Kommuniziere mit deinem Partner über die Beziehung. Sprich die Sachen an, die dich stören. Rede über die Dinge, die du gut findest. Drücke deine Gefühle mithilfe verbaler und nonverbaler Kommunikation aus. Rede stets über den Stand der Beziehung, um an eventuellen Ungereimtheiten zu arbeiten. Kommuniziere auch mit dir selbst, und mach dir klar, was du an der Beziehung schätzt.

Kommunikation ist wichtig, damit du deine Liebe dem anderen offenbaren kannst und die Beziehung stärker verbunden wird. Ein sehr großer Fehler in der Beziehung ist, zurückzustecken und Dinge, die einen stören, nicht anzusprechen. Man kann nicht vom Gegenüber erwarten, dass sie oder er von selbst darauf kommt. Drück dich deshalb stets konkret aus, damit dein Partner angemessen auf dich reagieren kann.

Grundsatz 3: Respekt

Lernst du einen Menschen kennen, erhältst du Stück für Stück mehr Einblicke in seine Persönlichkeit. So erfährst du etwas über die persönlichen Meinungen, Ziele, Vorlieben, aber auch Grenzen. Wenn du eine tiefere Beziehung zu dieser Person eingehen möchtest, musst du auch andere Meinungen respektieren. Respektiere all seine Eigenschaften, Ziele und Vorstellungen. Versuche nicht, diesen Menschen zu manipulieren und an deine Bedürfnisse anzupassen. Wenn du dich im Zustand der Unabhängigkeit oder Synergie befindest, wirst du den anderen sowieso nicht verändern wollen. Falls man die Meinung des anderen nicht respektiert und versucht, ihn nach seinen Vorstellungen zu formen, begibt man sich in den Zustand der Abhängigkeit und gefährdet somit die Beziehung.

Grundsatz 4: Ehrlichkeit

Niemand kann es ausstehen, von dem Beziehungspartner angelogen zu werden. Lügen stehen dafür, dass man seine innere Wahrheit nicht erkennt und selbst nicht annehmen will. Für das Gegenüber wirkt dies sehr beunruhigend. Man muss nicht einmal bewusst lügen, um eine Beziehung zu gefährden. Es kann bereits ausreichen, wenn man sich so weit verstellt, dass man nicht man selbst ist. Die innere Wahrheit wird dann nicht zum Ausdruck gebracht, und das höherliegende Chakra wird blockiert. Dies kann sich negativ auf die Beziehung auswirken.

Grundsatz 5: Vertrauen

Wenn man gemeinsam nach höheren Zielen strebt, muss man in der Lage sein, seinem Partner blind zu vertrauen. Vertrauen bedeutet aber auch, sich von seiner verletzlichen Seite zu zeigen. Man geht das Risiko ein, etwas zu verlieren, und vertraut auf die Fähigkeiten seines Partners. Aus diesem Grund darf das Vertrauen in einer Beziehung niemals missbraucht werden. Die Gefahr ist groß, dass der Partner verletzt wird und das Vertrauen zerbricht. Ohne Vertrauen gewinnt die Angst in der Beziehung, und die Entfaltung der Liebe wird blockiert.

Grundsatz 6: Distanz und Nähe

Nicht zu vergessen ist, dass jeder, der in eine Beziehung involviert ist, eigene Ziele zu verfolgen hat. Viele, die in eine Beziehung eintreten, vernachlässigen ihre persönliche Bewusstseinsebene oder die des anderen. Das ist schlecht, denn diese Bewusstseinsebene dient eigentlich als Grundlage für Beziehungen. Aus ebendiesem Grund soll ein gesundes Verhältnis zwischen Distanz und Nähe eingehalten werden. Jeder braucht seinen Freiraum, um sich in seiner persönlichen Bewusstseinsebene hinreichend entfalten zu können. Trotzdem ist Nähe genauso wichtig, um die Beziehung aufzubauen und aufrechtzuerhalten. Es ist also wichtig, den Partner nicht zu sehr einzuengen, aber auch nicht zu großen Abstand zu halten. Am besten ist es, wenn man regelmäßig miteinander spricht, um herauszufinden, ob der Abstand ideal ist. Dieser kann nämlich von Zeit zu Zeit variieren.

Grundsatz 7: Akzeptanz

Akzeptiere den Charakter und die damit verbundenen Aktionen deines Partners. Auch wenn der andere einen Fehler macht, bedeutet es nicht gleich, dass die Beziehung beendet werden muss. Es muss nicht unbedingt daran liegen, dass der Fehler aufgrund von mangelnder Ehrlichkeit oder fehlendem Respekt entstanden ist. Vielleicht liegt die Ursache in unbewussten Handlungen aufgrund seiner individuellen Persönlichkeit. Akzeptiere die negativen Aspekte, solange sie nicht deine Prinzipien verletzen. Jeder Mensch hat in den Augen eines anderen gewisse Eigenschaften, die einen stören. Ähnlich wie bei der Selbstliebe auch gilt es hier, diese negativen Eigenschaften voll und ganz zu akzeptieren und ihre Existenz anzunehmen. Akzeptiert man seinen Partner nicht im vollen Umfang, wird eine synergetische Beziehung erschwert.

Grundsatz 8: Dankbarkeit und Wertschätzung
Wichtig für eine Beziehung ist ebenfalls die Dankbarkeit und Wertschätzung, sowohl gegenüber dem Partner als auch der Beziehung selbst. Wer tiefe Dankbarkeit empfindet, der reflektiert den Stand der Beziehung. So wird einem immer wieder aufs Neue bewusst, welchen großen Wert die Beziehung hat. Teile diese Dankbarkeit auch mit deinem Beziehungspartner. Würdige Taten und Fähigkeiten der anderen Person. Dies hat auch einen positiven Effekt auf die Willenskraft des Gegenübers.

Das Geheimnis der Liebe

Erinnere dich nun bitte an den Anfang des Buchs. Dort habe ich dir die drei Gottheiten Brahma, Vishnu und Shiva vorgestellt, die Körper, Geist und Seele darstellen. Im Herzchakra sind wir genau da, wo der Ursprung des Gottes Vishnu sitzt. Hier ist die Seele beheimatet und haucht Körper und Geist Leben ein. Du kannst dir das noch nicht so ganz vorstellen? Lass es mich etwas genauer erklären.

Körper und Geist unterscheiden sich stark voneinander. Sie sind praktisch genau das Gegenteil. Das Körperliche, Materielle kann man eigentlich im Geist nicht wiederfinden. Ebenso findet man das Geistige nicht in der Materie selbst. Nicht umsonst bedeutet auch Materie Formation und Geist Information. Sie sind wie das Yin und Yang. Das eine ist schwarz und das andere weiß: also genau das Gegenteil, der Schatten seines eigenen Selbst. Die Seele ist die Brücke der beiden. Sie verbindet Körper und Geist zu einer Einheit und haucht allem Leben ein.

Alles, was wir wahrnehmen können, alles, was wir erleben, ist das perfekte Zusammenspiel von Körper, Geist und Seele. Wenn wir einen Menschen beobachten, dann sehen wir zum einen seinen Körper als Materie, zum anderen die intelligente Anordnung der Materie, die seinen Körper formt (also den Geist), und ebenso die Energie in Form von Leben (Seele), die durch ihn wirkt. Ohne diese Lebensenergie, ohne die Energie der Seele, könnten Information und Materie nicht gemeinsam ineinanderfließen und der Geist im Körper beziehungsweise der Körper im Geist leben. Denk hier wieder an die zwei Punkte im Yin-Yang-Symbol. Die Seele drückt sich hierdurch aus. Sie ist das Schwarze im Weißen (der Körper im Geist) und das Weiße im Schwarzen (der Geist im Körper).

Die Seele ist in die physikalische Sprache übersetzt nichts anderes als Energie. Körper ist Materie, und Geist ist Information. So lassen sich die mystischen Begriffe in der westlichen wissenschaftlichen Sprache darstellen. Die Seele, also die Energie, durchflutet die ganze Materie. Sie verbindet die Materie mit der Information. Nur durch Energie ist Leben möglich. Diese Energie entspringt unserem Herzchakra. Sie ist nichts anderes als Liebe. Wenn du das begreifst, dann erkennst du das wahre Geheimnis der Liebe. Sie steckt überall und ist überall zu beobachten, wenn du nur ganz genau hinsiehst. Mit dieser Erkenntnis findest du Liebe in jedem Stein, in jedem Blatt, in jedem Tropfen Wasser. Es gibt nichts auf der Welt, was nicht mit der Energie der Liebe durchflutet wird. Denn sollte die Energie fehlen, können Körper und Geist nicht miteinander interagieren, und somit auch nicht in unserer Welt existieren.

Alles, was existiert, existiert immer im Tanz der drei Gottheiten, im Zusammenspiel von Körper, Geist und Seele, von Materie, Information und Energie. Seit Anbeginn der Zeit, zum Zeitpunkt der Entstehung unseres Universums, könnte man den Einfluss dieser Energie der Liebe beobachten. Die Energie der Liebe verbindet und geht Beziehungen ein. Nur so konnten Atome entstehen, nur so konnten Atome eine Verbindung zueinander eingehen und sich zu Molekülen bilden. So ist unsere gesamte Welt im Kern immer Verbindungen und Beziehungen eingegangen.[171] Moleküle bilden sich zu Proteinen. Proteine verbinden sich zu Zellen. Zellen bilden unsere Organe, und unsere

Organe bilden unseren Körper. Unsere Körper bilden gemeinsam die Gesellschaft. Alles, aber auch alles steht in Verbindung zueinander. Du bist nicht einfach nur du, du bist die Summe einer synergetischen Beziehung unzähliger Zellen, unzähliger Atome, die eine Verbindung eingegangen sind. Es ist eine Illusion zu glauben, dass wir voneinander getrennte Wesen sind. In Wahrheit sind wir miteinander verbunden. Alle Atome berühren sich. Wir alle bestehen aus Milliarden Körnchen von jahrmillionenaltem Sternenstaub.[172] Doch diese Atome sind nur geliehene Materie, die den Anschein erweckt, dass eine Trennung vorherrscht. Durch alles fließt Energie in Form von Liebe.

Nun solltest du eine gute Vorstellung davon haben, warum das Herzchakra so wichtig ist und warum es in der gesamten Chakraarbeit eine solch wichtige Rolle spielt. Nun solltest du auch endgültig verstehen, warum Selbstliebe so wichtig ist. Ich denke, du hast erkannt, dass man Liebe nicht im Außen findet, sondern nur in sich selbst. Das Herzchakra ist der Motor deines Lebens. Das Herzchakra lässt die Energie, also die Liebe, durch dich fließen. Das äußert sich auch in materieller Hinsicht. Unser physikalisches Herz lässt auch unser wichtigstes Lebenselixier (das Blut) durch unseren Körper fließen und ermöglicht uns somit das Leben.

Zusammenfassung

Das Herzchakra bildet die Brücke zwischen Körper und Geist. Sie ermöglicht deren Zusammenspiel und haucht uns Leben ein. Der vedische Gott Vishnu beziehungsweise die Seele drückt sich auf dieser Ebene besonders stark aus. Leben ist nur durch Liebe möglich, und Liebe ist die einzige Kraft, die in der Lage ist, verbinden zu können. Auch unser physischer Körper kann nur am Leben erhalten werden, weil kleinste Teile von Materie in Verbindung miteinander stehen. Nur so können sich Atome zu Molekülen bilden, die Grundbausteine für unsere DNA sind und unter komplexer Zusammenarbeit Zellen bilden. Diese stehen wiederum in enger Beziehung zueinander und bilden unseren physischen Körper.

Liebe und Beziehung stecken also bereits in den kleinsten Bauteilen der Materie und ziehen sich in jede winzigste Ecke fort. Liebe ist überall präsent. Wir Menschen verbinden uns ebenfalls mit anderen Menschen und ergeben zusammen eine Gesellschaft. Unsere Aufgabe ist es demnach, einen nützlichen Beitrag für die Menschheit zu leisten. Ebenso wie eine Zelle einen nützlichen Beitrag für den Gesamtorganismus leistet.

Unser individuelles Bewusstsein kann darüber entscheiden, wie wir uns verhalten. Wir können entscheiden, ob wir uns synergetisch verhalten und gemeinsam an etwas Großem arbeiten oder im Zustand der Abhängigkeit verharren und wie eine Krebszelle als Parasit für die Gesellschaft fungieren. Jede einzelne Entscheidung jedes einzelnen Individuums trägt zur Gesamtheit bei und bildet das große Ganze: das kollektive Bewusstsein. Das Herzchakra ist dafür zuständig, dass Körper, Geist und Seele miteinander in Verbindung gebracht werden. Es bildet den Übergang vom individuellen zum kollektiven Bewusstsein.

Die treibende Kraft zur Entfaltung der Beziehungsebene ist die Liebe. Sie wird tief in uns selbst freigesetzt, indem wir beginnen, uns selbst zu lieben. Nur dann können wir jemand anderem unsere Liebe geben. Erst dann werden wir wirklich beziehungsfähig und können in den Zustand der Synergie eintreten. Wir müssen lernen, die Prinzipien der Liebe in unsere Handlungen einzubeziehen und innere Ängste zu überwinden. Wenn man selbst keine wahre Liebe zulässt, wird man seinen Körper und Geist mit Angst, Eifersucht, Hass, Verachtung, Besitzanspruch, Scham und Selbstzweifel vergiften. Die daraus folgenden Gedanken und Gefühle manifestieren sich entsprechend auf der physischen Ebene als reales Krankheitsbild: Krebs, Immunschwäche, Herz- und Kreislauferkrankungen, hoher oder niedriger Blutdruck, Asthma, Lungenerkrankungen und so weiter. Auch auf der Gefühlsebene wird eine Schwächung durch Abhängigkeit, emotionale Unausgeglichenheit, Verschlossenheit, Angstgefühle oder sogar durch Depression und Burn-out deutlich. Sogar auf der Handlungsebene macht sich eine Blockade durch einen schwachen Willen und eine geringe Handlungsbereitschaft sichtbar. Die eigenen Lebensziele verlieren dann stark an Bedeutung.

Zwischen dem zwölften und achtzehnten Lebensjahr beginnt sich diese Bewusstseinsebene stark auszuprägen. Direkt nachdem sich deine Persönlichkeit ausgeprägt hat, öffnest du dich für die Ganzheit und die Verbundenheit zur Welt. Man lernt durchs Erwachsenwerden, sich in Beziehungen einzugliedern und Teil der sozialen Gemeinschaft zu werden. Die Verbundenheit zu anderen Mitmenschen und der Welt beginnt sich hier auszuprägen. In diesem Zeitraum sollte man bereit sein, seine Ängste zu überwinden, um somit die Blockade zur Selbstliebe zu durchbrechen.

Ist das Herzchakra entfaltet, befindet man sich in der Lage, viel Energie freizusetzen, die uns mit anderen Menschen und der Welt verbindet. Hierdurch erhalten wir Zugang zum kollektiven Bewusstsein und werden Teil eines großen Ganzen. Auf dieser Ebene transzendiert unsere Persönlichkeit. Man verliert das Bedürfnis, recht haben zu wollen, und erkennt die tatsächliche Wahrheit in der Polarität. Man erkennt die Meinungen anderer an und akzeptiert die Existenz jedes Gedankens, jedes Gefühls und jeder Handlung, die in dieser Welt entsteht. Man nutzt diese Erkenntnis, um mehr und mehr herauszufinden, wer man wirklich ist. Man lernt aus synergetischen Beziehungen zu anderen, was man wissen muss, um mehr aus sich selbst zu werden.

Das sind die Geheimnisse, die du kennen musst, um das Herzchakra zu meistern. Im nächsten Kapitel wird es weiter hinauf in Richtung der geistigen Ebenen gehen.

5. DAS HALSCHAKRA – DIE KOMMUNIKATIONSEBENE

Das Herzchakra ermöglicht uns, Beziehungen einzugehen. Die Kommunikationsebene des fünften, des Halschakras entsteht auf dieser Grundlage. Nur wenn wir Beziehungen eingehen können, kann Kommunikation stattfinden. So werden Informationen ausgetauscht, und Beziehungen können vertieft werden.

In der Kommunikation können wir als Sender fungieren und unsere Gedanken, Meinungen oder Vorstellungen anderen gegenüber zum Ausdruck bringen. Wir können aber auch die Rolle des Empfängers einnehmen und so die aufgenommenen Informationen deuten. Wir finden Kommunikation immer und überall. Wir finden sie sogar tief im Mikrokosmos.[173]

Damit wir ein komplexes Zusammenspiel zwischen den Beziehungen all unserer Zellen reibungslos ermöglichen können, werden zum Beispiel Hormone genutzt. So kommunizieren Zellen über Distanzen miteinander und beeinflussen sich gegenseitig. Das Resultat dieser Synergie ist unser wundervoller Körper. Wir können nur hier sein, weil alle kleinsten biologischen Bauteile miteinander kommunizieren.

Kommunikation ist für das Chakra-System unabdingbar. Nur so können Gedanken in Form von mentaler Energie in eine Handlung umgesetzt werden. Die Kommunikationsebene ermöglicht die Verständigung zwischen allen Chakren. Sie ist der Übersetzer zwischen Information (Geist) und Materie (physische Welt). Auch unsere Gedanken stehen permanent in Kommunikation zueinander. Wenn man seine Gedanken achtsam beobachtet, stellt man schnell fest, dass innere Stimmen ständig miteinander sprechen. Das sind im Groben die Es-, Ich- und Über-Ich-Instanzen, die ich dir bereits beim dritten Chakra vorgestellt habe.

Die Kommunikation ist im Halschakra beheimatet.[174] Menschen, die in der Lage sind, ihre Meinung frei zu äußern und ihre Gefühle und Gedanken präzise und klar ausdrücken können, besitzen ein weit geöffnetes Halschakra. Sie können nicht nur mit sich selbst, sondern auch mit anderen aus einer höheren Perspektive kommunizieren. Sie sind eng mit der Wahrheit verbunden. Aus diesem Grund können sie Konflikte auf ein Minimum reduzieren und die Aufmerksamkeit vieler Menschen durch ihren klaren Ausdruck für sich gewinnen.

Dieses Chakra baut direkt auf der Beziehungsebene auf und bietet gleichzeitig die Grundlage für die darüberliegende mentale Bewusstseinsebene, damit in unserem Verstand Gedanken entstehen können. Nur so kann unser Körper mit sich selbst kommunizieren und reibungslos funktionieren. Die Kommunikation funktioniert quasi wie ein Dolmetscher, der eine Energieform in eine andere übersetzen kann. So können Gedanken, Ideen und Pläne durch Handlungen, Aktionen oder Taten auf physischer Ebene manifestiert werden. Wenn wir spirituelle Meisterschaft erreichen wollen, dann müssen wir uns eine gute Kommunikationskompetenz aneignen.

Wer in diesem Chakra blockiert ist, dem fällt Kommunikation eher schwer. Die Betroffenen werden häufig von ihrem Umfeld falsch verstanden. Daraus ergeben sich Dysbalancen zwischen ihren Beziehungen, und mehrere Chakren können unter dieser Blockade leiden. Konflikte in der Kommunikation haben die unterschiedlichsten Ursachen: Sobald ein Teilnehmer während einer Kommunikation nicht genug Selbstliebe zu entfalten vermag, also nicht hinreichend genug in der Beziehungsebene entwickelt ist, kann es zu Komplikationen kommen. Solange nicht nach den Prinzipen wahrer Liebe gehandelt und kommuniziert wird, können Besitzansprüche, Bedingungen, Verurteilungen, Abhängigkeiten oder Intoleranz entstehen. Deshalb ist es absolut wichtig, dass alle unteren Chakren geöffnet sind.

Wenn jeder Mensch die Kommunikationsebene meistern könnte, hätte das massiven Einfluss auf alle Lebensbereiche. Es würde zur Auflösung von Krieg, Hass, Rassismus, Abgrenzung oder Vorurteilen kommen. Kommunikation ist ein mächtiges Instrument, das für Gutes, aber auch für Schlechtes eingesetzt werden kann. In diesem Kapitel werde ich dir ausführlich näherbringen, wie du Kommunikation meistern kannst.

Kommunikation ist allgegenwärtig

»Keine Antwort ist auch eine Antwort.« Diese Redewendung wirst du sicherlich schon einmal gehört haben. Und es stimmt: Wir können unmöglich einer Kommunikation aus dem Weg gehen. Wir können *nicht nicht kommunizieren.*[175] Auch wenn wir nichts sagen, signalisieren wir unserem Gegenüber eine Nachricht. Selbst wenn wir es gar nicht möchten. Durch unsere Handlungen, unser Verhalten und allein schon durch unsere Existenz selbst senden wir Informationen an unsere Umwelt, die dann von anderen gedeutet werden können.

Wir können verbal (mit Sprache) oder nonverbal (ohne Sprache) kommunizieren. Kommunikation passiert in jedem Moment unseres Lebens. Hinter Kommunikation versteckt sich eine ungeheure Macht.[176] Durch sie können wir manipulieren oder uns manipulieren lassen. Durch sie können wir verletzen oder verletzt werden. Wir können andere überzeugen oder überzeugt werden. Kommunikation findet überall statt. Man sieht sie in den tiefen Sphären des Mikrokosmos, aber auch im globalen Ökosystem. Auf diese Weise interagieren unsere Synapsen miteinander, sodass wir denken können. So verständigen sich auch Bäume untereinander und mit der Umwelt, um zum Beispiel den Beginn des Frühlings zu erkennen, damit die ersten Knospen sprießen können. Ein lebender Organismus kann ohne Kommunikation nicht funktionieren. Ein Organismus ist immer die Summe aus mehreren Teilen, die wiederum aus mehreren kleineren Teilen bestehen. Auf jeder dieser Ebenen findet Kommunikation statt. Zwar nicht in Form von Wörtern und Sprache, sondern über biochemische oder wesentlich subtilere Wege. Diese Prozesse nehmen wir bewusst kaum wahr. Wenn wir aber genauer hinschauen, können wir es erkennen.

Ein Gedanke kann beispielsweise dafür sorgen, dass bestimmte Nervenzellen im Gehirn aktiv werden, die wiederum einen Reiz über unser Nervensystem hin zu unseren Muskeln aussenden und damit ermöglichen, dass eine bestimmte Bewegung in unserem Körper ausgeführt wird. Auch das ist Kommunikation. Sie ist der Ausdruck deiner Gedanken. Unsere Gedanken haben die Kraft, etwas zu erschaffen. Sobald wir damit beginnen, unsere Gedanken zu kommunizieren, transportieren wir mentale Energie aus der höheren Ebene, die dann über eine Handlung in der physischen Welt manifestiert werden kann.

Kommunikation funktioniert aber nicht bei jedem Menschen gleich. Stell dir dazu eine Skulptur vor. Ein solches Kunstwerk eines Bildhauers kommuniziert mit jedem Menschen auf seine individuelle Weise. Es liegt im Auge des Betrachters: Einer Person könnte das Kunstwerk gefallen, eine andere könnte es abstoßend finden. Der eine mag das erkennen, was tatsächlich mit dem Kunstwerk auszudrücken versucht wurde, eine andere Person kann das jedoch vollkommen falsch verstehen. Das Kunstwerk signalisiert nicht jedem das Gleiche. Jeder erhält eine andere Botschaft. Stell dir vor, die Skulptur wurde von einem indischen Bildhauer anfertigt, die mit Hakenkreuzen verziert wurde. In Indien steht dieses heilige Symbol der Swastika bereits seit vielen Tausenden Jahren für Glück. In Deutschland wird das Hakenkreuz aber aus guten Gründen verachtet: Weil es Ideologie, Gewaltherrschaft und Verbrechen des Nationalsozialismus repräsentiert, ist die politische Verwendung hakenkreuzförmiger Symbole seit 1945 in Deutschland, Österreich und weiteren Staaten verboten. Nun kann man sich vorstellen, welche unterschiedlichen Emotionen und Gedanken die Skulptur bei einem Deutschen oder einem Inder auslöst.

Kommunikation ist also nichts fest Definierbares, sondern sehr dynamisch. Sie ist in erster Linie kulturabhängig und doch bei jedem Menschen ganz individuell.[177] Wir können nie vollständig beeinflussen, wie unser Gegenüber unsere Botschaft versteht. Jeder nimmt eine Botschaft immer anders auf. Diese Erkenntnisse werden dir zukünftig dabei helfen, die Macht der Kommunikation überall zu erkennen. Kommunikation ist Energie, die sich bewegt. Sie wandelt eine Energieform in eine andere um.

In der nächsten Übung zeige ich dir, wie du das in deinem Alltag besser erkennen kannst.

Übung

Wie du lernst, richtig zuzuhören

Nimm dir für diese Übung gern wieder den ganzen Tag Zeit, und richte deine Aufmerksamkeit auf ganz bestimmte Situationen aus deinem Alltag. Du kennst es ja schon aus anderen Übungen.

Wenn du dich das nächste Mal unterhältst, dann achte ganz genau darauf, was dir die Person zu sagen versucht. Die Übung geht nun folgendermaßen: Fasse das, was dir dein Gesprächspartner sagt, noch mal kurz und knapp zusammen, bevor du zu antworten beginnst. Wenn du also beispielsweise mit deiner Arbeitskollegin am Mittagstisch sitzt und sie dir von ihrem Zoff erzählt, den sie gestern mit ihrem Freund hatte, dann fasse ihre Botschaft in eigenen Worten knapp zusammen, bevor du anfängst, etwas dazu zu äußern. Das signalisiert deinem Visavis, dass du Interesse am Gespräch hast und du auch sichergehen willst, dass die oder der andere auch korrekt verstanden wurde. So lernst du automatisch, besser zuzuhören, und baust eine harmonische Bindung zu deinem Gesprächspartner beziehungsweise deiner Gesprächspartnerin auf.

Falls man etwas im Dialog missverstanden haben sollte, kann man durch diese Technik recht früh mögliche Verständigungsprobleme vermeiden. Dank dieser simplen Technik lösen sich bereits viele Kommunikationsprobleme auf. Achte dabei stets auch darauf, was dein Gesprächspartner nonverbal von sich gibt, also was er möglicherweise empfindet und dadurch unausgesprochen signalisiert. Versuche, dich in seine Lage zu versetzen und die Situation und die damit verbundenen Gefühle nachzuempfinden. Diese Informationen kannst du auch in deine Zusammenfassung einfließen lassen. Das könnte etwa so klingen: »Oje, dein Freund hat dich also erst sitzenlassen, und dann wollte er sich nicht bei dir entschuldigen … Du bist jetzt bestimmt sehr enttäuscht und auch traurig. Ich glaube, auch ein bisschen wütend oder?«

Du siehst, diese Technik ist supereinfach anzuwenden, hilft dir aber dabei, die Qualität deiner Gespräche massiv aufzuwerten.[178] Du vermittelst Verständnis und lernst automatisch, besser zuzuhören und so intensivere Gespräche zu führen. Akzeptiere beim Gespräch unbedingt immer die Meinung des oder der anderen, ohne sie zu kritisieren oder zu werten. Selbst wenn du vielleicht nicht der gleichen Meinung bist. Respektiere die Denkweise und die Gefühle deines Gegenübers. Nur so kannst du ihre oder seine Sicht verstehen und individuell helfen.

Der Baum der Rede

Im Laufe unseres Lebens dringen gewaltige Mengen an Informationen in uns hinein. Wir nehmen sie durch unsere Sinnesorgane auf, filtern sie, interpretieren sie und speichern sie in unserem

Unterbewusstsein ab. So entsteht unser persönliches Wissen, unser Erfahrungsschatz. Wenn wir beginnen zu kommunizieren, bedienen wir uns dieses Wissens. Wollen wir einer Person etwas mitteilen, dann formulieren wir unsere Gedanken und Gefühle in Worten, Mimik und Gestik. Wir transportieren dann unsere Nachricht manchmal möglichst knapp, aber prägnant.

In diesem Moment vollzieht sich in uns ein spannender Vorgang.[179] Aus unserem Wissens- und Erfahrungsschatz werden alle relevanten Informationen – die wir unserem Gegenüber mitteilen möchten – herausgefiltert. Irrelevantes wird dabei weggelassen. Die Nachricht wird so weit reduziert, dass wir unsere Gedanken und Gefühle möglichst einfach in einem kurzen Satz ausdrücken können. Doch wir sagen viel mehr als nur diesen einen Satz. Wenn die Nachricht beim Zuhörer ankommt, weckt sie in ihm Gefühle und Gedanken. Die Nachricht beginnt sich im Wissens- und Erfahrungsschatz des Gesprächspartners zu entfalten. Dabei werden blitzschnell die wenigen Worte des anderen erweitert. Lies dir mal folgenden eigenartigen Satz durch:

Obwl vle Bchstabn wglssn wrdn knst du
s dnnoh lsn nd vrsthn.

Interessant, nicht wahr? Genau dieses Prinzip sehen wir überall in der Kommunikation. Nicht nur beim Lesen, sondern auch beim Sprechen. Viele Informationen werden gar nicht übermittelt, weil der Gesprächspartner sie automatisch ergänzen kann.

Die weggelassene Information wird also durch den eigenen Wissens- und Erfahrungsschatz ergänzt. Die Nachricht, die übermittelt wurde, enthält neben der Information auch sogenannte Exformation. Das ist ein Begriff, den Tor Nørretranders in seinem Buch *Spüre die Welt* geprägt hat.[180] Exformation ist ebendieser Teil der Nachricht, der beim Sprecher bewusst weggelassen wurde und sich beim Empfänger zu entfalten beginnt. Dazu verwendet

Tor Nørretranders in seinem Buch ein Beispiel. Er erzählt vom Autor Victor Hugo und seinem Verlag. Um sich über den Erfolg seines neuesten Werkes *Les Misérables* zu erkundigen, schrieb er an seinen Verlag eine Nachricht mit einem einfachen »?«. Um den grandiosen Erfolg zu signalisieren, gab der Verlag die Antwort »!«.

Obwohl die Nachrichten jeweils lediglich ein Satzzeichen als Information enthalten, besitzen sie eine große Menge an Exformation. Eine solche Kommunikation ist nur möglich, wenn der Erfahrungsschatz der teilnehmenden Kommunikationspartner sehr ähnlich ist. Ein derart kurzer Nachrichtenaustausch konnte funktionieren, da Autor und Verlag eng miteinander arbeiteten und gemeinsam Erfahrungen gesammelt hatten. Für einen Außenstehenden wäre dieser Nachrichtenaustausch nichtssagend.

Vereinfacht lässt sich der Weg einer Nachricht von einer Person zu einer anderen als Baum der Rede darstellen. Der Sender formuliert seine Nachricht und sortiert eine Menge an Informationen aus. Es entsteht Exformation. Die Nachricht wird übermittelt und beginnt sich im Verstand des Empfängers zu entfalten. Die Exformation in der Nachricht weckt Gefühle und weitere Gedankengänge beim Gegenüber. Auf diese Weise können wir schnell und einfach kommunizieren. Auch wenn wir Information bewusst weglassen, versteht der Gesprächspartner, was gesagt und gemeint wird. Der Baum der Rede ist bei beiden Personen sehr ähnlich.

Dazu wird wie gesagt vorausgesetzt, dass der Gesprächspartner einen ähnlichen Erfahrungs- beziehungsweise Wissensschatz besitzt. Ist dies nicht gegeben und unterscheiden sich die Gedankenstrukturen zu stark voneinander, kann die Nachricht nicht korrekt interpretiert werden. Somit ergeben sich Kommunikationsprobleme. Der Baum der Rede unterscheidet sich dann bei beiden Personen zu stark.

Dementsprechend ist es bei der Kommunikation wichtig, seinen Gesprächspartner richtig einzuschätzen. Wenn sich der Baum der

Rede zu stark unterscheidet, verlangsamt sich die Kommunikation, da mehr Informationen transportiert werden müssen. Achte deshalb beim Sprechen darauf, wie du deine Informationen formulierst und an wen sie gerichtet sind. Nicht jeder interpretiert deine Nachricht auf die Weise, wie du sie auszudrücken versuchst.

Übung

Wie du richtig kommunizieren lernst

In dieser Übungslektion werden wir den Baum der Rede noch etwas detaillierter betrachten und das dann direkt in die Praxis umsetzen. Der Baum der Rede lässt sich perfekt mit dem Vier-Seiten-Modell des Kommunikationswissenschaftlers Friedemann Schulz von Thun veranschaulichen.[181] Eine Nachricht enthält immer vier Aspekte:

1. **Der Sachinhalt:** Welcher Inhalt wird kommuniziert? Um welche Sache geht es?
2. **Die Selbstoffenbarung:** Welche Informationen gebe ich über mich selbst preis?
3. **Der Beziehungsstand:** Wie steht unser soziales Verhältnis zueinander?
4. **Der Appell:** Wie soll meine Nachricht wirken, oder was möchte ich damit erreichen?

Jede Nachricht, die wir aussenden, besteht also immer aus diesen vier Seiten. Auf solche Weise wird Information und Exformation übertragen. Das passiert über verbale und nonverbale Kommunikation. Damit du das ganz leicht verstehen kannst, zeige ich dir ein Beispiel:

Mark steht stark unter Zeitdruck. In der Firma musste er seine Termine schnell durchbringen, damit er es schafft, seine Frau pünktlich für den Urlaub abzuholen. Völlig angespannt sitzt er im Auto und ist noch stark gereizt von den kritisierenden Kommentaren seines Chefs. Trotz des enormen Zeitdrucks hat er es geschafft, seine Frau Lisa von der Arbeit abzuholen. Allerdings fünf Minuten zu spät. Lisa wusste, dass der Tag für Mark sehr anstrengend würde, und sah der Verspätung verständnisvoll entgegen. Sie steigt ins Auto, gibt ihm einen Kuss und fragt interessiert: »Warum bist du zu spät gekommen?« Mark wird wütend: »Was kommst du mir jetzt auch noch so blöd? Weißt du, wie ich mich beeilt habe? Ich kann es heute wohl keinem recht machen …«

Daraufhin Lisa: »Was fällt dir ein, mich so anzuschnauzen?« (Ein Streit bricht aus …)

An diesem Beispiel ist klar zu erkennen, dass Mark ihr aufgrund seines Ärgers nicht richtig zugehört und ihre Nachricht falsch interpretiert hat.

Was Lisa sagte:

1. **Sachinhalt:** Was ist der Grund für die Verspätung?
2. **Selbstoffenbarung:** Ich interessiere mich für den Grund.
3. **Beziehungsstand:** Ich finde es nicht schlimm, dass du zu spät bist.
4. **Appell:** Erzähl mir, wie es dazu kam!

Was Mark hörte:

1. **Sachinhalt:** Was ist der Grund für die Verspätung?
2. **Selbstoffenbarung:** Sie musste hier auf mich warten.
3. **Beziehungsstand:** Sie nimmt es mir übel, dass ich zu spät bin.
4. **Appell:** Sie will nicht, dass ich mich verspäte.

Nun lässt sich darüber streiten, wer schuld an dem Streit ist. Fest steht, dass er von beiden Seiten hätte verhindert werden können. Auch als Sprecher kann man im Vorhinein seine Nachricht konkreter formulieren, sodass Missverständnisse vermieden werden. Dabei muss man den Baum der Rede seines Gegenübers einschätzen und seine Nachricht so formulieren, dass sie sich richtig beim Zuhörer entfalten kann. Hätte Lisa das getan, hätte sie ihre Nachricht vermutlich anders formuliert, zum Beispiel so:

»Oje, Schatz! Du siehst ja gestresst aus.
Ist das der Grund, warum du zu spät bist?
Komm, erzähl mal von deinem Tag.«

So würde Mark gänzlich anders auf diese Situation reagieren.

In Gesprächen ist es wichtig, die vier Seiten der Nachricht klar auszudrücken. Mit diesem Wissen kannst du nun mehr Bewusstsein in die Kommunikation bringen.

Streit entsteht in den meisten Gründen durch Missverständnisse. Das Vier-Seiten-Modell hilft dir dabei zu erkennen, wo diese Missverständnisse entstehen. Wenn du mit bestimmten Menschen Schwierigkeiten in der Kommunikation hast, ist es wichtig, darauf zu achten, dass mehr klare Informationen ausgesprochen werden. Bei Kommunikationsschwierigkeiten ist der Baum der Rede zu unterschiedlich. Demnach muss mehr Information anstatt Exformation ausgesendet werden. Versuche deine Nachricht also stets so zu formulieren, dass der Sachinhalt, die Selbstoffenbarung, der Beziehungsstand und der Appell klar aus der Nachricht rauszuhören sind. Versuche dich darin zu üben.

Gern kannst du dir dafür wieder einen oder mehrere Tage Zeit nehmen. Erkenne bei deinen Gesprächen die verschiedenen Seiten, und nimm sie bewusst wahr. Versuche so ganz intuitiv deine Gesprächsqualität zu verbessern, indem du einfach achtsam bist. Du wirst sehen, dass du lernst, konkreter zu kommunizieren, und du kannst andere besser verstehen.

Zum Schluss noch ein Tipp: Was kannst du tun, wenn der Streit bereits ausgebrochen ist? Anstatt dich darauf einzulassen, kannst du in dieser Situation ganz achtsam sein und erkennen, auf welcher Seite des Modells ein Missverständnis herrscht. Dann kannst du ganz einfach das Missverständnis klarstellen und den Streit auflösen. Hier noch mal das Beispiel:

Gleiche Situation: Mark wird wütend: »Was kommst du mir jetzt auch noch so blöd? Weißt du, wie ich mich beeilt habe? Ich kann es heute wohl keinem recht machen …«

Lisa: »Moment! Das habe ich so nicht gemeint. Mir macht es nichts aus, dass du zu spät bist. Ich will dich nicht kritisieren, sondern nur wissen, was dich aufgehalten hat. Mach dir keine Vorwürfe.«

Anhand Marks Reaktion kann man herauslesen, an welchen Aspekten er die Nachricht falsch verstanden hat. Diese Information kann man nutzen, um seine Nachricht neu zu formulieren und klarzustellen, was man eigentlich kommunizieren wollte.

Klar ist es oft nicht einfach im Alltag umzusetzen. Häufig passiert Kommunikation so schnell, dass man in diesem kurzen Moment nicht direkt alles Gesagte genauestens analysieren kann. Deshalb nimm es mit der Übung anfangs nicht zu genau, und sei nicht frustriert, wenn du zunächst nicht die Kommunikationserfolge erzielst, die du vielleicht erwartest. Mach dir gern auch im Nachhinein Gedanken über deine Konversationen.

Dieses Modell muss über mehrere Wochen geübt und trainiert werden, bis es vollständig ins Unterbewusstsein sickert und auf Autopilot läuft. Bleib hier deshalb stets motiviert, deine Gesprächsqualität durch diese Technik langfristig zu verbessern.

Die Macht unserer Gesellschaft

In unserem Kulturkreis wachsen wir bereits als Kinder sehr ähnlich auf. Wir gehen in den Kindergarten und spielen mit den gleichen Spielsachen, gehen in die Schule und lernen nach dem gleichen Lehrplan. Wir sehen uns später die gleichen Werbungen an und besuchen die gleichen Kinovorstellungen. Wir reden ständig über ähnliche Themen und teilen unsere Meinung mit vielen anderen. Die Lebenserfahrungen und Wissensschätze der meisten Menschen unserer Kultur überschneiden sich demnach in vielen Gebieten. Das erleichtert die zwischenmenschliche Kommunikation stark, da sich bei den meisten Personen ein ähnlicher Baum der Rede ausbildet. Sind die Kulturunterschiede zu groß, unterscheidet sich der Baum der Rede zu stark voneinander, und die Kommunikation wird erschwert. Die Entstehung einer Kultur ist also ein wichtiges Hilfsmittel für die Kommunikation. Wenn wir alle die gleiche Sprache sprechen, annähernd dieselben Dinge wissen oder die gleichen Verhaltensregeln teilen, können wir viel schneller kommunizieren, mehr Gemeinsamkeiten finden und uns besser aufeinander abstimmen.

Die Kultur gibt bestimmte Verhaltens- und Konsummuster vor und erzeugt dadurch die soziale Konditionierung.[182] So lernen wir, was geehrt und was verachtet werden sollte. Dieses Verhalten ist tief in uns konditioniert. Ein Beispiel: Wenn wir am Esstisch mit den Händen äßen, laut schmatzten und hin und wieder deutlich hörbar aufstießen, würden wir in der westlichen Welt wahrscheinlich eher verachtet werden. Diese verurteilende Einstellung entspringt aus der sozialen Konditionierung. In anderen Ländern wie Indien oder China sind überraschenderweise solch vermeintlich schlechte Tischmanieren völlig normal. Verhaltensnormen sind also kulturabhängig.

Die soziale Konditionierung vereinfacht unsere Kommunikation in vielerlei Hinsicht, schränkt uns aber in unserer Meinungsfreiheit ein.[183] Aufgrund dessen, dass ein Großteil der Menschen sich zu sehr mit den kulturellen Tabus identifiziert, fällt es vielen schwer, für die eigene Meinung einzustehen. Vor allem wenn man damit gegen den Strom schwimmt.

Genau hier liegt auch das Problem der sozialen Konditionierung. Wenn du dich zu stark mit der Meinung der Gesellschaft identifizierst, wird dein persönliches Wahrheitsempfinden verzerrt. Viele Menschen verzichten auf ihre eigene Meinung, um den vorherrschenden Auffassungen gerecht zu werden. Tanzt man aus der Reihe, wird man meist verurteilt, geächtet oder zumindest belächelt. Nicht immer ist aber das wahr, was der Mainstream für richtig hält oder von uns erwartet. Sehen wir uns dazu ein interessantes Experiment an.

Eine fünfköpfige Affengruppe befindet sich in einem Gehege mit viel Auslauf und reichlich Futter. Die Anlage wird für einen wissenschaftlichen Versuch etwas präpariert. In der Mitte befindet sich eine Leiter, auf der oben Bananen liegen. Das soll die Affen anlocken, um hochzuklettern. Doch sobald ein Affe die Leiter zu erklimmen beginnt, wird im gesamten Gehege eine eiskalte Dusche ausgelöst. Die Affen merken, dass die Sprinkleranlage nur aktiv wird, sobald jemand die Leiter berührt. So wird für die Affengesellschaft die Leiter zum Tabu, damit die unangenehme Eisdusche vermieden wird. Versucht ein Affe hinaufzuklettern, beginnen die anderen Affen aggressiv darauf zu reagieren, und er wird von der Gruppe verachtet. Da jeder Affe seinen Rang in der Gruppe behalten möchte, folgen alle dem Ruf der Herde. Die Affen konditionieren sich dazu, die Leiter mit den frischen Früchten am oberen Ende zu meiden.

Sobald sich dieses Verhalten etabliert hat, deaktivieren die Wissenschaftler die Eisdusche. Nun könnten die Affen theoretisch ohne Strafe an die Früchte kommen, aber keiner macht es. Dann passiert etwas Interessantes: Ein Affe wird durch einen anderen ausgetauscht. Dieser versucht nun als Allererstes, die Leiter zu erklimmen. Die anderen Affen hindern ihn aber daran und reagie-

ren sichtlich aggressiv. So lernt der neue Affe, sich den kulturellen Regeln der Affengesellschaft anzupassen. Sein Wissens- und Erfahrungsschatz wird durch die soziale Konditionierung verändert.

Nun wird nach und nach ein Affe immer durch einen neuen Affen ersetzt, der sich an das kulturelle Tabu anpassen muss. Irgendwann wurde jeder Affe, der zu Beginn des Experiments anwesend war, ausgetauscht. Die kulturelle Verhaltensnorm, dass die Leiter verboten ist, setzte sich trotzdem weiter durch. Obwohl die Affen nicht wissen, aus welchem Grund die Leiter tabu ist, unterlassen sie es hinaufzusteigen. Sie möchten den sozialen Paradigmen entsprechen und ihren eigenen Status in der Gruppe nicht gefährden. Wenn man die Affen fragen könnte, warum sie sich so verhalten, würden sie vermutlich etwas darauf antworten wie: »Das war hier schon immer so.«

Dieses Experiment wurde zwar nicht exakt in dieser Form durchgeführt, stützt sich aber auf eine ähnliche Studie mit Rhesusaffen.[184] Wie oft, meinst du, stoßen wir als Menschen auf genau solche konditionierten Muster der Gesellschaft? Für die Affen ist das wahr, was die soziale Konditionierung sie lehrt. Diese Wahrheit lautet:

»Ich mache mich unbeliebt, wenn ich dort hinaufklettere,
und werde sogar vielleicht von der Gruppe,
die mein Überleben sichert, verstoßen.«

Die tatsächliche Wahrheit ist jedoch eine ganz andere:

»Jeder Affe kann die Leiter erklimmen und sich
an den exotischen Früchten gütlich tun.«

Diese Beispiele sollen Folgendes verdeutlichen: Die soziale Konditionierung ist einerseits gut, um die Kommunikation zu erleichtern, eine Gemeinschaft zu bilden und vor Gefahren zu schützen. Sie verschleiert jedoch auch unser persönliches Wahrheitsempfinden. Die soziale Konditionierung versperrt dir also in vielen Situationen die Sicht auf die absolute Wahrheit und kann somit auch eine große Blockade für deine spirituelle Entwicklung darstellen. Sei dir aber auch bewusst, dass du auf großen gesellschaftlichen Widerstand stoßen kannst, wenn du dich gegen die soziale Konditionierung auflehnst.

Übung

Authentizität aufbauen

Ich möchte dir einen Weg zeigen, wie du aus dem Gefängnis der sozialen Konditionierung ausbrechen kannst, ohne deinen sozialen Status zu gefährden. Wenn du wahrhaft authentisch werden willst, dann musst du damit aufhören, dich zu rechtfertigen. Rechtfertigung zerstört deine eigene Meinung und deine eigenen Wahrheitswerte.

Wenn dein Gesprächspartner beispielsweise mit deiner Meinung oder deinem Handeln nicht einverstanden ist, kommen nicht selten unangenehme Fragen auf dich zu: »Wie kommst du zu einer solch blöden Erkenntnis!?«, »Schämst du dich nicht für dein Verhalten?« oder sogar: »Wie rechtfertigst du diese Situation?«. Zu oft kann man beobachten, dass Menschen dann eine Verteidigungshaltung einnehmen. Um der Meinung des anderen gerecht zu werden oder einen Streit zu vermeiden, beginnt man, sich zu rechtfertigen. Viele glauben, dass man dadurch seine Meinung oder seine Wahrheitswerte verteidigt. Die Wahrheit ist aber, dass man seinem Gesprächspartner seine Selbstzweifel und sein geschwächtes Selbstwertgefühl offenbart. Beispielsweise reagieren viele Menschen dann etwa auf diese Weise:

»Ich wollte so eigentlich nicht handeln, aber die Umstände haben mich dazu gezwungen.«

»Es tut mir ja leid, aber die anderen
haben mich dazu überredet.«
»Bitte gib nicht mir die Schuld,
die anderen haben angefangen.«

Wir werden oft genug kritisiert. Manchmal können uns Menschen damit helfen und neue Impulse setzen. Manchmal wollen sie uns auch einfach nur ihre Meinung aufbinden. Wichtig ist, dass man die Meinung des anderen anerkennt.

Sollte dir jedoch bewusst werden, dass dein Verhalten tatsächlich unangemessen war, dann kannst du dich entschuldigen. Steh zu deiner Meinung und zu deiner Tat, auch wenn du erkennst, dass es falsch war. Übernimm die hundertprozentige Verantwortung, statt deine Schuld auf etwas anderes zu lenken und dich zu rechtfertigen.

Warum ist aber das Rechtfertigen so schlecht? Wie es das Wort bereits ausdrückt, *fertigt* man sich das *Recht* für sein Handeln an. Man bringt zum Ausdruck, dass man selbst nicht in der Lage ist, Verantwortung für sein Handeln zu übernehmen. Immer seien die Umstände oder jemand anders schuld am eigenen Fehlverhalten. Wenn du deine Verantwortung abgibst und die Schuld auf Situationen oder andere Personen lenkst, dann gibst du deine Macht über dich selbst ab und blockierst dich vor wichtigen Erkenntnissen. Wenn du dein Handeln und deine Meinung akzeptierst, anerkennst und für sie geradestehst, kannst du dich wahrlich entwickeln. Dann kannst du jeden Tag, Situation für Situation, an dir selbst arbeiten.

Rechtfertigung schadet nicht nur deiner eigenen Meinungsbildung und deinem Verhältnis zu Werten wie Wahrhaftigkeit, sondern auch deinen Beziehungen und somit auch allen anderen Chakra-Ebenen. Die Rechtfertigung ist ein innerer Prozess, bei dem die Selbstliebe, das Selbstbewusstsein und das Selbstwertgefühl massiv geschwächt werden.

Wer nicht lernt, Verantwortung für seine Handlungen zu übernehmen, wird immer irgendetwas oder irgendjemanden für sein Verhalten verantwortlich machen. Das ist aber schlecht, denn du stehst so für dein Verhalten nicht ein, da du sonst aus dem Rahmen der sozialen Konditionierung fallen könntest.

Ich möchte dir jetzt zwei elegante Möglichkeiten vorstellen, die dir dabei helfen, dich vollständig anzunehmen und das Rechtfertigen für immer sein zu lassen.

Möglichkeit Nr. 1: Wenn du deinen Fehler einsiehst, dann entschuldige dich. Das ist keine Rechtfertigung. Eine Entschuldigung fordert kein Recht ein, den Fehler begangen zu haben. Zumindest gibst du dem anderen zu verstehen, dass dein Verhalten unpassend, falsch oder inakzeptabel war. Dazu musst du auch die Empathie besitzen, um dich in die Lage deines Gegenübers zu versetzen. Nur so kannst du eine Entschuldigung auch tatsächlich ernst meinen. Du kannst – wenn du möchtest – im Anschluss erklären, wie du zu deinem Handeln gekommen bist. Das gibt dir auch die Möglichkeit, zu wachsen und an dir zu arbeiten. Rechtfertige dich aber nicht, sondern übernimm die volle Verantwortung. Erkenne, wo du gegen deine eigenen Wahrheitswerte verstoßen hast. Und wenn du möchtest, kannst du das dem anderen auch deutlich machen. Das zeugt von innerer Stärke und macht ihm bewusst, dass dir eure Beziehung wichtig ist.

Möglichkeit Nr. 2: Wenn du der Meinung bist, dass du keinen Fehler begangen hast, dann beginne dein Verhalten zu erklären. Achte dabei darauf, dass die Diskussion nicht in Streit ausbricht. Versuche, dich – bevor du das erste Wort aussprichst– in den anderen hineinzuversetzen. Was fühlt mein Gesprächspartner? Wie habe ich ihn mit meinem Verhalten verletzt? Entschuldige dich als Nächstes dafür, dass du mit deiner Handlung eventuell seine Gefühle verletzt hast oder ihn sauer gemacht hast. Gib ihm das Gefühl, dass du ihn verstehst. Erst dann kannst du damit beginnen, ihm deine Wahrheitswerte zu offenbaren, etwa: »Ich habe so gehandelt, weil ich der Meinung bin, dass …«

Akzeptiere dabei die Meinung des anderen, bedanke dich für seine Mühe, und mach ihm auch klar, dass deine Meinung genauso respektiert werden muss. Anstatt dich zu rechtfertigen, übernimmst du Verantwortung für dein Handeln.

Das macht dich authentisch. Wenn du die Beweggründe hinter deinem Handeln kennst und zu ihnen stehst, hilft es dir auf deinem Weg weiter. Es hilft dir dabei, Schuld zu erkennen und aktiv an dir zu arbeiten. Das verhindert, dass du versuchst, etwas zu blockieren, was wiederum zu Blockaden in deinen Chakren führt.

Versuche, die nächsten Tage verstärkt darauf zu achten. Du kennst die Vorgehensweise ja bereits. Nimm dir wieder einen oder mehrere Tage Zeit, und nimm solche Situationen ganz bewusst im Alltag wahr. Schluss also mit Rechtfertigungen und dem Blockieren deiner Chakren, beginne, Verantwortung für deine Taten, Gedanken und auch Worte zu übernehmen.

Was Wahrheit wirklich bedeutet

Erinnere dich an das Affenexperiment. Viele unserer Handlungen beruhen auf dem Prinzip der sozialen Konditionierung. Wie viele Regeln, Traditionen oder Verhaltensweisen deuten wir als richtig oder falsch, obwohl wir die tatsächliche Wahrheit dahinter gar nicht kennen? Stell dir nun vor, ein Affe tanzt aus der Reihe, wirft die sozialen Verpflichtungen über Bord und erklimmt die Leiter ganz heimlich. Er geht das Risiko ein, von der Gruppe verstoßen zu werden. Da die Sprinkleranlage seit Ewigkeiten deaktiviert wurde, passiert erst mal gar nichts. Der Affe genießt die exotischen Früchte, teilt sie mit anderen Affen und steht nun als neuer Held da. Die soziale Konditionierung erlebte hier einen Wendepunkt. Die Wahrheitswerte der Affen veränderten sich.

Diese Prozedur passiert täglich in unserem Leben. Die soziale Konditionierung ist immer im dynamischen Wandel. Denk an die Zeit zurück, als alle Menschen glaubten, die Welt sei eine Scheibe. Das galt damals als absolute Wahrheit. Christoph Columbus entdeckte jedoch Amerika und veränderte unser Weltbild.

Wahrheit ist folglich größtenteils ganz subjektiv und abhängig vom Stand der Information. Jeder Mensch hat eine ganz individuelle Auffassung von Wahrheit, nach der er lebt.[185]

Wenn du nach der subjektiven Wahrheit lebst, die möglicherweise begrenzt ist, dann bist du immer von ihr abhängig und eingeschränkt. Dann unterliegst du der sozialen und persönlichen Konditionierung. Wenn du allerdings nach der objektiven Wahrheit lebst, kannst du in der Welt alles erreichen. Dann hast du die Möglichkeit, sämtliche Grenzen zu überwinden, die dir die soziale Konditionierung auferlegt. So kannst du wahrhaftig über dich hinauswachsen. Das, was wir für wahr halten, ist oftmals nichts anderes als Glaubenssätze, die sich manifestiert haben. Sie bilden unsere individuelle Vorstellung der Wahrheit und bestimmen unser Leben. Sie sind fest in unserem Unterbewusstsein verankert und formen unsere Realität. Sie sperren unseren eigenen Geist ein und hindern uns daran, uns wahrhaftig zu entfalten.

Woran aber liegt das, und was können wir dagegen unternehmen? Die Weisheit der Sprache verrät es uns. Wir Menschen erleben die Wahrheit meistens so, dass wir etwas wahr*nehmen*. Wir *nehmen* uns die *Wahr*heit. Wir ergreifen sie, erfassen sie und bringen sie in unseren Besitz. Sie wird zu etwas wie einem Ding, zu einem Gedanken, schließlich zu einer Konditionierung, anders gesagt zu einem Glaubenssatz, der in uns physisch abgespeichert wird. Dadurch, dass wir die Welt über unsere Sinne und Wahrnehmungsfilter immer verzerrt wahrnehmen, sind unsere Glaubenssätze beziehungsweise unsere subjektive Wahrnehmung ebenfalls verzerrt. Dadurch wird die objektive Wahrheit subjektiv. Das zu wissen ist für uns von essenzieller Bedeutung, wenn wir unsere selbst auferlegten Grenzen überwinden wollen.

Dann müssen wir nämlich die echte, die objektive Wahrheit erkennen. Das geht nicht durchs Wahr*nehmen*, sondern durchs »Wahr*haben*«, wie ich es nenne. Wenn wir etwas »wahr*haben*«, statt es wahrzu*nehmen*, dann passiert etwas Verblüffendes. Dann wird nicht die Wahrheit *genommen* und versucht, sie so in uns hineinzustecken und zu formen, bis sie in uns hineinpasst, sondern die Wahrheit wird gesehen, wie sie ist. Das ist der Knackpunkt, der dir dabei hilft, subjektive Wahrheit von objektiver Wahrheit zu unterscheiden.

Die Wahrnehmung, die über unsere Sinne vermittelt wird, stellt also nicht die tatsächliche Wahrheit dar.[186] Diese Wahr*nehmung* wird in unserem Gehirn verzerrt. Die subjektive Wahrheit kann uns oft daran hindern, die objektive Wahrheit zu erkennen. Verstehe daher, dass es da draußen eine Wahrheit gibt, an der wir teilhaben können, aber mit unseren Sinnen nicht wahrnehmen können. Für diese Wahrheit müssen wir uns öffnen. Dies geschieht nicht über unsere Sinneswahrnehmung aus dem zweiten Chakra, sondern hier im Halschakra. Nur wer wahr*haben* kann, lebt die tatsächliche Wirklichkeit. Wer wahr*nimmt*, der erlegt sich selbst Grenzen auf.

Wenn du das Gefängnis des Verstandes überwinden willst, dann erkenne, dass deine inneren Glaubenssätze nicht die Wahrheit sind. Das Gute ist, dass wir mithilfe unseres Bewusstseins alte, falsche Glaubenssätze austauschen und durch neue ersetzen können, die näher an der Wahrheit liegen.

Deine Glaubenssätze bestimmen dein Leben

Glaubenssätze beziehungsweise subjektive Wahrheitsbilder sind nah an unserem Verstand verankert und bestimmen seine Denkweise.[187] Sie stellen unseren Wissens- und Erfahrungsschatz dar, an dem unser Baum der Rede hängt. Sprache und Kommunikation stehen am engsten mit unseren Glaubenssätzen in Verbindung.

Der Glaube selbst entspringt aus dem siebten Chakra, auch »Kronenchakra« genannt, und ist eine noch subtilere Energieform. Darauf werde ich später detaillierter eingehen. Wichtig ist an dieser Stelle, unterscheiden zu können, dass der Glaube und Glaubens*sätze* sich voneinander unterscheiden. Ein Glaubenssatz ist schon ein manifestierter Glaube. Ein physischer Glaube, der tief im Körper (Gehirn) abgespeichert ist und (auch unbewusst) auf unser Leben einwirkt. Ein Glaubenssatz wird hier in der Kommunikationsebene geformt.

Da erkennt man wieder die Weisheit der Sprache: Glaubens*satz* – der Glaube wurde zu einem Satz. Er wurde festgeschrieben. Sätze entstehen für gewöhnlich in der Kommunikationsebene.

Glaubenssätze sind tief in uns verankerte Muster und Überzeugungen. Dein Leben richtet sich nach dem, welche Glaubenssätze du in dir abgespeichert hast. Trägst du viele falsche Glaubenssätze in dir, die dich von der objektiven Wahrheit entfernen und deinen Verstand einsperren, oder trägst du richtige Glaubenssätze in dir, die nah an der objektiven Wahrheit liegen und dir alle Wege und Möglichkeiten öffnen?

Jeder Mensch trägt nützliche, aber auch limitierende Glaubenssätze in sich. Wir können unsere Glaubenssätze jedoch ändern. Das schaffen wir durch unseren Glauben. Wie das ganz konkret funktioniert, werde ich dir bei der Besprechung des siebten Chakras detailliert erklären. Für diese Ebene ist es ausreichend zu wissen, wie Glaubenssätze in uns funktionieren und wirken.

Stell dir vor, Glaubenssätze seien wie Ziegelsteine und bilden gemeinsam eine Mauer. Manche Ziegelsteine (falsche Glaubenssätze) kannst du einfach austauschen und durch neue ersetzen. Manch andere liegen aber so tief unter anderen Glaubenssätzen, dass sie nur ausgetauscht werden können, wenn man die oberen auch entfernt. Wenn sich herausstellt, dass ein tief liegender Glaubenssatz falsch ist, dann muss ein großer Teil der Mauer eingerissen werden.

Das ist für uns oft ein schwieriger Prozess. Wir können das vielfach beobachten. Manche erkennen zum Beispiel erst recht spät, dass sie vielleicht den falschen Lebenspartner haben. Wenn man diese Umstände nun »berichtigen« möchte, wird sich vieles im Leben grundlegend ändern. Vielleicht muss das gemeinsame Haus verkauft werden, das Sorgerecht für die Kinder muss geregelt werden und so weiter. Ein großer Teil der Ziegelmauer wird dann eingerissen. Viele Menschen verschließen sich daher vor der Wahrheit und führen ein Scheinleben. Sie wollen die Wahrheit nicht wahr*haben*. Aber kann das auf Dauer gesund sein und dich glücklich machen?

Falsche Glaubenssätze oder auch Lebenslügen treiben immer einen Keil in die Kommunikation. Erinnere dich mal daran, als du das letzte Mal gelogen hast. Wie schwer fällt dir dann das Gespräch mit dem anderen? Fühlst du dich dabei frei oder eher eingeschränkt?

Wahrheit kann Kommunikation erleichtern. Überprüfe deshalb stets deine tief sitzenden Glaubenssätze und tausche sie aus, wenn sie nicht mehr deinem aktuellen Wahrheitsbild entsprechen. Manchmal ist es notwendig, dass wir sozial konditionierte Glaubenssätze in Frage stellen müssen, weil sie uns daran hindern, unser volles Potenzial zu entfalten. Sei dir dessen bewusst, dass unsere Glaubenssätze massiv von äußeren Einflüssen geformt werden. Kaufen wir bestimmte Klamotten, weil sie uns wirklich gefallen oder weil sie gerade in Mode sind? Denke nur mal daran, wie stark Propaganda auf Menschen einwirken kann, die die Wahrheit nicht hinterfragen. Solange du dich manipulieren lässt und Glaubenssätze anderer annimmst, gibst du die Macht über dich ab.[188] Versuche dich für die Wahrheit zu öffnen und du wirst unabhängig und frei.

Übung

Baue eine feste Mauer

Übertrage die Metapher mit der Mauer und den Ziegelsteinen auf dein Leben. Halte einen ganzen Tag Ausschau nach Situationen, in denen dir bewusst wird, wie starr deine Glaubenssätze möglicherweise sind und wie du dir dadurch neue Optionen und Chancen verbaust. Wie oft fürchtest du dich im Alltag davor, Fehler zu machen?

Wie oft glauben wir, dass wir dies oder das nicht können, weil wir meinen, nicht gut genug dafür zu sein, oder uns etwas nicht zutrauen? Wie oft streiten wir mit unseren Freunden oder Kollegen, weil wir nicht von unserer Meinung abrücken möchten? Erkenne in solchen Situationen die Mauer, und versuche, die Glaubenssätze zu hinterfragen. Handelt es sich um eine subjektive Wahrheit oder um die objektive? Musst du dich vielleicht gar nicht davor fürchten, einen Fehler zu machen, weil du bereits die nötige Übung hast? Ist es nicht vielleicht doch besser, wenn du deine Meinung überdenkst und so neue Möglichkeiten im Leben erschließt?

Stelle dir vor, dass eine »Mauer«, die auf falschen Glaubenssätzen aufbaut, nicht sehr stabil sein kann. Falsche oder limitierende Glaubenssätze stellen Ziegel dar, die brüchig werden und gegebenenfalls sogar einstürzen können. Ersetze sie deshalb durch objektive Wahrheitswerte, die wie unzerstörbares Baumaterial wirken. Das hält deine innere Mauer zusammen und stabil. Werfe einen kritischen Blick in dich hinein, und sortiere diese beschädigten Steine streng aus. Die Arbeit muss nicht von heute auf morgen geschehen, sondern ist ein Prozess, der dein ganzes Leben lang anhält.

Kommunikativer Feinschliff

Kennst du Folgendes? Du hast eine geniale Idee oder einen super Plan. Du willst sie deinen Mitmenschen präsentieren. Doch irgendwie kannst du deine Idee nicht so formulieren, wie du sie im Kopf hast. Egal, wie bewegend deine Inspiration auch sein mag, wenn du nicht in der Lage bist, sie überzeugend zu kommunizieren, werden dir nicht viele Leute wirklich zuhören. Es kommt nämlich nicht nur darauf an, *was* man sagt, sondern auch, *wie* man es rüberbringt. Worte sind Macht. Mit Worten kannst du Menschen überzeugen und inspirieren. Aus diesem Grund ist es für die Kommunikation sehr hilfreich, sich in seiner Rhetorik zu üben.

Zwar kann ich dich nicht sofort zum Redekünstler machen, dennoch gebe ich dir einen sehr wertvollen Tipp mit auf den Weg. Schau dir dazu erst mal die folgende Textpassage an.

Formuliere deine Äußerung stets sinnbildlich, sodass sich deine Darlegung besser bei deiner Zuhörerschaft einprägen kann. Eine Studie ergab, dass reine Sachinformation nicht genügend Beachtung vom Zuhörer erhält und sie den Gesprächsfluss maßgeblich erschwert. Die übertragene Information kann nur mühsam in die Gedankenstruktur des Zuhörers implementiert werden. Wenn man hingegen die nonverbale Kommunikation verwendet, Sätze metaphorisch ausdrückt und in der Lage ist, den Zuhörer emotional zu berühren, findet die Kommunikation auf einer subtileren Ebene statt. Das unbewusste Denken des Zuhörers gewinnt folglich an Aufmerksamkeit, und das Gespräch wirkt sofort inspirierend und überzeugend, sofern die Sachinformation der Wahrheit entspricht.

Und? Ziemlich hochgestochen, nicht wahr? Könntest du diesen Absatz sofort in eigenen Worten zusammenfassen? Vermutlich nicht … Mit sehr großer Wahrscheinlichkeit wirkte dieser Text eher ermüdend und langweilig. Vielleicht müsstest du dir die Sätze mehrmals durchlesen, um überhaupt zu verstehen, was damit gemeint ist.

Das habe ich natürlich mit Absicht so formuliert, damit du erkennst, wie Rhetorik nicht funktioniert. Egal, wie hochgestochen die Sätze klingen mögen, und egal, wie wichtig die Botschaft dahinter auch sein mag, sie langweilt den Gesprächspartner auf Dauer. Besser ist es, in Bildern zu kommunizieren.

Stell dir einen gigantischen Eisblock im kühlen Wasser der Antarktis vor. Der Großteil schwimmt unter Wasser, und nur ein kleiner Teil ragt über den Meeresspiegel hinaus. Das, was unter dem Wasser schwimmt, steht für dein Unterbewusstsein. Die herausragende Spitze repräsentiert dein bewusstes Denken.

Es ist wichtig, dass nonverbale und verbale Kommunikation übereinstimmen. Wenn jemand vor dir steht, Schultern eingezogen, Blick auf den Boden gerichtet, Stimme monoton und ausdruckslos und zu dir sagt: »Mir geht es sehr gut!«, wirst du das vermutlich nicht glauben. Wenn die Person andererseits mit selbstbewusster Stimme, freundlichem Lächeln, fröhlicher Mimik und energievoll sagt: »Mir geht es ganz und gar nicht gut!«, wirst du vermutlich denken: »Macht der Witze?«

Das Gesagte nehmen wir mit unserem bewussten Verstand wahr, also mit der Spitze des Eisbergs. Wie wir etwas sagen, nehmen wir mit unserem Unbewussten auf. Es kann ein noch so starker Orkan versuchen, den Eisblock mit sich zu reißen. Sobald unter Wasser eine Strömung in anderer Richtung entsteht, wird der gesamte Eisblock dieser Strömung folgen. Deswegen ist es wichtig, Gefühle beim Zuhörer zu wecken. Setze daher viel auf nonverbale Kommunikation, Mimik, Gestik, Körpersprache, Ausdruck und Stimmlage.

Es macht viel aus, in Form von Bildern zu kommunizieren. Auf diese Weise kann sich die Botschaft der Nachricht viel besser im Gedächtnis einprägen.[189] Wenn man dies noch mit einer angemessen ausdrucksvollen Stimme, Mimik und Gestik verbindet und Herzlichkeit ausstrahlt, dann bereitet die Kommunikation allen Beteiligten Freude.

Bring einfach mehr Achtsamkeit in deine Sprache, und beobachte, wie sie von Tag zu Tag besser wird. Wenn du deine unteren Chakren geöffnet hast, also gesund, emotional ausgeglichen, selbstbewusst und selbstliebend bist, dann wirst du so auch dieses Chakra leichter öffnen und deinen seelischen Ausdruck verwirklichen. Deine Mitmenschen werden beim Zuhören merken, dass etwas Besonderes in dir ist, und deinen wahren Wesenskern erkennen. Es ist dann so, als ob sie tief in deine Seele blicken können.

Zusammenfassung

Die Kommunikationsebene ermöglicht den Ausdruck unserer Seele, sie ist das Bindeglied zwischen der mentalen Ebene und der Beziehungsebene. Durch Kommunikation können wir unsere Gedanken mit der Welt teilen.

Wenn wir achtsam sind, dann erkennen wir die Präsenz dieses Chakras in jedem kleinsten Detail. Ständig werden Informationen ausgetauscht. Selbst wenn wir nichts sagen, signalisieren wir möglicherweise nicht vorhandenes Interesse oder Missbilligung. Ganz nach dem Motto: »Keine Antwort ist auch eine Antwort« oder »Man kann nicht nicht kommunizieren«.[190]

Doch nicht nur auf zwischenmenschlicher Ebene geschieht Kommunikation. Sie ist sowohl im Mikrokosmos als auch im Makrokosmos zu finden. Unsere Zellen kommunizieren permanent miteinander. Unsere Gedanken kommunizieren mit sich selbst. Auch die Sonne kommuniziert mit der Erde, indem sie ihre Strahlen sendet. So können wir beispielsweise errechnen, wie heiß es auf der Sonnenoberfläche ist.

Kommunikation findet immer und überall statt. Das ist eine tiefe Erkenntnis, die zur spirituellen Entwicklung beiträgt. Hier kann natürlich auch vieles schiefgehen. Vor allem wir Menschen haben besonders große Schwierigkeiten damit. Wir besitzen ein subjektives Wahrheitsmodell, das aufgrund unserer sozialen Konditionierung entstanden ist. So wird die objektive Wahrheit oft verzerrt, und es entstehen Missverständnisse.

Wenn man sich nicht einig ist, kann die Macht dieses Chakras zerstörerische Kräfte freisetzen. Sie kann Beziehungen zerstören, den freien Willen berauben, den emotionalen Zustand vergiften und sogar bis zum Tod führen. Alle Kriege wurden aufgrund von Meinungsunterschieden geführt. Wir können durch den richtigen Umgang mit diesem Chakra aber auch etwas Großes schaffen. Wir können Beziehungen aufbauen, sie pflegen und entwickeln. So können wir gemeinsam daran arbeiten, eine bessere Welt zu schaffen, und einen Fortschritt bewirken.

Wir können die Kommunikation dazu nutzen, unsere Kreativität zu fördern. Kreativität entsteht, wenn wir nachdenken, wenn unsere Gedanken miteinander kommunizieren können, wenn wir uns mit anderen Menschen, anderen Situationen und Erfahrungen austauschen. Durch bewusste und aufrichtige Kommunikation können wir die Menschheit voranbringen, anstatt sie zu zerstören. Jedes ausgesprochene Wort ist eine mehr oder weniger subtile Handlung, die Einfluss auf das kollektive Bewusstsein hat.

Das Halschakra erfährt sein stärkstes Wachstum zwischen unserem 16. und 21. Lebensjahr. Wenn du dich gerade in diesem Alter befindest, dann kannst du das Wachstum jetzt gezielt fördern. Nun erlebt nicht nur die Kommunikationsfähigkeit einen Wachstumsschub, sondern man beginnt sich verstärkt mit seinen persönlichen Wahrheitswerten, also seinen Glaubenssätzen, zu identifizieren.

Wenn Blockaden in dieser Bewusstseinsebene bestehen, leidet der Selbstausdruck. Es fällt einem schwer, auf die innere Stimme zu hören, und das Vertrauen zur Intuition sinkt. Das Selbstvertrauen und das Selbstbewusstsein sind bei vielen Menschen oft zu gering, was dazu führt, dass Angst bei jeglichem Kontakt herrscht: Angst vor Kritik, Angst vor Ablehnung, Angst vor negativen Reaktionen, Angst davor, die Kontrolle zu verlieren. Oft möchte man dann sein wahres Selbst nicht zum Ausdruck bringen und verschleiert es durch Unwahrheiten oder das Verstellen der eigenen Persönlichkeit. Damit will man sein eigenes wahres Wesen schützen, für das man sich möglicherweise schämt oder das zu akzeptieren man sich nicht traut. Eigene Bedürfnisse, Wünsche, Meinungen, Ideen und Vorstellungen zu kommunizieren fällt vielen dann oft sehr schwer.

Oft passiert es auch, dass man andere verurteilt, um die Fokussierung von sich abzulenken. Wenn die Kommunikation hier fehlschlägt, führt diese innere Haltung dazu, andere zu kritisieren, auszuschließen und zu verurteilen. Ein solches defizitäres Verhalten kann sich auf alle Bewusstseinsebenen auswirken, indem die Beziehungsfähigkeit beeinträchtigt wird und die Emotionen sich ins Negative verwandeln. Der gesamte Körper steht ja in ständiger Kommunikation – intern und extern. Wenn die Zellen sich nicht mehr austauschen, da man auf dieser Ebene blockiert ist, steigt die Wahrscheinlichkeit, dass sich Krankheitssymptome entwickeln, um auf ebendiese Dysbalance aufmerksam zu machen, etwa Krebs und Über- oder Unterfunktion der Schilddrüse. Die Regenerationsfähigkeit kann abnehmen, das Immunsystem kann darunter leiden, und Allergien aller Art kommen zum Vorschein.

Durch die Entfaltung dieses Chakras findet der Übergang ins Erwachsensein statt. Man wächst quasi aus den Anforderungen der Gesellschaft heraus, indem man die soziale Konditionierung hinterfragt und seine eigenen persönlichen Wahrheitswerte beziehungsweise Glaubenssätze erkennt. Nun kommt die innere Wahrheit immer mehr zum Vorschein, und der Ausdruck der eigenen Persönlichkeit beginnt sich vermehrt zu entfalten. Man erkennt besser den Unterschied zwischen der subjektiven und objektiven Wahrheit, lernt, Beziehungen aufrechtzuerhalten und seine Wahrheit und seine Werte aufgrund von Erfahrungen und Erkenntnissen stetig zu entwickeln.

Menschen, die sich in dieser Ebene entfalten, sind in der Lage, sofortige Harmonie und Ruhe auszustrahlen. Sie sind resistent gegenüber Verurteilungen oder Meinungen anderer, da sie ihr inneres Wertesystem kennen. Sie können ihre Empfindungen, Gedanken und Pläne offen zeigen sowie andere inspirieren und motivieren. Als gute Zuhörer sind sie in der Lage, Schwierigkeiten in der Kommunikation zu beseitigen, da sie sich empathisch in ihre Mitmenschen hineinversetzen können. Sie können über das eigene Ego hinausblicken und der wahren Intuition folgen. Sie können Bauchgefühl und Verstand optimal in Einklang bringen.

6. DAS STIRNCHAKRA – DIE MENTALE EBENE

Kennst du folgende Art von Mensch: intelligent, belesen, kreativ? Die Betreffenden haben keine Probleme, sich in die unterschiedlichsten Sachverhalte einzuarbeiten, und finden stets schnell den richtigen Dreh. Ganz automatisch analysieren sie ihr Umfeld und das, was in der Welt geschieht, um sich möglichst überall gut zurechtzufinden. Wissen und Erfahrungen sind ihr höchstes Gut. Man hat das Gefühl, dass sie es irgendwie geschafft haben, Ecken ihres Hirns zu aktivieren, die den meisten nicht zugänglich sind. Oft können sie auf Anhieb die Umstände korrekt deuten und Situationen richtig einschätzen, da ihre intuitiven Fähigkeiten stark ausgeprägt sind.

Wenn du glaubst, dass man dafür begnadet sein muss, dann kann ich dir Mut machen.[191] Diese Menschen haben gelernt, ihre mentalen Fähigkeiten voll einzusetzen. Sie sind deswegen in der Lage, gewaltige Mengen an mentaler Energie freizusetzen, da ihr Stirnchakra weit geöffnet ist.

In den alten Veden war dieses Chakra als »Ājñā« bekannt, und es wird oft auch als das »Dritte Auge« bezeichnet.[192] Es strahlt die Farbe Dunkelblau bis Violett aus, genauer gesagt Indigo. Es befindet sich über der Mitte der Augenbrauen. Die Zirbeldrüse, die in manchen Büchern auch dem Kronenchakra zugeordnet wird, wird häufig mit dem Stirnchakra in Verbindung gebracht.[193] Ebenfalls eine Rolle spielt die Hypophyse.[194] Denn aus dem Stirnchakra entstehen unser Verstand, bewusste und unbewusste Gedanken und schließlich auch unsere kognitiven Fähigkeiten, die uns das Leben hier auf der Erde ermöglichen.

Bei der Besprechung des fünften Chakras, der Kommunikationsebene, haben wir gesagt, dass unser Körper ständig Informationen austauscht. Egal, ob Hormone oder neuronale Signale, sie sind eine Möglichkeit, um eine Information in unserem Körper von einer Zelle zur anderen zu transportieren. In diesem Chakra geht es um die Information selbst, um die Gedanken und um die mentale Energie, die dahintersteckt.

In unserer zentralen Schaltstelle, im Gehirn beziehungsweise im zentralen Nervensystem, werden Unmengen an Informationen verarbeitet, die das Zusammenspiel aller Zellen respektive Organe ermöglichen. So werden nicht nur überlebenswichtige Mechanismen gesteuert, sondern wir können auch parallel dazu bewusst denken und somit unser Leben in die eigenen Hände nehmen. Das glauben wir jedenfalls. Dank unseres entwickelten Gehirns sind wir in der Lage, komplizierte Denkvorgänge vorzunehmen und mentale Energie freizusetzen.[195] So entsteht unser Verstand, der ein Teil unserer Psyche ist. In diesem erschaffen wir die Realität, unsere ganz persönliche Wahrnehmung. Daraus entstehen unser Wissen, unser Intellekt und unsere Identität. Ohne all das wäre die Existenz aller unteren Chakren nicht möglich.

Bei den meisten Menschen hört in dieser Bewusstseinsebene die spirituelle Entwicklung auf. Sie schaffen es nicht, ihr Ego aus dieser Ebene zu lösen. Wenn wir uns spirituell entfalten wollen, dann ist es wichtig, diese Ebene zu meistern. Dazu muss man verstehen, wie das sechste Chakra aufgebaut ist und wie es funktioniert.

Ziel dieses Kapitels ist es also zu lernen, wie man seinen Verstand benutzen kann, anstatt von ihm benutzt zu werden. Das ist ein großer Unterschied, und nur wenige Menschen haben begriffen, wie das funktioniert. Am Ende dieses Kapitels wirst du dazugehören. Außerdem wirst du lernen, dein Drittes Auge zu aktivieren, deine Zirbeldrüse durch mentale Übungen freizusetzen und deine Intuition zu stärken.

Wie die Physiologie unseres Verstandes funktioniert

Um dein Stirnchakra zu öffnen, musst du zunächst verstehen, wie die körperliche Komponente funktioniert, also unser Nervensystem. Daraufhin werden wir näher auf die geistigen Vorgänge eingehen. Die mentale Ebene funktioniert nämlich ähnlich wie ein Computer. Hierbei können wir uns unser Gehirn als eine Art »Hardware« vorstellen mit einer Art »Software«, die für unsere Psyche zuständig ist. Ebenso gibt es noch etwas, was weiter darüber hinausgeht. Dazu werde ich dir aber erst später mehr erzählen. Sehen wir uns zunächst nur die Hardware selbst an.

Knüpfen wir da an, wo wir im letzten Kapitel aufgehört haben: bei der Kommunikation. Unsere Zellen müssen miteinander kommunizieren, um unseren Körper zu bilden.[196] Wir sind das Ergebnis eines ununterbrochenen Informationsaustauschs zwischen vierzig Billionen Zellen. Damit eine solche Kommunikation überhaupt ermöglicht werden konnte, hat sich unser Verstand beziehungsweise unser Nervensystem im Laufe der Evolution zu den komplexesten Strukturen unseres gesamten Körpers entwickelt.

In diesem Kapitel werde ich dir einen groben Überblick geben. Das Nervensystem ist zum einen in das zentrale Nervensystem und zum anderen in das periphere Nervensystem unterteilt. Hier geht es allerdings nicht darum, die genauen Fachbegriffe einzustudieren, sondern eher darum, dass du grob verstehst, wie die physische Komponente der mentalen Bewusstseinsebene funktioniert.

Das zentrale Nervensystem (ZNS)

Dies ist der zusammenfassende Begriff von allen Nervenbahnen und Neuronen in unserem Gehirn und dem Rückenmark. Die Kommunikation der Neuronen erlaubt es uns zu denken. Die Neuronen können jederzeit neue Verbindungen bilden. Daher ist unser Nervensystem sehr wandelbar und lernfähig. Das Gehirn lässt sich in verschiedene Bereiche einteilen, die bestimmte Aufgaben des Körpers steuern.[197]

Der sogenannte Hirnstamm ist der älteste und am tiefsten liegende Teil des menschlichen Gehirns. Diese Hirnstruktur hat sich bereits vor etwa 500 Millionen Jahren entwickelt, also lange bevor es Menschen gab. Daher wird dieses Areal auch »Reptilienhirn« genannt. Jedes Wirbeltier besitzt es. Dort werden überlebenswichtige Funktionen wie zum Beispiel das Atmen, die Regulation des Blutkreislaufs oder überlebenswichtige Reflexe gesteuert.

Das Zwischenhirn erfüllt wichtige vegetative Aufgaben, die unbewusst ablaufen. Hier werden einkommende Sinnesreize und Informationen des Körpers verarbeitet. Unnötige Informationen werden dabei herausgefiltert, bevor sie an das Großhirn beziehungsweise an unseren bewussten Verstand weitergeleitet werden. Aus diesem Grund wird der Thalamus auch als das Tor zum Bewusstsein bezeichnet. Alle anderen Informationen bleiben in den tiefen Sphären des Unterbewusstseins verborgen. Hier im Mittelhirn werden auch wichtige Funktionen wie der Wasserhaushalt, die Körpertemperatur, das Hungergefühl, der Sexualtrieb und so weiter gesteuert.

Das Kleinhirn ist verantwortlich für die motorische Feinabstimmung unserer Muskeln. Alle automatisierten Bewegungen und Muskelkoordinationen, die wir erlernen, werden durch unser Kleinhirn ausgeführt. Das erlaubt uns, die kompliziertesten Körperbewegungen fast vollautomatisch auszuführen.

Der größte Teil – circa 85 Prozent der Hirnsubstanz – entspricht dem Großhirn. Die Form und Struktur erinnert stark an das Innere einer Walnuss. Das Großhirn ist in zwei Hälften, die sogenannten Hemisphären, unterteilt. Der Balken verbindet die rechte und linke Hirnhälfte miteinander, um die Kommunikation untereinander zu ermöglichen. Durch die große Hirnoberfläche wird ein großer Funktionsumfang des Gehirns gewährleistet. Dazu zählen die Verarbeitung von allen bewussten Körperreizen und das Speichern von Informationen. Alle rationalen, kognitiven und bewussten Leistungen finden im Großhirn statt. Dort gibt es verschiedene Hirnareale, die für individuelle Aufgaben wie zum Beispiel das Sprechen, räumliches Denken, Hören, Lesen, Rechnen und so weiter zuständig sind.

Was die meisten nicht wissen: Das Gehirn allein ist nicht für unsere Intelligenz verantwortlich. Das Rückenmark gehört ebenfalls zum zentralen Nervensystem und spielt eine sehr wichtige Rolle.[198] Es bildet beim Erwachsenen eine etwa 45 Zentimeter lange Nervenbahn mit einem Durchmesser von circa 1 Zentimeter. Hier werden Signale verarbeitet, die für schnelles Handeln wie zum Beispiel Reflexe notwendig sind. Aus dem Rückenmark treten Nervenfasern aus, die sich über den gesamten Körper strecken und jedes Körperteil und jeden Muskel mit dem zentralen Nervensystem verbindet. Diese Nervenbahnen werden als »peripheres Nervensystem« bezeichnet.

Das periphere Nervensystem (PNS)

Das periphere Nervensystem verbindet alle Organe, Sinnesorgane und Muskeln mit dem zentralen Nervensystem. Durch die Hirn- und Spinalnerven werden also die Sinnesinformationen, die man beim Sehen, Hören, Riechen, Schmecken und Tasten erhält, an das Rückenmark beziehungsweise das Gehirn zur Weiterverarbeitung geleitet.[199] Vom zentralen Nervensystem werden Signale an die Muskulatur, an Organe oder Drüsen weitergegeben. Das periphere Nervensystem durchzieht unseren gesamten Körper. An vielen Organen sitzen ebenfalls Neuronen. Allein unser Herz besitzt ein Nervenfasergeflecht von etwa 40 000 Nervenzellen.

Eine große Besonderheit ist das enterische Nervensystem, von dem ja schon die Rede war. Es ist als »Darmnervensystem« oder auch »Bauchgehirn« bekannt, da es sich durch den gesamten Verdauungstrakt zieht. Es bildet einen Komplex aus mehreren hundert Millionen Nervenzellen und kann völlig autonom denken. Zwar steuert das Bauchhirn hauptsächlich die Verdauung, aber der Informationsaustausch zwischen dem Bauchhirn und dem Kopfhirn kann unser Verhalten und somit unsere Entscheidungen beeinflussen.[200] Da wir überall in unserem Körper Neuronen besitzen, findet das Denken nicht nur im Kopf statt. Alle Denk- und Entscheidungsprozesse entstammen aus der Gesamtheit unseres Nervensystems, das sich durch jede Ecke unseres Körper zieht. Wir denken also immer mit unserem ganzen Körper.

Somatisches und vegetatives Nervensystem

Neben der Beschreibung als zentrales und peripheres Nervensystem gibt es auch die Möglichkeit einer anderen Darstellung. Man kann es auch in das somatische und vegetative Nervensystem unterteilen. Das somatische Nervensystem ist für all die Prozesse verantwortlich, die bewusst wahrgenommen werden und auf die wir bewusst reagieren. Hier ist der Ursprung vom bewusst denkenden Verstand. Beim vegetativen Nervensystem ist es genau andersherum. Hier werden alle Prozesse gesteuert, die unbewusst verlaufen: Herzschlag, Atmung, Verdauung und so weiter. Auf diese Faktoren haben wir bewusst keinen Einfluss. Wir können unseren Herzschlag nicht willentlich steuern. Das vegetative Nervensystem wird vom Sympathikus und Parasympathikus beeinflusst.[201] Durch Stress wird der Sympathikus aktiviert, der beispielsweise den Herzschlag und die Atmung hochfährt. Bei Entspannung wird der Parasympathikus aktiviert, der den Herzschlag und die Atmung wieder herunterreguliert. Wir haben also indirekt Einfluss auf das vegetative Nervensystem, das einen großen Teil unseres unbewussten Verstandes ausmacht.

So weit zur Unterteilung unseres Nervensystems. Unser Verstand ist ein hochkomplexes biologisches Instrument. Ohne unseren Verstand könnten wir unmöglich überleben. Wir könnten die Grundbedürfnisse unseres Körpers nicht befriedigen, wir hätten keine Triebe, die uns am Leben erhalten, wir würden keinen Willen entwickeln, der uns weiterbringt und unser Überleben sichert, wir könnten unmöglich zwischenmenschlich agieren, Beziehungen eingehen und auch nicht mit der Außenwelt kommunizieren. Die bisher vorgestellten Chakren bedienen sich der Intelligenz dieses sechsten Chakras. Jedes bedient sich der mentalen Energie, die uns dieses Chakra zur Verfügung stellt.

Übung

Das Nervensystem ausbalancieren

Diese Übung hilft dir dabei, deine Gehirnhälften zu synchronisieren und auf diese Weise den Sympathikus und Parasympathikus auszugleichen. Es ist eine Meditationsübung, die gleichzeitig entspannt, aber auch ein hohes Maß an Konzentration erfordert.

Wir nutzen dabei die Tafeln von Chartres als Hilfe. Die Tafeln stellen eine Meditationsübung dar, in der es darum geht, die Gehirnhälften zu synchronisieren und so auch im Alltag stets ausbalanciert zu halten. Auf den Tafeln sind jeweils gleiche geometrische Figuren dargestellt, die sich jedoch farblich unterscheiden. Diese Figuren orientieren sich am Grundriss der Kathedrale von Chartres, woher sie auch ihren Namen haben. Legt man zwei davon nebeneinander vor sich und versucht, sie durch eine bestimmte Blicktechnik visuell übereinanderzulegen, passiert etwas Faszinierendes. Die Farben beginnen sich abzuwechseln oder sogar zu vermischen. Dies kann man durch gezielte Konzentration steuern und so von den Vorteilen dieser Technik profitieren. Die Übung und die genaue Anleitung findest du hier:

https://www.highermind.de/buch-c9

Wie du die Ketten deines Verstandes sprengst

Nachdem wir nun verstanden haben, wie die physische Komponente (Hardware) unseres Verstandes funktioniert, beschäftigen wir uns jetzt mit der geistigen (Software). Unsere Psyche entsteht nämlich nicht nur aufgrund des genetischen Aufbaus des Nervensystems, sondern auch aus dem Erfahrungsschatz, den wir uns im Laufe des Lebens aneignen.[202] Das ist quasi das Betriebssystem unseres Verstandes. Dort wird bestimmt, wie wir auf Reize reagieren. Wenn wir die geistige Funktionsweise unseres Verstandes verstehen, wenn wir den Unterschied zwischen dem Bewussten und dem Unbewussten wirklich verstehen, können wir unser sechstes Chakra öffnen. Genau hier befindet sich die Grenze zwischen dem Physischen und dem Geistigen.

Ein sehr großer Teil unseres Verhaltens ist genetisch bestimmt, das heißt angeboren. Es entstand im Laufe der Evolution und wird als »instinktives Verhalten« bezeichnet. Dies ist in unseren unteren Chakren beheimatet, vor allem im Wurzel- und Sakralchakra. Das ist einer der Gründe, warum man immer ähnliche Verhaltensweisen besitzt, wie seine Eltern, Großeltern und deren Vorfahren. Genau das Verhalten wird hauptsächlich durch unbewusste Strukturen bestimmt. Das Aufgabengebiet des Instinkts erstreckt sich sogar in den zellulären Raum, in dem sich unser Erbgut befindet. In der DNA sind Informationen deiner gesamten Evolutionsgeschichte gespeichert.[203]

Der Instinkt hat ein weitreichendes Wissen darüber, wie unser Körper aufgebaut ist und wie dieser instand gehalten wird. Unsere Verhaltensweisen werden zu einem großen Teil auch von hier aus gesteuert. Sie sind sehr starr und können nur sehr schwer bewusst verändert werden. Nach den Erkenntnissen der Epigenetik können sie aber dennoch beeinflusst und verändert werden.[204] (Die Epigenetik gilt als das Bindeglied zwischen Genen und Umwelteinflüssen. Das griechische Präfix *epí* bedeutet »dazu, außerdem, darüber«.) Sie machen einen großen Teil deines unbewussten Verstandes aus. Der Instinkt ist der älteste Teil deines Verstandes und funktioniert ähnlich wie das Betriebssystem eines Computers.

Andere Teile unseres Verhaltens sind konditioniert. Das heißt, diese Verhaltensweisen hast du im Laufe deines Lebens dazugelernt. Sie sind intellektuell und entspringen aus den oberen Chakren, also aus den geistigen Ebenen. So installierst du in deinem Verstand bestimmte Informationen, die in deinem Unterbewusstsein gespeichert werden. Mit dieser Information kann dein Verstand nun arbeiten. Neue Informationen werden mit gespeicherten abgeglichen und verknüpft. Unser Gehirn passt seine Neuronen an und »verdrahtet« sich neu. So werden deine tiefsten und unbewussten Verhaltensweisen erschaffen. Die Wissenschaft nennt dies »Konditionierung«.[205]

Im Grunde funktioniert unser Verstand nicht anders wie der des berühmten Hunds von Pawlow: Der Forscher kündigte das Futter mit einer Glocke an. Nach wenigen Wiederholungen hatte der Verstand des Hundes diesen Zusammenhang abgespeichert. Sobald die Glocke ertönte, dachte er an das Futter und Speichelfluss setzte ein. Nach diesem Prinzip verbinden auch wir wahrgenommene Reize mit bestimmten Gedankenreaktionen. Unser Verstand funktioniert, indem er Zusammenhänge herstellt. Natürlich kann dieses einfache Prinzip bei uns Menschen sehr komplex werden. Belohnungen und Bestrafungen spielen auch hier eine maßgebliche Rolle.

Zusammenfassend lässt sich sagen, dass unser Verstand grundsätzlich angenehme Erfahrungen wiederholen und unangenehme Erfahrungen vermeiden möchte. Auch durch Beobachten anderer Personen und deren Konsequenzen auf bestimmte Reize können wir etwas Neues dazulernen oder unsere Verhaltensweisen ändern. So formt sich im Laufe der Zeit aufgrund unserer gesammelten Erfahrungen unser intellektuelles Verhalten.

Manche Verhaltensweisen sind aber weder instinktiv noch intellektuell. Dann spricht man vom »intuitiven Verhalten«.[206] Ein guter Bogenschütze wird dir bestätigen können, dass er beim Schießen nicht seinen intellektuellen Verstand benutzt. Er verlässt sich auf seine Intuition. Ganz unbewusst ist er in der Lage, die Entfernung und die Windstärke so einzuschätzen, dass er ganz genau trifft. Er hat es im Gefühl und lässt den Pfeil zur richtigen Zeit, im richtigen Winkel, mit der richtigen Bogenspannung fliegen, ohne darüber nachzudenken.

Intuition entsteht also dann, wenn Intellekt und Instinkt zusammentreffen. Dazu gehört sehr viel Selbstvertrauen. Erst wenn man wirklich loslassen kann und einfach vertraut, kann auf das intuitive Wissen zugegriffen werden.

Unsere gesamte äußere, aber auch innere Wahrnehmung wirkt sich auf unser Verhalten aus. Die meisten Menschen verhalten sich entweder instinktiv, also entscheiden sehr viel aus ihren Gefühlen, oder intellektuell, also aus ihrem Verstand heraus. Ich habe in diesem Buch bereits erwähnt, dass wir die besten Entscheidungen aus dem intuitiven Verhalten, das heißt aus unserem Herzen heraus treffen. Du entfaltest deine intuitiven Fähigkeiten, wenn du loslässt und damit aufhörst, nur aus dem Kopf oder nur aus dem Bauch heraus zu denken. Das Wichtigste ist die Vereinigung von Bauch und Kopf, von Gefühlen und Gedanken, von den unteren und oberen Chakren. So können wir unsere intuitiven Fähigkeiten in unserem Herzchakra voll öffnen.

Nun solltest du also verstehen, wieso es wichtig ist, deinen Verstand zu benutzen, anstatt von ihm benutzt zu werden.

Übung

So weckst du deine Intuition

Unser Verstand setzt sich zusammen aus drei Instanzen, die du nun noch besser verstehen kannst. Diese werden von Körper, Geist und Seele beeinflusst. In den untersten Chakren, in den physischen Ebenen, liegt unser Instinkt. Unser Körper ist dafür verantwortlich. All die gespeicherten Informationen in unseren Zellen beziehungsweise in unserer DNA machen unseren Instinkt aus. In den obersten Chakren, also in den geistigen Ebenen, liegt unser Intellekt. Hier bedienen wir uns an neuem, frischem Wissen. Unser Geist ist hierfür zuständig. Wir nehmen Informationen von außen auf und verarbeiten sie in unserem Verstand. Wenn wir unsere intellektuellen Grenzen überwinden, können Instinkt und Intellekt zusammentreffen. Sie treffen sich genau in der Mitte, in unserem Herzchakra. Dort liegt unsere Intuition verborgen. Wenn wir uns instinktiv und intellektuell entfalten, können wir auch damit beginnen, unsere Intuition zu aktivieren.

Sehen wir uns dazu mal einen interessanten Zusammenhang an. Du wirst dich an das Bild mit dem Eisberg erinnern. Dieser repräsentiert das Verhältnis zwischen bewusstem und unbewusstem Verstand. In der Spitze liegt unser bewusstes Denken, unser Intellekt. Unter der Wasseroberfläche liegt das Unbewusste. Im Unbewussten liegt unser Instinkt, aber auch unsere Intuition.[207] So lässt sich der Eisberg in einen Quadranten einteilen. Nach oben hin werden wir bewusst, nach unten hin unbewusst. Rechts, wo die Intuition liegt, wird es geistig, und links, Richtung Instinkt, wird es körperlich.

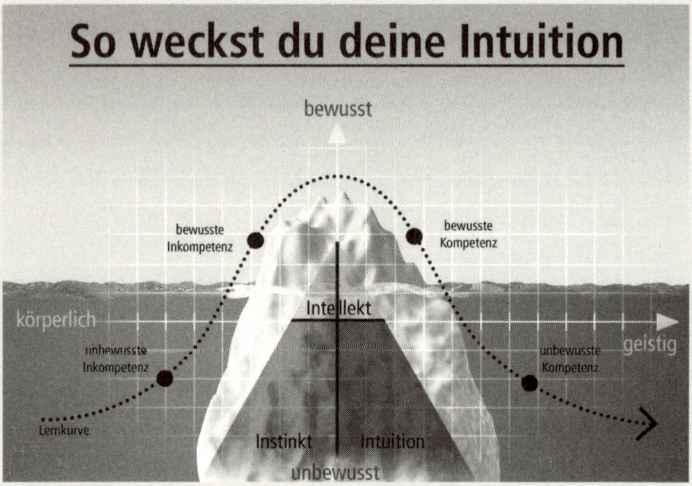

Nun kommt der nächste interessante Zusammenhang aus dem Kompetenzstufenentwicklungsmodell.[208] Nehmen wir uns als Beispiel einen Menschen, der das Eislaufen nicht beherrscht. Sein Körper weiß nicht, wie er sich richtig bewegen muss, um sich sicher auf dem Eis zu fühlen. Sein Instinkt hilft ihm hier nicht weiter. In der Entwicklungspsychologie wird dies »unbewusste Inkompetenz« genannt. Hier ist der Startpunkt für jede Fähigkeit, die wir uns aneignen. Nun sehen wir uns an, was weiter passiert. Dem Eisläufer wird klar, dass er auf dem Eis ganz und gar nicht zurechtkommt, und ihm wird seine Inkompetenz bewusst. Nun wandern wir von dem Quadranten unten links nach oben links. Jetzt, da der Eisläufer erkennen kann, was er falsch macht und wie er sich verbessern kann, kommt es mit viel Training dazu, dass er im Quadranten von links oben nach rechts oben wandert. Hier kommt es zur bewussten Kompetenz.

Alles, was wir lernen, durchläuft genau diesen Prozess. So können wir von einem unbedarften Eisläufer durch viel Übung zu einem begnadeten werden. Nun gibt es aber noch einen weiteren Schritt. Die wenigsten Menschen sind bereit, diesen zu gehen, aber genau hier öffnen wir den Zugang zu unserer Intuition. Intuition entsteht wie gesagt, wenn Instinkt und Intellekt aufeinandertreffen. Wenn nun der Eiskunstläufer all seine Bewegungsabläufe so tief eintrainiert, dass sie ihm regelrecht in Fleisch und Blut übergehen, kommt es zur unbewussten Kompetenz. Der Eisläufer muss nicht mehr über seine Bewegungen nachdenken. Er hat die bewussten Prozesse losgelassen und überlässt das Handeln seinem Unterbewusstsein. Er bewegt sich mit absoluter Leichtigkeit auf dem Eis, ohne viel Bewusstheit und Konzentration.

Intuition kann regelrechte Superkräfte in uns wecken. So kannst du von einer Eislaufniete zu einem Eiskunstprofi werden. Es geht aber noch eindrucksvoller: Manche Menschen können durch diesen Prozess lernen, Auren zu sehen oder außersinnlich wahrzunehmen. Der Amerikaner Daniel Kish ist ein hervorragendes Beispiel, um die Macht der Intuition zu demonstrieren.[209] Er ist völlig blind, lernte aber dank seiner Intuition, mit seinen Ohren zu sehen. Dazu erzeugt er mit seinem Mund einen speziellen Laut. Das Echo wird von der Umgebung reflektiert, von seinem Gehör aufgenommen und im Unterbewusstsein verarbeitet. Ganz nach dem Prinzip, wie es auch eine Fledermaus macht. Das Gehirn hat über die Intuition gelernt, diese Informationen an das Sehzentrum weiterzuleiten und dort eine visuelle Wahrnehmung zu erzeugen. Heute bringt er anderen Erblindeten diese Fähigkeit bei. Auch hier geht er so vor, dass seine Schüler bei der unbewussten Inkompetenz beginnen. Dann trainieren sie im Zustand der bewussten Inkompetenz, bis sie die bewusste Kompetenz erreichen. Und wer schließlich lernen möchte, ganz intuitiv mit den Ohren zu sehen, der muss das Bewusste loslassen und sich in den Raum der unbewussten Kompetenz fallen lassen.

Dieses Modell soll dir zukünftig beim Erlernen von neuen Fähigkeiten weiterhelfen. Für welche Fähigkeit du dieses Modell anwenden möchtest, ist ganz dir überlassen. Das Prinzip lässt sich nämlich auf alles anwenden. Egal, was du dir beibringen möchtest, das Modell wird dir künftig dabei helfen, von unbewusster Inkompetenz zur unbewussten Kompetenz zu gelangen.

Um es genauer zu verstehen, kannst du dir zehn Minuten Zeit nehmen und dieses Modell mit eigenen Beispielen durchgehen. Stell dir beispielsweise vor, dass du in jungen Jahren noch nicht schreiben konntest. Das war damals unbewusste Inkompetenz. Dann haben dich deine Eltern und Lehrer darauf hingewiesen. Daraufhin hast du erkannt, dass du nicht schreiben konntest (bewusste Inkompetenz), es aber durch bestimmte Übungen zu lernen imstande warst. Wenn du fleißig warst, konntest du mit großer Mühe, hoher Konzentration und hoher Bewusstheit Buchstaben schreiben (bewusste Kompetenz). Irgendwann ist dir das Schreiben dann durch jahrelange Praxis so in Fleisch und Blut übergegangen, dass es für dich heute keine bewusste Anstrengung mehr erfordert.

Diese Fähigkeit ist tief in deiner Intuition verankert. Geh gern zehn Minuten lang eigene Beispiele von anderen Fähigkeiten durch, damit du das Modell noch besser verinnerlichst.

Die unbewusste Seite des Verstandes

Glaubst du daran, dass du frei entscheiden kannst? Oder glaubst du, dass alles vorherbestimmt ist und von den Programmierungen deines Verstandes abhängig ist?

Sicher gibt es hier gemischte Meinungen. Was ist aber, wenn ich dir sage, dass beides richtig ist? Es ist doch offensichtlich, dass wir von der gesamten Leistung unserer mentalen Fähigkeiten nur einen Bruchteil bewusst erleben: der Herzschlag, die Körpertemperatur, das Lesen und Erkennen von Gesichtern, Mimiken und Gestiken, die Koordinierung unserer einzelnen Muskeln bei komplizierten Bewegungen. All das wird von unserem Verstand vollkommen automatisch erledigt. Wir könnten theoretisch bewusst darüber entscheiden, müssen aber nicht bewusst darüber nachdenken. Es passiert einfach. Instinkt und Intuition erledigen ihre Aufgaben zuverlässig und mühelos. Sei es, dass wir uns an der Nase kratzen, wenn es juckt, mit unseren Fingern spielen, wenn wir ungeduldig sind, oder das Gesicht verziehen, wenn wir Ekel empfinden. Selbst bei intellektuellen Handlungen aller Art werden diese Entscheidungen häufig ganz beiläufig, fast schon automatisch ausgeführt. Der unbewusste Teil unseres Verstandes übernimmt diese Aufgaben, während der bewusste Verstand mit anderen Gedanken beschäftigt ist.

Fakt ist also, dass der größte Teil unseres Verstandes unbewusst arbeitet, und zwar noch mehr, als wir glauben.[210] Die Werbung beweist es uns: Hier wissen psychologisch geschulte Strategen genau, wie unser unbewusster Verstand funktioniert, und nutzen dies, um unsere Kaufentscheidungen zu beeinflussen. Stehen wir vor dem Kühlregal und wollen uns für eine Sorte Cola entscheiden, werden wir vermutlich zu derjenigen greifen, deren Werbekampagne uns eher zusagt. Dabei müssen wir uns nicht einmal bewusst an die Werbung erinnern. Der unbewusste Teil unseres Verstandes fällt Entscheidungen, die erst im Nachhinein mit dem bewusst erlebten Verstand logisch begründet werden. Wir aber haben oft den Eindruck, dass wir uns bewusst für etwas entscheiden.

Der Verstand und seine unbewussten Programmierungen schreiben das Drehbuch für unser Leben.[211] Das lässt sich mit vielerlei wissenschaftlichen Studien belegen, und auch die fernöstlichen Lehren sprechen ja davon, wie uns unser Karma beeinflusst.

Denke hier noch mal an das Bild mit dem Eisberg. Maximal 10 Prozent aller Gedanken können wir bewusst erfassen. Der größte Teil des Verstandes verbirgt sich im Unbewussten. Um dir die Macht des Unbewussten zu demonstrieren, möchte ich dir ein Bild zeigen.

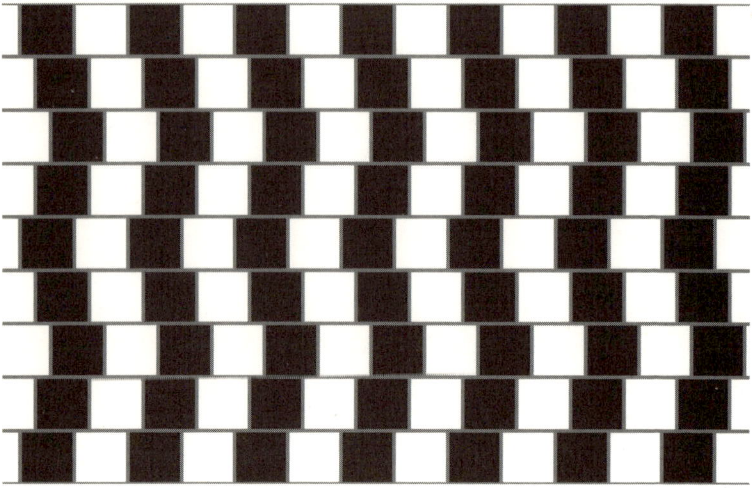

Wahrscheinlich wirst du schon die ein oder andere optische Täuschung dieser Art kennen. Die horizontalen Linien zwischen den Quadraten sind gerade und parallel zueinander. Obwohl wir das bewusst wissen, nehmen wir sie trotzdem immer verzerrt wahr. Unsere Wahrnehmung, die im Unbewussten verarbeitet wird, lässt sich durch die optische Illusion stets täuschen. Nur wenn wir bewusst ein Quadrat nach dem anderen betrachten, fällt uns auf, dass unser Verstand uns täuscht.

Der unbewusste Verstand hat den Vorteil, dass wir blitzschnell Bilder, Situationen und so weiter erkennen können. Im Unbewussten können wir Reize sofort instinktiv und intuitiv verarbeiten, da wir nicht aktiv denken müssen. Wir bekommen von dieser mentalen Leistung überhaupt nichts mit. Der bewusste Teil unseres Verstandes, der Intellekt, ist nicht so schnell, dafür meist aber präziser.

Der Verstand ist so ausgelegt, dass er auch ohne aktives Zutun funktioniert. Er hat die Kontrolle über uns, sobald wir unbewusst sind. Glaub mir, die meisten Menschen leben sehr unbewusst. Sie führen großenteils quasi ein Leben auf Autopilot.[212] Ihre Entscheidungen sind von ihren vorherigen Entscheidungen und von den Entscheidungen davor abhängig. Sie sind ihrem Karma beziehungsweise ihrem Schicksal unterworfen. Die Kette der Konditionierung zieht sich immer weiter, und sie handeln immer und immer wieder unbewusst, so wie es die automatische Programmierung ihres Verstandes vorschreibt.

Viele würden es zwar niemals zugeben, da sie es selbst nicht glauben und sich auch nicht vorstellen können. Sie verstehen nicht, was der wahre freie Wille bedeutet. Der Wille hat seinen Ursprung auch nicht im Verstand. Der Wille ist im dritten Chakra beheimatet.

Uns nach unserem Willen frei entscheiden zu können, bedeutet bewusst zu agieren. Oftmals agieren wir aber nicht wirklich, sondern reagieren nur. In diesem Zustand beeinflusst unser unbewusster Verstand maßgeblich unser Entscheidungsverhalten. Wenn wir durch unseren unbewussten Verstand in der Lage sind, uns bewusst Schaden zuzufügen – falls wir zum Beispiel rauchen, obwohl wir wissen, wie ungesund das ist –, und uns dabei sogar noch gut fühlen, dann steckt eine gewaltige Macht dahinter. Deshalb sollten wir aufpassen. Wir sollten wachsam sein und erkennen, wann wir möglicherweise auch von uns nicht so gut gesinnten Zeitgenossen manipuliert werden.

Ich weiß, das ist jetzt etwas viel und vielleicht schwer zu begreifen, weil du bisher möglicherweise der Meinung warst, dass *du* dein Verstand und somit deine Gedanken bist. Aber um dich spirituell entfalten zu können, musst du verstehen, dass das nicht so ist und du mehr bist als dein Verstand. Du bist nicht dein Verstand, sondern der Verstand ist ein Teil von dir, ein Teil von deiner Existenz, ein Teil von deinem Sein: ein Werkzeug. Sei dir dessen bewusst, und benutze ihn, verwende ihn. Mit den Gedanken ist es so wie mit den Gefühlen. Erinnere dich an das zweite Chakra, zu dem ich dir erklärt habe, dass du dich nicht mit deinen Gefühlen identifizieren sollst. Halte einen gesunden Abstand. Ebenso ist es mit deinen Gedanken. Erkenne, dass etwas in dir in der Lage ist zu denken. Höre darauf, beobachte deine Gedanken, nimm sie wahr. Lass dich nicht nur von ihnen lenken, beraube dich nicht deines eigenen freien Willens. Überlass dein Leben nicht dem Schicksal oder deinen karmischen Spuren, indem du deinen Verstand auf Autopilot stellst.

Übung

Wie du durch Bewusstsein dein Unbewusstes steuerst

Nun kommen wir zu einer der wichtigsten, wenn nicht sogar *der* wichtigsten Übung dieses Buches. Dazu brauchen wir wieder dein Visionsbuch. Dort wirst du heute deine Zukunftsvision hineinschreiben. Eine Vorstellung, wo du dich selbst in zehn Jahren siehst.

Nimm dir für diese Übung zunächst ein paar Schmierpapierseiten. Wir werden nämlich einen Aufsatz schreiben, und zwar einen sehr wertvollen, der dein Unterbewusstsein massiv programmieren wird. Deshalb solltest du dir für diese Übung besonders viel Mühe geben. Das, was du aufschreibst, wird großen Einfluss auf dich haben.

Die Macht des Unterbewusstseins wird uns dabei unterstützen, dass die Vision, die wir heute aufschreiben werden, in den nächsten zehn Jahren zur Wirklichkeit wird. Ganz nach dem Gesetz der Anziehung.

Nimm dir zunächst die Notizen zur Hand, in denen du dir Ideen und Anreize aufgeschrieben hast, die dich mit Sinn erfüllen. Diese Übung haben wir im dritten Chakra gestartet. Gerne kannst du diese Notizen jetzt als Inspiration nutzen. Nimm ein Schmierpapier zur Hand, und lege dir einen Stift zur Seite. Nun stellst du dir deinen Geburtstag in zehn Jahren vor. Stell dir vor, wie du aufstehst. In welchem Zimmer befindest du dich? In welcher Wohnung? In deiner Wohnung? Oder in einem Haus? In welcher Stadt oder in welchem Land? Versuche die Vorstellung so konkret wie möglich zu gestalten. Schreib das alles auf. Gern vielleicht erst in Stichpunkten oder in vollen Sätzen, so wie es für dich am besten ist. Dann stellst du dir vor, wie du aussiehst. Wie fit ist dein Körper? Bist du eher schlank oder muskulös? Wacht jemand neben dir auf? Dein Lebenspartner? Wer soll das sein? Jemand, mit dem du schon in einer Partnerschaft bist? Hast du vielleicht schon eine Familie oder Kinder? Stell dir das alles ganz genauso vor, wie du es am allerliebsten hättest.

Stell dir dann vor, wie du in den Tag startest. Machst du Sportübungen, Meditation, oder frühstückst du? Was fühlst du dabei? Freiheit? Sicherheit? Liebe? Werde ganz konkret. Versuche, diesen ganz besonderen Tag auf dem Papier lebendig werden zu lassen.

Gib dir für diese Übung so viel Mühe wie selten zuvor für irgendetwas anderes im Leben. Versuche auch ruhig, etwas größer zu träumen. Was kannst du dir vorstellen? An was kannst du glauben? Leg da noch mal eine ordentliche Schippe drauf. Auch wenn du noch nicht weißt, wie du das alles erreichen kannst, lass dich nicht davon eingrenzen.

In deiner Vision soll auch genügend Platz sein, dass du dich persönlich weiterentwickeln kannst. Deswegen ist es gut, deine Träume ruhig etwas höher anzusetzen. Zwar nicht utopisch, sondern durchaus machbar. Auch wenn du es dir vielleicht noch nicht zutraust.

Geh so deinen Geburtstag von morgens bis abends durch. Stell dir ganz detailliert vor, was du an dem Tag erleben willst, welche Menschen du um dich herum haben möchtest, was du fühlen willst und was du erreicht haben willst. Wie viel Geld willst du auf dem Konto haben? Stell dir ruhig auch materielle Dinge vor, aber vor allem immaterielle. Versuche auch, Gesundheit, Glück oder Erfüllung mit einzubringen.

Wenn du diesen Tagesablauf so weit aufs Papier gebracht hast, dann wird es Zeit, ihn in Schönschrift in dein Visionsbuch oder auf einen besonderen Zettel zu schreiben. Gestalte eine ansprechende Überschrift. Vielleicht so was wie »Mein 40. Geburtstag«. Schreib den besten Aufsatz deines Lebens genau hier rein. So, dass er in dir ganz viele Gefühle weckt.

Glaub mir, dieser Aufsatz wird etwas Bewegendes werden. Er wird dein Unterbewusstsein über die Jahre hinweg genau dorthin leiten. Der Prozess des Aufschreibens löst etwas in dir aus und verdoppelt fast die Wahrscheinlichkeit, dass du diese Ziele erreichst.[213] Du setzt dir ein starkes Commitment. Diese Verpflichtung ist jetzt wie ein besonderes Anziehungsfeld für dein Unterbewusstsein. Ganz unbewusst wirst du nun Tag für Tag unterschwellige Entscheidungen treffen, die dich langfristig gesehen genau zu deiner Vision führen. Es werden vielleicht viele Millionen Entscheidungen sein, die unbewusst gefällt werden. Diese werden sich aber mit der Zeit summieren und dich deiner Vision näher bringen. Dein Unterbewusstsein besitzt die Weisheit, dich genau dorthin zu manövrieren. Auch wenn du vielleicht nicht zu 100 Prozent deine Ziele erreichst, wirst du dein Leben dennoch in die richtige Richtung führen.

Das Aufschreiben alleine ist allerdings noch nicht wirkungsvoll genug. Deshalb kommen wir nun zum zweiten Teil der Übung. Lies diesen Aufsatz möglichst jeden Tag durch. Auch das steigert die Wahrscheinlichkeit enorm, dass du deine Ziele verwirklichst.[214] Am besten entweder gleich nach dem Aufstehen oder direkt vor dem Einschlafen. Lies den Text nicht nur durch, sondern fühl dich hinein. Empfinde die Gefühle nach, stell dir die Vision in allen Einzelheiten vor deinem inneren Auge vor. Versuche, sie Tag für Tag detaillierter und lebendiger wahrzunehmen.

Das stimuliert dein sechstes Chakra, dein Drittes Auge und deine Intuition.

Diese Vision hilft dir dabei, die mentale Energie zu schöpfen, die du brauchst, und sie in die richtige Richtung zu lenken. Wichtig ist auch, dass du beginnst, daran zu glauben. Glaub es aus dem tiefsten Inneren, dass diese Vision Wirklichkeit wird. Vielleicht kannst du zu Beginn noch nicht 100-prozentig daran glauben, aber es kommt mit der Zeit. Eine starke Vision vor Augen zu haben, erzeugt neue Gedanken, die mit der Zeit zur Wirklichkeit werden. Das ist die Magie, die dahintersteckt. So funktioniert das Gesetz der Anziehung.

Jetzt fragst du dich vielleicht: »Was ist aber, wenn ich im Laufe der zehn Jahre meine Vision ändern möchte?« Es ist nicht unwahrscheinlich, dass du auf deinem Weg plötzlich höhere Ziele anstreben möchtest oder dich doch in eine etwas andere Richtung bringen willst. Deshalb steht es dir jederzeit frei, eine neue Vision aufzuschreiben. Was ich dir auf jeden Fall empfehlen würde, ist: Schreib eine neue Vision nach fünf Jahren. Dann befindest du dich auf dem halben Weg. Dann hast du die Gelegenheit, deine Vision etwas auszurichten. Schreib dann wieder, wo du dich in zehn weiteren Jahren siehst. Du schreibst also keine neue Vision nach zehn Jahren auf, sondern nach fünf und überlegst dir wieder, wohin du dich in den nächsten zehn Jahren bewegen möchtest. So garantierst du, dass du dich fortlaufend weiterentwickeln kannst und deine Vision immer wieder neu anpassen kannst.

Als kleines Beispiel zur besseren Verständlichkeit: Manuel ist dreißig Jahre alt und schreibt die Vision seines vierzigsten Geburtstags auf.

An seinem 35. Geburtstag schreibt er eine neue Vision in ein neues Visionsbuch, wo er sich am 45. Geburtstag sieht. Dann formuliert er an seinem vierzigsten Geburtstag wieder eine neue Vision, wo er mit fünfzig Jahren stehen möchte. Aktualisiere deine Vision also alle fünf Jahre, und blicke jeweils zehn Jahre nach vorn.

Noch mal zur Erinnerung: Mit dieser Übung kannst du die unglaubliche Macht des Unterbewusstseins für dich lenken. So nutzt du deinen Verstand, statt von ihm benutzt zu werden. So kannst du Architekt deiner eigenen Zukunft werden. So kannst du dich von deinem Schicksal lösen und deine karmischen Spuren ändern.

Nimm dein Leben in deine eigenen Hände und ändere dein Karma durch Bewusst *Sein*. Übernimm Verantwortung für dein eigenes Leben, und schlag den Kurs in Richtung des Lebens deiner Träume ein.

Diese Übung hat auch mein Leben verändert. Alles, was ich heute erreichen konnte, ist aus meinen Niederschriften und Visionen entsprungen. Was kannst du aus deinem Leben schöpfen? Du kannst es selbst entscheiden! Es ist dein Leben!

Was bleibt für den bewussten Verstand übrig?

Lass uns noch tiefer in die Geheimnisse unseres Verstandes eintauchen. Obwohl ein sehr großer Teil unseres Willens unserem Unterbewusstsein unterworfen ist, haben wir auf einen kleinen Teil des Verstandes bewusst Zugriff. Doch wie viel davon wirklich? Und auf was genau? Im Jahr 1964 entdeckten die deutschen Hirnforscher Hans Helmut Kornhuber und Lüder Deecke das sogenannte Bereitschaftspotenzial:[215] Ungefähr 500 Millisekunden vor einer bewusst ausgeführten Handlung kann man mithilfe des Elektroenzapholografen (EEGs) dessen Aktionspotenzial im Gehirn messen. Die bewusst erlebte Entscheidung dieser Handlung wird aber erst circa 200 Millisekunden vor der eigentlichen Handlung wahrgenommen.

Dass erst die unbewusste Entscheidung stattfindet, bevor wir sie als bewusste Entscheidung erleben, zeigt noch mal deutlich, wie winzig klein der bewusste Teil unseres Verstandes ist. Selbst die Handlungen, von denen wir glauben, wir führten sie ganz bewusst aus, entspringen aus unserem Unbewussten.

Doch was genau bleibt denn noch für das Bewusstsein übrig? Eine Untersuchung der Gruppe um den deutsch-britischen Hirnforscher John-Dylan Haynes in Berlin ergab, dass der bewusst erlebten Entscheidung ein Vetorecht zusteht.[216] Der bewusste Verstand ist also die letzte Instanz, die darüber entscheidet, ob die Handlung ausgeführt oder unterdrückt wird. So können wir die Gedanken und Reize, die unserem Unbewussten entspringen, entweder zulassen oder unterbinden. Experimente von Simone Kühn und Marcel Brass im Jahr 2009 ergaben aber, dass diese Veto-Entscheidungen auch unbewusst getroffen werden können und erst im Nachhinein vom Verstand als freie Entscheidungen empfunden werden.[217] Auch hier täuscht uns unser Verstand. Einmal mehr gilt: Das, was wir bewusst wahrnehmen, wird größtenteils vom Unbewussten bestimmt.

Über was sind wir uns dann eigentlich wirklich bewusst? Ein philosophisches Gedankenexperiment namens »Brain in a vat« (»Gehirn im Tank«) kann uns vielleicht Aufschluss geben:[218]

Stell dir einmal vor, dass sich ein verrückter Wissenschaftler nachts in deine Wohnung schleicht und dich unbemerkt betäubt. Er entführt dich in sein Labor und operiert dort sorgfältig dein Gehirn samt Nervensystem aus deinem Schädel. Er legt es dann in eine Nährlösung und verkabelt es mit einem hochkomplizierten Computer. Dein Gehirn wird jetzt mit unzähligen Signalen stimuliert. Durch elektrische Impulse kann der Wissenschaftler jede denkbare Wahrnehmung in dir erzeugen und in deinem Verstand eine täuschend echte Welt konstruieren. Eine Welt, in der du einen Kör-

per hast und deinen gewohnten Aktivitäten nachgehst. Die Wahrnehmung dafür wird im Gehirn erzeugt, weshalb es dafür keinen echten Körper braucht. Der Verstand verarbeitet lediglich die Reize, mit denen dein Gehirn stimuliert wird. Wenn du einen Schmetterling beobachtest, wandelt dein Auge das Bild in elektrische Nervenimpulse um, die an dein Gehirn weitergeleitet werden. Erst dort wird die Wahrnehmung des Schmetterlings erzeugt. Diesen Impuls könnte man theoretisch auch künstlich erzeugen, so wie es der Wissenschaftler in unserem Experiment macht. So kann auch Musik, Geschmack, Freude, Ärger oder auch Schmerz erzeugt werden. Durch diese Stimulation kann prinzipiell alles vorgegaukelt werden. Im Verstand wird also eine Realität erzeugt, die für dich wahr ist, in Wirklichkeit aber reine Illusion ist. Ganz wie im Film »Matrix«.

Was also gibt dir die Gewissheit, dass die Realität, die du erlebst, das ist, was du auch wahrnimmst? Deine gesamte Perzeption ist das Zusammenspiel von Sinnesreizen, die auch nur ein bestimmtes Reizspektrum nicht überschreiten. Du nimmst die Welt also nicht so wahr, wie sie wirklich ist, sondern so, wie sie von deinem Verstand erzeugt wird.

Prinzipiell kann man seine ganze Wahrnehmung anzweifeln. Sie ist nur ein Produkt deines Verstandes. Man kann sich nie wirklich sicher sein, dass die eigene Wahrnehmung der tatsächlichen Realität entspricht. Jeder Mensch und jedes Lebewesen malt sich ein eigenes subjektives Bild der Wirklichkeit.

Jede Wahrnehmung kann man also infrage stellen, doch was nicht angezweifelt werden kann, ist das Sein selbst. Ein Beobachter, der die Wahrnehmung hat, ist ohne jeden Zweifel präsent. Mit anderen Worten: *Was* man denkt, kann man immer bezweifeln, aber *dass* man denkt, steht fest. Es kann keine Gedanken ohne Denker geben oder passender formuliert: Es kann keinen Verstand ohne einen Besitzer des Verstandes geben. Das sagte bereits der große Philosoph René Descartes im 17. Jahrhundert.[219] Von ihm stammt das berühmte Diktum »Cogito, ergo sum.« (»Ich denke, also bin ich.«) Um darüber weiter nachzudenken, stelle dir die Frage: »Bin ich, weil ich denken kann? Oder kann ich denken, weil ich bin?«

Wenn man also innehält und sich das einmal durch den Kopf gehen lässt, wird einem noch klarer, dass es wesentlich mehr gibt als den Verstand. Deswegen sagte ich bereits: *Lass dich nicht von deinem Verstand benutzen, sondern benutze deinen Verstand.* Erkenne, dass du nicht dein Verstand bist, sondern der Verstand ein Teil von dir, ein Teil von deinem Sein ist. Dein Bewusstsein ist der Raum, der deinen Verstand erhält, um denken zu können. Denken ist Teil des Bewusstseins.

Denken und Vorstellen gehören zum sechsten Chakra. Nur einem Chakra von insgesamt sieben. Du bist viel mehr als deine Gedanken. Das Bewusstsein geht über das Denken hinaus. Bewusstsein bedeutet nicht denken. Bewusstsein bedeutet Sein. Es bedeutet beobachten.

Interessant, nicht wahr? Das siebte Chakra geht noch tiefer ins Bewusstsein hinein. Also keine Sorge, wenn du mir jetzt noch nicht ganz folgen kannst. Im nächsten Kapitel werden wir detaillierter darauf eingehen, und du wirst es noch tiefer verstehen.

Übung

So weckst du dein Bewusstsein im Alltag

In dieser Übung wirst du den Unterschied zwischen dem Bewussten und Unbewussten im Alltag kennenlernen. Wir werden dieses Mal eine aktive Meditationstechnik durchführen. Sie wird so auch im Vipassanā praktiziert, das ist eine der ältesten Meditationsformen Indiens. Es ist eine sogenannte Einsichtsmeditation, die ganz einfach im Alltag angewendet werden kann. Du brauchst keinerlei Hilfsmittel dafür und kannst im Lauf des Tages ganz einfach in die Übung ein- und auch wieder aussteigen. Du musst für diese Übung lediglich die Perspektive deiner Wahrnehmung ändern.

Beginne mit der Übung am besten, wenn du eine einfache Tätigkeit ausführst, beispielsweise beim Zähneputzen, beim Abspülen oder beim Spazierengehen. Versuche nun gedanklich, einen Schalter umzulegen und die Sichtweise deiner Wahrnehmung zu ändern. Blicke nicht mehr von innen heraus auf deine Wahrnehmung, auf deine Gefühle oder Gedanken. Werde zum reinen Beobachter. Versuche vielmehr von außen nach innen zu blicken. Versuche, nichts zu beeinflussen und dich nicht mit deinem Denken oder deinen Gefühlen zu identifizieren. Bleibe der Beobachter. Nimm wahr, wie dein Körper ganz automatisch funktioniert und die Bewegungen beim Abspülen ausführt. Entkopple dich von dem Gedanken, dass du das steuerst. Überlasse die Steuerung deinem Unbewussten. Lass es einfach passieren und beobachte diesen Prozess. Auch wenn Gedanken oder Gefühle auftauchen, beobachtest du einfach. Du stellst einfach von außen fest: »Dieser Körper nimmt gerade die Wärme des Spülwassers wahr«, »Dieser Verstand denkt gerade an den Termin von Mittwochabend«, »Dieser Körper fühlt gerade Entspannung, aber auch Ungeduld«, »Dieser Körper bewegt gerade seine Muskeln, um die Teller abzuschrubben« – und Ähnliches mehr.

Aus dieser Perspektive nimmst du nun deinen Alltag wahr. Das mag dir zu Beginn etwas komisch vorkommen, und du wirst schnell wieder in die Ego-Perspektive fallen, aber mit ein wenig Übung wirst du besser darin.

Diese Übung hilft dir dabei zu erkennen, welche Prozesse in dir automatisch von deinem Unbewussten ablaufen und welche genau von dem Bewussten ausgehen. So kannst du den schmalen Grat zwischen dem bewussten und unbewussten Verstand wahrnehmen und erkennen.

Wenn du diese Übung mehrere Tage lang regelmäßig machst, fällt dir auf, dass das Bewusstsein eigentlich nur Beobachter ist. Du kannst dann die Entscheidungen des Unbewussten durch bewusstes Beobachten beeinflussen. Nun erkennst du, dass im Bewusstsein gar kein Denken vorhanden ist, sondern dass das Denken nur ein Werkzeug des Bewusstseins ist. Genauso ist es auch bei den anderen Chakren: das Fühlen, Handeln oder Sprechen.

Diese Übung ist so einfach, aber auch wahnsinnig erkenntnisreich. Ich freue mich, wenn du durch sie einen besonderen Aha- oder Erleuchtungsmoment erlebst.

Mentale Fähigkeiten entfalten

In dieser »Lektion« möchte ich dir noch ein paar Impulse mitgeben, die dir dabei helfen können, mehr aus deinem Verstand herauszuholen. Diese Werkzeuge haben mich selbst in meinem Leben sehr weit gebracht, und es ist mir gelungen, damit mein Unterbewusstsein neu zu programmieren.

Wenn wir wissen, wie wir unseren Verstand besser nutzen können, haben wir die Möglichkeit, eine gewaltige Menge mentaler Energie freizusetzen, die in all unsere anderen Chakren fließt. Mit mentaler Energie tragen wir dazu bei, dass wir besser mit unseren Mitmenschen kommunizieren, Beziehungen eingehen, Ziele erreichen, mit Gefühlen umgehen oder die Funktionalität des Körpers gewährleisten können. Indem wir Einfluss auf unser Unbewusstes ausüben, sind wir eher dazu in der Lage, unser Leben in die eigenen Hände zu nehmen. Deshalb ist es überaus lohnenswert, sich hier weiterzuentwickeln.

Geführte Meditationen und Affirmationen

Du kannst dein Unterbewusstsein durch Affirmationen oder geführte Meditationen stimulieren (vom lateinischen *affirmare* für »bekräftigen«). Dabei dringen die Worte tief ins Unbewusste und programmieren dich neu. Dies erfordert allerdings regelmäßige Anwendungen.

Affirmationen sind positiv formulierte Sätze. Sie können durch regelmäßiges Anhören deine Glaubenssätze stärken. Somit kannst du beispielsweise Selbstbewusstsein tanken. Dafür eignen sich Audios mit geführten Anleitungen, die du perfekt in deinen Alltag integrieren kannst, beispielsweise vor dem Einschlafen, beim Aufräumen oder zum Entspannen. Die Audios wirken dann ganz passiv.

Affirmationen können ein einfacher und schneller Weg sein, das Unbewusste anzusprechen und zu stimulieren. Etwas intensiver sind geführte Meditationen. Sie wirken wie eine Art Hypnose und können dein Unterbewusstsein ebenfalls vielseitig ansprechen. Auf meiner Website findest du eine ganze Meditationsbibliothek mit geführten Meditationen und Affirmationen für jede Lebenssituation. Schau gern einfach mal hinein:

https://www.highermind.de/buch-c7

Luzides Träumen

Träume sind die Bilder unseres Unterbewussten. Das sagte bereits Sigmund Freud. In den Siebzigerjahren konnte der Forscher Stephen LaBerge nachweisen, dass man während eines Traums bewusst werden kann.[220] Normalerweise ist es so, dass man erst merkt, geträumt zu haben, wenn man aufgewacht ist. Das lässt sich mit ein wenig Übung aber ändern. Wenn man den bewussten Verstand trainiert, während eines Traumes wach zu werden, kann man seine Trauminhalte aktiv steuern. Man erwacht so quasi im Land seines Unterbewusstseins. Auf diese Weise kann man mit seinem Unterbewusstsein in Kontakt treten und Verhaltensweisen bewusst umprogrammieren.

Ich habe dir ja am Anfang des Buches berichtet, dass ich in jungen Jahren sehr fasziniert davon war und mir das Klarträumen beibrachte. Damals hatte ich massive Probleme in der Schule und wenig Antrieb im Leben. Durch luzides Träumen habe ich mein Unterbewusstsein so umprogrammiert, dass ich meine Schule abschloss, mein Abitur nachmachte, ein knüppelhartes Ingenieurstudium abschloss und mich währenddessen als Bewusstseinstrainer selbstständig machte. Trotzdem hatte ich auch noch genug Zeit und Energie für Freunde, Familie, Sport und Liebesbeziehungen.

Diese Transformation verdanke ich wie gesagt dem luziden Träumen, da ich so meinen Verstand für meine neuen Lebensziele umprogrammieren konnte. Es hat mein komplettes Leben revolutioniert. Ohne luzides Träumen wäre dieses Buch, das du in den Händen hältst, nie entstanden.

Luzides Träumen ist also nicht nur eine wunderbare Möglichkeit, um in seinen Träumen all das zu machen, was man schon immer mal machen wollte, sondern bietet sich wunderbar als Trainingsort an. So kannst du dort beispielsweise auch Fremdsprachen erlernen, das Spielen von Musikinstrumenten üben oder wichtige Vorträge vor einem großen Publikum proben. Ich konnte damals ein sehr kompliziertes Problem für meine Bachelorarbeit lösen, auf das ich im Alltagsbewusstsein nie gekommen wäre.

Da du während eines luziden Traums die Kontrolle über deinen Traum hast, werden die Möglichkeiten darin allein von deiner eigenen Vorstellungskraft beschränkt. Du musst es dir ungefähr so vorstellen, als ob du in einer tiefen Welt deines Unterbewusstseins steckst und bewusst darauf zugreifen kannst. Dort wird dir erst wirklich bewusst, welche Macht im Unbewussten verborgen ist.

Wenn du Interesse daran hast, das luzide Träumen zu erlernen, dann schau dir hier unseren ultimativen Klartraum-Guide an, in dem du genau erfährst, was luzides Träumen ist und wie du es lernen kannst.

https://www.highermind.de/buch-c5

Selbsthypnose und Autosuggestion

Als letzten Punkt in diesem Zusammenhang möchte ich dir noch die Selbsthypnose und das autogene Training vorstellen. Diese beiden Techniken sind sehr verwandt. Dir ist wahrscheinlich nicht neu, dass man durch Hypnose den Verstand von einem Moment auf den anderen umprogrammieren kann. So können hypnotisierte Menschen dazu gebracht werden, ihren Namen zu vergessen oder auch eine ganze Zahl an Dingen aus ihrem Gedächtnis zu löschen.[221]

Was in der Showhypnose für den einen oder anderen sehr unterhaltsam wirken mag, kann jedoch auch im Alltag genutzt werden, um sich das Leben zu erleichtern. Da man wahrscheinlich keinen Menschen an seiner Seite hat, der einen rund um die Uhr positiv unter Hypnose setzen wird, bietet es sich durchaus an, Selbsthypnose zu erlernen. Dazu eignen sich Techniken auf Basis der Autosuggestion, wie zum Beispiel das autogene oder mentale Training. Das Erlernen dieser Fähigkeit ist aber weitgehend komplex und mit viel Training verbunden. Wenn du daran interessiert bist, dann kann ich dir den Coach Alexander Hartmann[222] wärmstens empfehlen.

Das waren drei Werkzeuge, die ich dir noch mit auf deinen Weg geben wollte. Ich bin mir sicher, dass das ein oder andere für dich dabei ist. Es lohnt sich wirklich sehr, dich dahingehend weiter zu informieren. Du musst nicht alle dieser Techniken machen. Es reicht, wenn du dich für eine entscheidest und sie regelmäßig praktizierst. So lernst du eine hilfreiche Technik, wie du mit deinem Bewussten dein Unbewusstes massiv beeinflussen kannst.

So lernst du, deinen Verstand zu beherrschen, statt von ihm beherrscht zu werden.

Zusammenfassung

Die mentale Bewusstseinsebene äußert sich durch das Denken. Die Kommunikation, die in unseren Zellen (durch die kommunikative Ebene) erreicht wird, führt dazu, dass wir komplex denken können. Auf physischer Ebene manifestiert sich die mentale Ebene in Form des Nervensystems. So können Informationen von einem Ort zum anderen gelangen und Wissen gespeichert werden. Auf dieser physischen Grundlage beruht unser Verstand. Elektrische Impulse werden von einer Nervenzelle zur anderen gesendet und beeinflussen unser gesamtes Verhalten.

Unsere Umwelt wird von unseren Sinnesorganen erfasst, im Nervensystem verarbeitet, und anschließend wird daraus eine Realitätswahrnehmung erzeugt. Diese beeinflusst unser Verhalten. Die aufgenommenen Reize wirken sich auf unseren Verstand aus.

Unser Verhalten wird ständig durch Konditionierungsprozesse neu programmiert. Die meisten mentalen Vorgänge werden unbewusst verarbeitet, das heißt, wir können sie nicht bewusst steuern. Dafür arbeiten die unbewussten mentalen Vorgänge blitzschnell und intuitiv. Das bewusste Denken hingegen arbeitet viel langsamer, dafür aber sehr präzise. In diesem Teil unseres Verstandes nehmen wir unsere Gedanken ganz bewusst wahr und können sie bewusst in eine Richtung lenken.

Wir müssen begreifen, dass wir unseren Verstand benutzen können, wenn wir bewusst sind. Dann sind wir in der Lage, auf unsere mentalen Fähigkeiten zuzugreifen. Wenn wir unbewusst sind, dann werden wir von unserem Verstand benutzt, dann handeln wir nach den konditionierten Programmen unseres Verstandes und lassen uns von unserem Schicksal lenken. Dann sind wir Opfer unserer konditionierten Gedanken, Emotionen und Verhaltensweisen. So leben wir ein Leben auf Autopilot.

Die schwierigste Aufgabe in diesem Chakra besteht darin zu erkennen, dass man mehr ist als sein Verstand. Das sagte beispielsweise auch der große Philosoph René Descartes. Er erkannte, dass es kein Denken ohne Denker gibt.

Dieses Chakra hat seinen größten Entwicklungssprung zwischen dem 21. und dem 26. Lebensjahr. In dieser Zeit beginnt man, sich verstärkt mit dem Verstand und den eigenen Gedanken auseinanderzusetzen. Oft wird jedoch diese Entwicklung blockiert, da der Schwerpunkt der westlichen Gesellschaft meist in materiellen Werten liegt. Eine Realität außerhalb des Wahrnehmungsbereichs ist kaum vorstellbar, weshalb das Bewusstsein nicht aus dem Bereich des Verstandes treten kann. So bleiben die meisten Menschen Gefangene des eigenen Verstandes.

Schwere Schicksalsschläge und Lebenskrisen, die eine große psychische Belastung darstellen, können sich negativ auf die Entwicklung auswirken.[223] Vor allem im höheren Alter kann die Unterentwicklung dieses Chakras schwere psychische Folgen haben. Depressionen, eine deutliche Midlife-Crisis oder zumindest Antriebslosigkeit können die Folgen sein, da man aufgrund der starken Identifizierung mit dem Verstand den wahren Sinn des Lebens nicht spürt. Wenn die mentalen Fähigkeiten nicht genutzt werden, bauen sie sich schließlich ab, was die kognitive Leistung herunterfahren kann. So fällt es den Betroffenen immer schwerer, sich in der leistungsorientierten Gesellschaft zurechtzufinden. Durch den Rückzug aus der Gesellschaft leidet die soziale Bewusstseinsebene, was schließlich zu einem energetischen Abfall auf allen anderen Bewusstseinsebenen führt. So wird man offen für Krankheiten, die sich auf viele Weisen ausdrücken können.

Entfaltet man sich auf dieser Bewusstseinsebene, bricht man aus zwanghaftem Denken und somit aus dem Gefängnis des Verstandes aus. Man begreift, dass man mehr ist als die Gedanken. Man erkennt, dass man nicht der Verstand ist, sondern der Verstand ein Teil des Selbst. Man ist nicht mehr Sklave seiner eigenen Gedanken, sondern in der Lage, seinen Verstand bewusst einzusetzen und sein volles Potenzial zu entfalten.

Menschen mit einem geöffneten Stirnchakra sind intelligent, kreativ und weise. Sie können den Zugang zu ihren verborgenen mentalen Fähigkeiten erlangen, indem sie lernen, ihr Unterbewusstsein bewusst einzusetzen. Dadurch erlangen sie Zugriff zu ihrer höheren Intuition. In vedischen Kulturen würde man sagen, dass sie ihr Drittes Auge geöffnet haben. Die Zirbeldrüse und das Kronenchakra beginnen sich hier zu öffnen. Mit den in diesem Kapitel vorgestellten Techniken trägst du ganz automatisch dazu bei.

Wenn wir uns in dieser Ebene entfalten möchten, dann müssen wir begreifen, wie unser Verstand funktioniert und wie wir diesen einsetzen können. Noch mal: Der wichtigste Schritt besteht darin, zu erkennen, dass man selbst mehr ist als sein Verstand. Man muss aufhören, sich mit seinen Gedanken zu identifizieren, und einen Schritt zurücktreten. Wenn wir beginnen, nicht mehr nur auf neuronale Reize zu reagieren, sondern ganz bewusst zu agieren, können wir unseren Verstand aktiv einsetzen. So können wir mentale Energien entfalten, die andere Bewusstseinsebenen für ihre Funktionalität benötigen. Erst mit dieser Erkenntnis und dieser Lebenseinstellung sind wir in der Lage, unserer wahren Bestimmung zu folgen und zu erkennen, wer wir wirklich sind. Erst dann können wir nach dieser Qualität handeln und unser Bewusstsein im vollen Umfang entfalten. Dann haben wir den Grundpfeiler für den Zugang zur geistigen Bewusstseinsebene freigelegt.

7. DAS KRONENCHAKRA – DIE GEISTIGE EBENE

In diesem Kapitel erfährst du den Zusammenhang zwischen Körper, Geist, Seele und der *wahren* Bedeutung des Begriffs »Bewusstsein«. Beim sechsten Chakra hast du erfahren, dass du mehr als dein Verstand bist. »Ich denke, also bin ich!«: Das gibt dir die Gewissheit, dass eine Ebene existiert, die über dem Denken liegt. Eine Ebene, aus der die Gedanken stammen. Diese Ebene ist sogar viel mehr als nur das. Sie ist ein elementarer Bestandteil unser aller Existenz. Ohne die geistige Ebene wäre eine solche Ordnung, wie sie im Universum existiert, nicht möglich.

Menschen, die über das Weltliche blicken können und Zugang zu dieser Ebene erhalten, erleben transformierende Zustände. Sie sind in der Lage, sich von all den profanen Verbindungen zu lösen, und erfahren die Unendlichkeit des Seins. Dort wird alles eins, und die Illusion von Trennung verblasst. Dort, wo das Universum, die Erde und dein physischer Körper nur als unmanifestierte Information existiert.

Kurze Einblicke in diese Sphären können bereits zu einer veränderten Weltanschauung führen. So gewinnst du an innerem Reichtum und innerer Weisheit. Menschen, die in der Lage sind, dieses Chakra zu öffnen, können spirituelle Energien freisetzen, die zur vollen Entfaltung des Seins führen, zur Transzendenz ihres Egos und zur Findung ihres Lebenssinns.

Dieses Chakra wird auch »Sahasrāra« genannt und befindet sich direkt oberhalb des Scheitels.[224] Es strahlt im violetten bis weißen Licht und wird als tausendblättriger Lotus dargestellt, der die Unendlichkeit symbolisieren soll. Diese Ebene steht für das allumfassende Einheitsbewusstsein und die Erleuchtung. Aus ihr wird jede Wirklichkeit geformt. Im Hinduismus heißt es, hier sitze der Gott Shiva. Das will sagen, dass in dieser Ebene keine physische Materie existiert, sondern nur reines unmanifestiertes Bewusstsein.

In der mentalen Ebene des sechsten Chakras wurde es schon angesprochen: Es gibt keine Gedanken ohne Denker. Die Gedanken müssen einen Ursprung haben. Es gibt etwas, was darübersteht. Eine allumfassende Intelligenz oder ein Informationsfeld, das für diese perfekt abgestimmte Ordnung in unserem Universum verantwortlich ist.

Wenn du bisher glaubtest, dass der Mensch mit seinen kognitiven Fähigkeiten eine gewaltige Intelligenz besitzt, dann hast du recht, aber das Wunderwerk des Lebens umfasst noch ein Wesentliches mehr. Die Intelligenz, die in jeder einzelnen Zelle in uns steckt, ist viel eindrucksvoller, obwohl sie mikroskopisch klein ist.[225] In jeder Zelle ist die Erbinformation der gesamten Evolutionsgeschichte gespeichert. Deine Zellen wissen ganz genau, wie jeder einzelne deiner Vorfahren ausgesehen hat, was ihre Vorlieben waren und welche Hürden sie gemeistert haben. Dein Verstand hat von alldem keine Ahnung. Jede einzelne deiner Zellen ist allerdings an diese tiefgreifende Weisheit angebunden. Die Zellen kennen den exakten Aufbau deines gesamten Körpers, sie wissen, wo jede einzelne Zelle hingehört und welche Aufgabe sie zu erfüllen hat.

Bei der Verschmelzung der Kerne von Spermium und Eizelle entsteht eine neue Zelle mit dem vollständigen Erbgut eines Menschen, aus welcher ein erwachsener Mensch mit insgesamt vierzig Billionen Zellen heranwachsen kann. Diese eine Zelle enthält das gesamte Wissen, wie sich all diese vierzig Billionen Zellen perfekt anordnen und dann zusammenarbeiten müssen. Welcher Wissenschaftler wäre dazu in der Lage?

Doch es geht noch weiter, denn die Informationen in einer Zelle lassen sich bis zu ihrem Existenzbeginn zurückverfolgen. Die Genforschung fand heraus, dass das Erbgut von Mensch und Banane zu circa 50 Prozent übereinstimmt. Zwischen Mensch und Schimpanse liegen nicht einmal 2 Prozent Unterschied. Das kommt daher, dass jedes Leben die gemeinsamen zellulären Vorfahren mit der allerersten Zelle von vor 3,8 Milliarden Jahren besitzt.[226]

Und nicht nur das, sie tragen in ihren Atomen auch die Informationen in sich, die beweisen, dass die physische Welt – wie wir sie kennen – vor 13,8 Milliarden Jahren durch den Urknall entstanden ist.[227]

Halten wir noch mal fest: In einer einzigen Zelle sind um ein Vielfaches mehr Informationen gespeichert als in deinem gesamten Verstand. Die Intelligenz des Verstandes, der Ratio, ist im Vergleich zur Intelligenz der Zelle geringer.

Woher kommt diese »übergeordnete« Intelligenz, woher wissen Atome, wie sie sich zu Zellen zusammenfügen müssen, um Leben hervorzubringen? Diese geniale Anordnung, dieser Bauplan, der uns das Leben ermöglicht und das gesamte Universum, die Naturgesetze und die Materie erschafft, steckt in der geistigen Ebene. Die Information ordnet die Materie so an, dass die Welt entsteht, wie wir sie wahrnehmen.

Entfaltet man sich auf dieser Ebene, eröffnet man sich einen Weg, diese allumfassende Intelligenz zu erfahren. Man erkennt, wer man ist, worin seine persönliche Lebensaufgabe besteht, wohin man gehen muss, was der Sinn des Lebens ist und wie man eine Realität seiner Wahl manifestieren kann. Wer Zugriff auf diese Ebene erlangt, der kann sein volles menschliches Potenzial wecken und sein Wunschleben kreieren. Man ist dann in der Lage, hinter seine menschliche Identität zu blicken, das Ego zu überwinden und so sein wahres Selbst zu entdecken. Freu dich schon mal darauf, dies zu erfahren. Aber sei gewarnt: Dein gesamtes Weltbild wird sich vermutlich mit diesem Wissen um 180 Grad drehen. Aus diesem

Grund solltest du dieses Kapitel besonders aufmerksam lesen, da es stellenweise über den Verstand hinausgehen kann.

Warum Bewusstsein mehr als der Verstand ist

Wir Menschen kommen noch sehr »rein« auf die Welt, ohne Konditionierung. Die einzigen Verhaltensregeln, die wir kennen, sind von unseren biologischen Instinkten gegeben. Als fast »leeres Fass« werden wir in die Welt hineingeboren, bis wir uns nach und nach mit Verhaltensregeln, Moralvorstellungen und Informationen in Form von Erfahrungen befüllen lassen. Wir lernen sie von uns nahestehenden Personen (der Familie, von Freunden, Lehrern und Lebenspartnern), aber auch von Idealen oder Vorbildern, die wir nicht persönlich kennen. Nachdem in das Individuum immer mehr Informationen hineingeflossen sind, glaubt es irgendwann, dass die maximale Kapazität erreicht sei. Man kennt zwar die Floskeln vom lebenslangen Lernen; in einem bestimmten Alter, meist um die dreißig oder vierzig, ist aber ein gewisses Limit erreicht, und wenn das Leben mehr oder weniger »geradlinig« verlaufen ist, glaubt man, das Wesentliche kapiert zu haben, und eine gewisse Stagnation oder »Routine« macht sich breit.

Der menschliche Intellekt ist zwar sehr effizient, aber die wahre Intelligenz in uns ist noch viel weitreichender. Die Intelligenz des Universums ist wie gesagt so groß, dass sie unser aller physisches Dasein, unseren Körper, unsere Organe, unser Gehirn und unseren Verstand so zu schaffen vermag, dass wir hier auf diesem Planeten existieren können.

»Bewusstsein« ist ein Begriff, der vielseitig genutzt wird. Da die Wissenschaft noch nicht herausfinden konnte, was genau es mit dem Bewusstsein auf sich hat, gibt es dafür noch keine eindeutige Definition.[228] Und auch wir werden den Begriff im Folgenden etwas präzisieren.

Gemeinhin wird Bewusstsein mit dem Verstand gleichgesetzt.

Es herrscht die verbreitete Annahme, das Bewusstsein gehe überwiegend aus der Ratio hervor. In den Augen vieler soll es eine Konsequenz chemischer und physikalischer Vorgänge unseres Körpers sein. Doch ist es das? Entsteht das Bewusstsein »lediglich« auf Grundlage einer Kettenreaktion der Nervenimpulse, die seit unserer Geburt tagtäglich durch unser Gehirn fließen? Ist das Denken das, was wir als unser Ich bezeichnen? Als das, was uns menschlich, lebendig und besonders macht? Sind unsere Erfahrungen, Gedanken, Gefühle und Wahrnehmungen nur biochemische und elektronisch messbare Zustände in einer grauen Substanz in unserem Kopf? Ist der Beobachter in uns nur eine Illusion?

Die Wissenschaftler alter Schule gehen von einem solchen oder ähnlichen Paradigma aus. Sie sind der Meinung, dass die Erinnerungen in unseren Köpfen leben und alle Details unserer Wahrnehmungen irgendwo dort hinterlegt sind. Wenn ich es mit Verlaub mal in einer weiteren Allegorie nur der Verdeutlichung halber so herunterbrechen darf: Derartige Neurophysiologen ähneln diesbezüglich einem noch unerfahrenen Kind, das ein Radio auseinanderbaut in der Hoffnung, darin das Orchester zu finden, das die Sinfonie spielt.

Eine erlesene Zahl kluger Wissenschaftler, vor allem solche, die sich näher mit der Quantenphysik beschäftigen, sehen das Ganze seit geraumer Zeit aus einem weitaus umfassenderen Blickwinkel. Das Gehirn beziehungsweise der Verstand wird hier auch mit einem Radio verglichen. Diese Theorie nennt sich »holonomes Gehirnmodell«,[229] was hier nicht en détail erklärt werden soll. Nur so viel: Die Neuronen verhalten sich demzufolge im übertragenen Sinne wie die Bauteile eines UKW- und MW-Tuners, der die Signale eines Senders über für uns unsichtbare Wellen verschiedener Frequenz empfängt. Je nachdem, auf welche Wellenlänge wir es einstellen, empfangen wir unseren gewünschten Sender.

Zu allen Zeiten wurden derartige Zusammenhänge vor dem Hintergrund der aktuellen technischen Entwicklung zu verbildlichen versucht. Aber so ähnlich kann man sich das, stark vereinfacht gesagt, wohl mit dem Verstand und dem allumfassenden Bewusstsein vorstellen: Unser Gehirn ist ein Organ, das wie eine Art Empfänger wirkt. Das Gehirn beziehungsweise unser Verstand kann wie gesagt auf den Ort, in dem das allumfassende Bewusstsein lebt, zugreifen und sich an seiner unendlichen Intelligenz bedienen. Das Bewusstsein kann so in der Folge über unseren Körper »abgespielt« werden.

Aus dem allumfassenden Bewusstsein, das mit dem Kronenchakra korreliert, stammt diese Information. Sie wird im Stirnchakra zu Gedanken, im Halschakra zu Worten, durchs Herzchakra erreicht es unsere Mitmenschen, im Solarplexuschakra wird es zu Taten, im Sakralchakra zu Gefühlen und im Wurzelchakra schließlich zur materialisierten Realität. Das ist der Prozess von Geist zu Materie. So wird die unmanifestierte Energie (aus dem Informationsfeld des allumfassenden Bewusstseins) Schritt für Schritt, Chakra für Chakra in das umgewandelt, was wir als manifestierte Energie (also Materie) wahrnehmen. Aus dem Kronenchakra kommt die Prāna-Energie, die dann durch unsere Chakren fließt, sich immer weiter verdichtet und uns das physische Leben ermöglicht.

Genau dieser Vorgang vollzieht sich tagtäglich an unserem eigenen Körper. Die Materie wird zyklisch ausgetauscht. Neue Zellen entstehen, biologische Alterungsprozesse treten ein, und die Bausteine des Organismus werden nach und nach ausgetauscht.

Wir alle bestehen aus »Sternenstaub«, aus Atomen und Bausteinen, die Milliarden von Jahren alt sind. Sie sind jedoch nur geliehen. Wir wechseln sie Tag für Tag aus.[230] Mit jedem Atemzug nehmen wir neue Sauerstoffmoleküle auf und nutzen sie als Bausteine für unsere Zellen. Verbrauchtes Kohlendioxid atmen wir wieder aus. Wir nehmen neue Atome über unsere Nahrung auf und scheiden verbrauchte wieder aus. Unsere Zellen teilen sich beständig und werden immer wieder durch andere ersetzt.

Bereits nach sieben Jahren hat sich jede Zelle in unserem Körper erneuert. Wir besitzen dann einen völlig anderen Körper mit anderen Atomen, Molekülen und Zellen.

Das Bewusstsein ist jedoch geblieben. Das Bewusstsein ist das unsichtbare Informationsfeld, in dem die tiefgründige Intelligenz steckt, wie sich unsere Atome zu Zellen anordnen und diese wiederum zu Organen werden, um unseren wundervollen Körper zu erschaffen. Aus dieser Intelligenz geht auch unser Verstand hervor.

Übung

Das Tor zum allumfassenden Bewusstsein öffnen

Unser Verstand hat Schwierigkeiten damit, einfach loszulassen und zu akzeptieren, dass es noch etwas Größeres als ihn selbst gibt. Unser Ego steht uns da besonders stark im Weg. Deshalb werden wir diesen Glaubenssatz mit einer geführten Meditation aushebeln. Du wirst dir *des Bewusstseins bewusst werden*. Spätestens nach dieser geführten Meditation wird es dir leichterfallen, über die Grenzen deines Verstandes hinausblicken zu können und zu erkennen, dass es noch mehr gibt als das, was du bisher erfasst hast. Die Meditation hilft dir auch dabei, dein Drittes Auge noch weiter zu öffnen. So erhältst du Zugang zum allumfassenden Bewusstsein. Alles Weitere erkläre ich dir dann in der Meditation.

https://www.highermind.de/buch-c3

Die Grenzen des Bewusstseins

Erinnere dich wieder an den großen Eisberg im kalten Ozean. Aus dem Wasser ragt die Spitze heraus, die unser Alltagsbewusstsein symbolisiert. Unter der Wasseroberfläche befindet sich der Rest des Eisbergs. Man sagt mindestens 90 Prozent. Dort liegt das Unterbewusstsein oder auch das Unbewusste. All unsere intuitiven und instinktiven Vorgänge. Man kann oberhalb der Wasseroberfläche nicht ganz tief nach unten blicken. Man erkennt mit bloßem Auge nicht, wie weit der Eisberg hinunterreicht. Lediglich ein paar Meter kann man noch verschwommen wahrnehmen. Dies ist das Vorbewusste, das Wissen, welches uns zukommt, wenn wir lange grübeln oder gewisse Vermutungen oder Vorahnungen haben.

Das war die knappe Zusammenfassung zum alten Modell.

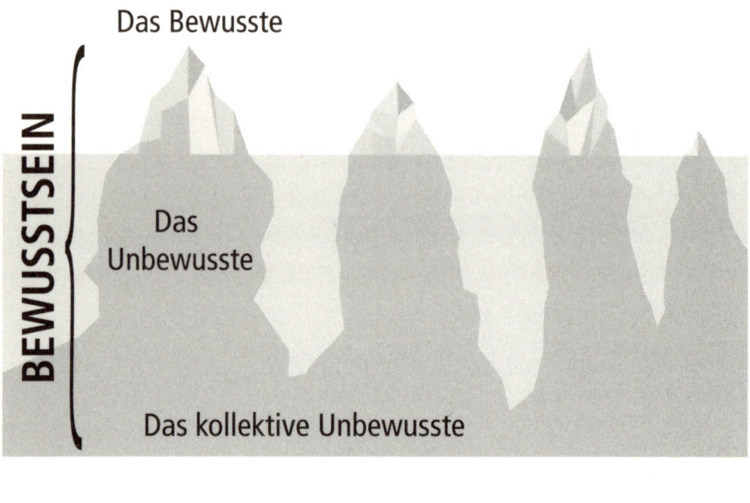

Beim neuen, erweiterten Modell kommen noch ein paar Veränderungen hinzu, und der Blick wird etwas geweitet. Zunächst einmal wird aus dem bisher auch in diesem Buch verwendeten Begriff »Bewusstsein« nun präziser der »bewusste Verstand« und aus dem »Unbewussten« der »unbewusste Verstand«. Warum? Da das Bewusstsein den gesamten Eisberg (und noch viel mehr) umfasst. Bewusstsein ist nicht nur auf die Spitze beschränkt. Du kannst dein Bewusstes erweitern und unbewusste Sphären erreichen. Je nach Bewusstseinszustand. In luziden Träumen oder während einer Hypnose kannst du beispielsweise auf das zugreifen, was vorher unbewusst war. Das, was ehedem unter der Wasseroberfläche schwamm, steht nun deinem Bewussten zur Verfügung. Wenn du dein Bewusstes erweiterst, kannst du den Wasserspiegel heben und senken. Somit erhöhst du den Anteil der bewussten Wahrnehmung und verringerst den der unbewussten.

Nun wird das Modell noch einen Schritt erweitert. Es werden noch ein paar Eisberge hinzugefügt. Sie stellen weitere Individuen dar. Sie ragen vielleicht etwas mehr oder weniger aus der Wasseroberfläche hervor, haben eine ganz andere Form, sind größer, kleiner, dünner oder dicker als andere. Deshalb hat jeder dieser Eisberge sein eigenes Bewusstes, sein individuelles Bewusstsein. Jeder natürlich mit seinem eigenen bewussten und unbewussten Verstand. Wenn man etwas tiefer geht, stellt man fest, dass es nicht einzelne Eisberge sind, die auf der Wasseroberfläche schwimmen. Sie sind alle ein Teil eines Landes, eines Kontinents. Die Berge sind lediglich wie Inseln. Ganz tief sind sie aber alle miteinander verbunden.

Dieses Land, das alle miteinander teilen, ist das sogenannte kollektive Bewusstsein oder auch kollektive Unbewusste, wie es der Schweizer Psychiater C. G. Jung nannte.[231] Diese kollektive Intelligenz ermöglicht uns das Zusammenleben. Sie steckt in der tiefen Intelligenz unserer Zellen. Sie steckt in den tiefen Sphären unserer Kultur.

Du erinnerst dich: All die Information darüber, wie die erste Zelle entstanden ist, ist auch in jeder deiner Zellen gespeichert. Das kollektive Unbewusste ist der Grundstock unserer Existenz. Dort liegt die tiefe Intelligenz der Existenz verborgen, die wir alle miteinander teilen und die uns alle miteinander verbindet. Die

Bergspitzen, die jeweils ein individuelles Bewusstsein symbolisieren, sind lediglich die Oberfläche dieser Intelligenz.

Aber auch jeder Stein, jede Pflanze, auch die Luftpartikelchen sind vom Bewusstsein umschlossen. Durch alles, was existiert, fließt die unendliche Intelligenz des Bewusstseins. Jeder physikalische Aufbau der Materie hat eine unsichtbare, informelle Struktur, die aus dem allumfassenden Bewusstseinsfeld geschöpft wird.

Das ist Bewusstsein, das bist du, das bin ich, das sind wir alle. Nur dank dieses Feldes bist du in der Lage, dieses Buch zu lesen. Nur so kann meine individuelle Information über das kollektive Bewusstsein in dein individuelles Bewusstsein fließen. Dieses Informationsfeld wird oft auch als »Akasha-Chronik«, »morphisches Feld« oder »holografisches Universum« bezeichnet.[232] So fließt die eine Info von meiner Eisbergspitze über das tiefliegende Land, das uns verbindet, schließlich zu deiner Eisbergspitze.

»Akasha-Chronik« heißt wörtlich »Himmels-« oder »Ätherchronik«. Der theosophischen beziehungsweise anthroposophischen Auffassung nach ist dies ein alles umfassendes »Weltgedächtnis«, ein übersinnliches »Buch des Lebens«. In Deutschland wurde der Begriff Anfang des 20. Jahrhunderts vor allem durch Rudolf Steiner bekannt. Unter dem »morphischen« oder »morphogenetischen Feld« versteht man ein hypothetisches Feld, das als »formbildende Verursachung« für strukturelle Entwicklungen in Biologie, Physik, Chemie und in der Gesellschaft verantwortlich sein soll. Das Konzept geht auf den englischen Biologen Rupert Sheldrake zurück.

Eine andere interessante Theorie und Fragestellung der theoretischen Physik ist die des »holographischen Universums«, nach der sich das Universum ganz ähnlich zu einem Hologramm verhalten könnte. Wir nehmen es zwar als dreidimensional wahr, es könnte aber tatsächlich nur zweidimensional sein.

Diese Diskurse sollen zeigen, dass es eine Illusion wäre, zu glauben, dass wir voneinander getrennte Wesen sind. Das mag vielleicht »physisch« den Anschein erwecken, aber letztendlich sind wir alle sichtbar oder unsichtbar miteinander verbunden.

Wenn man dieses Modell verinnerlicht hat, fallen einem diese Prinzipien in allen Lebenssituationen auf. Lass also die Identifikation als bewussten Verstand beziehungsweise als Ego los. Aus dieser Perspektive kannst du nur die Bergspitzen wahrnehmen, die über die Meeresoberfläche ragen. Alles, was darunterliegt, kannst du dann nicht sehen. Wenn du allerdings in die Beobachterposition des allumfassenden Bewusstseins schlüpfst und dein eigenes Bewusstsein erweiterst, wird dir die Sicht gewährt, die du hier in diesem Modell vor dir hast. Du kannst dann das große Ganze sehen, wahrnehmen, dass alles miteinander verbunden ist und dass durch jede materielle Form Bewusstsein fließt.

So schöpfst du Informationen aus der Akasha-Chronik

Gehen wir mal der Anschauung halber tatsächlich davon aus, dass unser Gehirn ähnlich wie ein Radio funktioniert. Es empfängt Information aus einem unsichtbaren Feld: der Akasha-Chronik, dem Hyperraum (Räume mit mehr als drei Dimensionen) oder auch einfach »Informationsfeld«. Doch wie genau vollzieht sich dieser Übergang zwischen Information und Gedanke? Wie können wir mit unserem Verstand auf das weite Informationsfeld des Bewusstseins zugreifen? Der Schlüssel dazu ist eine ganz starke Kraft. Eine Kraft, die sprichwörtlich in der Lage ist, Berge zu versetzen. Diese Kraft nennt sich: »der *Glaube*«.[233]

Damit meine ich nicht den Glauben an eine bestimmte Religion oder so was. Nein, ich meine vielmehr den Glauben *an sich selbst*. Wir haben oft die Angewohnheit, eher an uns zu zweifeln. Viele trauen sich beispielsweise nicht, ihren Traumberuf als Arzt,

Astronaut oder Notar zu ergreifen, weil sie innere Zweifel in sich tragen. Vielleicht glaubt man, nicht gut genug dafür zu sein oder nicht das Zeug dazu zu haben.

Wie oft begleiten dich solche Situationen im Alltag? Wie viele Chancen hast du dir in deinem Leben bereits entgehen lassen, nur weil du nicht genug an dich geglaubt hast?

Der Glaube ist etwas Nichtrationales. Er ist eine Einstellung. Deine Gedanken folgen genau dieser Einstellung. Was passiert, wenn du nicht an dich glaubst? Genau! Du zweifelst, und es entstehen daraus Gedanken wie: »Ich schaffe das nicht!«, »Ich habe nicht die nötigen Fähigkeiten oder das Wissen dazu!« oder: »Ich bin nicht genug«. Doch was passiert, wenn du deine Einstellung änderst? Wenn du an dich glaubst? Dein Verstand empfängt nun Gedanken wie: »Ich weiß zwar noch nicht, wie, aber ich werde es schaffen!«, »Ich werde mein Bestes geben und alles Notwendige dafür tun« oder: »Ich werde mir die notwendige Kompetenz aneignen, um dieses Hindernis zu meistern«.

Der Glaube ist das Allerwichtigste. Der Glaube macht dich unaufhaltbar. Der Glaube ist der Faktor in deinem Leben, der jegliche Limitierungen des Verstandes lösen kann. Wenn du Zweifel hast, begrenzt du deine Möglichkeiten.[234] Durch Zweifel verwehrst du deinem Verstand, aus der Informationsquelle des Bewusstseins zu schöpfen, und verschließt den wichtigsten Energiekanal. Durch Glauben öffnest du dieses Portal, und dir fließen Ideen und das notwendige Wissen zu. Der Glaube ist so etwas wie ein Ventil, das deinen Verstand von der unendlichen Intelligenzquelle trennt. Wie fest du an etwas glauben kannst, bestimmt, was du aus dem Bewusstseinsfeld empfängst. Das betrifft jede einzelne Lebenssituation.

Der Glaube ist die wichtigste Instanz, die allem anderen voranschreitet. Durch zweifelsfreien Glauben schöpfen wir positive Gedanken, mit denen wir andere Menschen erreichen, ins Handeln kommen, emotional spüren und schließlich alles im Leben manifestieren. Es ist eine Kette von Ereignissen, die im Glauben beginnt, durch unsere Chakren wandert und in der Realität in Erscheinung tritt.

Durch den Glauben kannst du dir jede erdenkliche Tür in deinem Leben öffnen. Mit Zweifeln kannst du diese Türen wieder verschließen. Der Glaube vermag regelrecht Berge zu versetzen. Er ist so mächtig, dass wir damit sogar Krankheiten zu heilen vermögen. Es gibt sehr viele Berichte von Placebo-Effekten und Dutzende wissenschaftlicher Studien, die zeigen, wie mächtig der Glaube an Heilung sein kann.[235] Unter »Placebos« versteht man Scheinmedikamente, die keinerlei heilwirksame chemische Substanz haben, aber trotzdem wirken, weil man an sie glaubt. (Das lateinische Wort *placebo* heißt wörtlich »ich werde gefallen«.)

Aber die Placebo-Wirkung geht noch darüber hinaus: Bruce Moseley zum Beispiel ist ein amerikanischer Chirurg, der Gelenkerkrankungen operiert. Viele Menschen unterziehen sich einer solchen Operation, wenn sie kaum mehr laufen können, weil ihre Gelenke so geschädigt sind. Es wurde eine Studie durchgeführt, welche die unglaubliche Kraft des Glaubens nachweist.[236] Eine Vergleichsgruppe wurde nur zum Schein operiert. Ihr Knie wurde zwar aufgeschnitten, allerdings wurde keine tatsächliche Behandlung durchgeführt. Ihr wurde nach der OP sogar noch ein Video einer Operation gezeigt, um sie im Glauben zu bekräftigen, dass sie tatsächlich operiert wurde. Auch in dieser Gruppe sind die Gelenkbeschwerden gleich gut verheilt. Allein die Kraft des Glaubens hat die Heilung verursacht!

Es gibt auch das Gegenteil, den sogenannten Nocebo-Effekt (*nocebo* heißt auf Latein »ich werde schaden«). Denn auch der Glaube an etwas Negatives kann sich manifestieren. Das beweist etwa folgende Studie, deren ethische Unbedenklichkeit natürlich bezweifelt werden kann:[237] Menschen, die an einer Nahrungsmittelallergie litten, erhielten eine Injektion mit Kochsalzlösung. Die Ärzte sagten ihnen aber, dass sie Allergene enthielte und es wahrscheinlich zu einer Reaktion kommen würde. Und tatsächlich: Ein Viertel dieser Patienten zeigte nach der Injektion allergische Reaktionen.

Der Glaube ist wie ein Portal zum Land der unbegrenzten Möglichkeiten. Durch den Glauben können wir die Energie in unser Chakrasystem lassen. So können wir die entsprechende Prāna-Energie aus dem Bewusstseinsfeld durch das Kronenchakra empfangen und durch unsere anderen Chakren in Gedanken, Worte und Taten umwandeln. Der Glaube öffnet das Ventil, und die Energie strömt durch das Chakra. Durch den Glauben können wir bestimmen, wie viel Energie hindurchfließt. Durch unseren Fokus können wir bestimmen, wohin die Energie fließen soll. Ist es der Glaube an Gesundheit oder der Glaube an Krankheit? Ist es der Glaube an Erfolg oder ans Scheitern? Ist es der Glaube an Reichtum oder Bedürftigkeit? Alles im Leben ist von deinem Glauben abhängig. Es ist die erste Instanz, die die Information im unsichtbaren Bewusstseinsfeld zu einer tatsächlich physischen Manifestation macht. Es ist wie ein An-und-aus-Schalter einer Taschenlampe. Wie ein Dimmer, der die Leuchtstärke des Taschenlampenlichts einstellen kann. Wie ein Regler, der die Prāna-Energie erhellt oder verdunkelt. Alles ist möglich, solange du es glauben kannst. Auf den Glauben sind viele Fähigkeiten zurückzuführen, die als übernatürlich gelten: Wunderheilung, Hellsehen, Telepathie und so weiter. Dein Glaube bestimmt die Grenzen des Möglichen.

Übung

Wie Glauben und Beten wirklich funktionieren

Eine bestimmte Übung des Glaubens finden wir in vielen Religionen. Wir nennen sie »Beten«. Vielleicht hast auch du das ein oder andere Mal gebetet, wenn du nicht wusstest, wie sich die Dinge entwickeln oder eine problematische Lage ausgeht. In vielen Situationen bitten wir ganz intuitiv um die Hilfe einer höheren Macht.

Doch das führt oft nicht dazu, dass sich diese Wünsche auch erfüllen. Meist wird man dabei eher enttäuscht. Woran liegt das? Gibt es vielleicht eine bessere Art zu beten oder eine effizientere »Technik«? Ja, definitiv, und sie ist im Wort »glauben« bereits erhalten: Zu glauben bedeutet ja im Grunde, dass man etwas bereits besitzt oder erreicht hat. Nicht physisch, sondern im geistigen Sinne. Erst wenn du glauben kannst, dass etwas auf geistiger Ebene existiert, erst dann wird es sich Schritt für Schritt manifestieren können.

Wenn du hoffst, bittest oder dir etwas wünschst, sind meist Zweifel im Spiel. Diese Vorgehensweise ist immer mit Unsicherheit verbunden. Echter Glaube jedoch ist ohne Zweifel, ohne Unsicherheit, ohne banges Hoffen, ohne Wunsch und ohne Bitte. Echter Glaube ist voller Zuversicht, Entschlossenheit, Überzeugung und Vertrauen. Echter Glaube kommt aus der Fülle. Hoffen, bitten oder wünschen kommt aus einem Mangel. Wie gesagt: Du kannst nur etwas manifestieren, was du bereits auf geistiger Ebene besitzt. Wenn es dir auch auf geistiger Ebene fehlt, wie soll es sich da auf physischer Ebene manifestieren? Diese tiefe Weisheit ist bereits im Alten Testament zu finden: »Denn wer da hat, dem wird gegeben, dass er die Fülle habe; wer aber nicht hat, von dem wird auch das genommen, was er hat« (Mt 13, 12).

Das Gleichnis wird oft missinterpretiert, aber du weißt jetzt, was damit gemeint ist: Wenn du etwas erreichen möchtest, egal, was, dann solltest du lernen, wahrhaftig zu glauben. Hoffen, Bitten oder Wünschen sind nicht zuverlässig genug. Wie du das üben kannst, zeige ich dir im Folgenden.

Nimm dazu deine niedergeschriebene Zukunftsvision zur Hand. Sicherlich hast du bereits mehrmals deine Vision gelesen und dir visualisiert. Nun fügen wir dem noch eine ganz wichtige Kleinigkeit hinzu. Während du deine Vision liest und sie dir vorstellst, gehst du in eine bestimmte Geisteshaltung. Nimm die Vision ganz selbstverständlich an. Stell sie dir so vor, als ob du dein Ziel jetzt in diesem Moment bereits erreicht hast. Sei so felsenfest davon überzeugt, dass diese Realität bereits existiert und darauf wartet, von dir gelebt zu werden. Sei bereits jetzt im Geiste die Person, die du werden möchtest. Auch wenn sich die Umstände noch nicht materialisiert haben, kannst du schon damit beginnen, diese zukünftige Person im Geiste zu sein. Mach dir keine Gedanken, Sorgen oder Zweifel darüber, wie du es schaffen könntest. Lass deinen Verstand außen vor. Sei dir einfach sicher, dass du es schaffen wirst. Nimm es als total selbstverständlich an. So, als ob es gar nicht anders gehen würde, weil du ja jetzt schon diese Person im Geiste bist.

Die physische Manifestation dessen wird automatisch folgen, sobald du diese Geisteshaltung eingenommen hast. Dann glaubst du wahrhaftig, und du kannst die notwendige Energie aus dem Bewusstseinsfeld empfangen. Du wirst die erforderlichen Gedanken erhalten, die passenden Worte sprechen, die richtigen Menschen treffen, die adäquaten Handlungen ausführen, und es wird Schritt für Schritt Wirklichkeit. Fokussiere das Gefühl der Fülle so, als ob du es schon erhalten oder empfangen hättest. So fließt dir die Energie zu. Sie fließt immer dahin, worauf du dich fokussierst.

Wenn du bittest, hoffst oder wünschst, dann fokussierst du dich auf deine Zweifel. Spätestens jetzt solltest du verstanden haben, warum das Beten, so wie es die meisten Menschen kennen, nicht zielführend ist. Ändere ab heute deine Geisteshaltung, und setze der Bedürftigkeit ein Ende. Heraus aus dem Mangel, hinein in die Fülle! In die geistige Fülle, die sich auch Schritt für Schritt in der Realität manifestieren wird.

Ab jetzt kannst du täglich deine Zukunftsvision aus dieser Geisteshaltung heraus visualisieren. Das wird einen gewaltigen Effekt auf dich haben. So kannst du alles im Leben erreichen und empfangen.

Das Gesetz der Anziehung anwenden

Fokussierung beziehungsweise Konzentration ist das zweite Werkzeug des Bewusstseins. Das, worauf du dich fokussierst, da fließt die Energie hin. Du hast dieses Prinzip schon mehrere Male in verschiedenen Übungen dieses Buches angewendet. Vor allem im sechsten Chakra, als du an deiner Zukunftsvision gearbeitet hast – und natürlich, seitdem du sie täglich visualisierst. Dies machst du mit deinem Fokus beziehungsweise deiner Konzentration und lässt die Prāna-Energie aus dem Bewusstseinsfeld in deine Chakren strömen. So fokussierst du deine Zukunftsvision in der geistigen Ebene und ziehst die Energie automatisch genau dorthin, bis sie sich in den einzelnen Chakren immer mehr verdichtet und sich schließlich materialisiert. Das ist das Gesetz der Anziehung oder Resonanz.

Sobald du etwas fokussierst, egal, was, beginnst du, es anzuziehen. Das passiert auf ganz natürliche Weise. Du wirst dieses Prinzip vielleicht auch aus dem Buch oder Film *The Secret* von Rhonda Byrne kennen, vielleicht auch aus anderen Klassikern wie *The Master Key System* von Charles F. Haanel.[238] Viele große Denker haben die unglaubliche Macht hinter diesem Gesetz erkannt und nutzen es für sich. Auch Kurt Tepperwein[239] hat seine eigene interessante Metapher für dieses Gesetz. Er spricht dabei von einer »Bestellung an das Universum«.

Du kannst das Universum beauftragen, womit immer du möchtest. Ähnlich wie im Online-Versandhandel. Wenn du bestimmte Schuhe willst, dann gibst du deine Suchbegriffe ein, entscheidest dich für ein bestimmtes Paar und legst es in den Warenkorb. Nach abgeschlossener Bestellung brauchst du nur noch ein wenig Geduld, bis die neuen Schuhe in einem Paket vor deiner Haustür stehen. Gleiches Prinzip gilt auch hier. Fokussiere dich auf etwas Konkretes, das du in dein Leben ziehen möchtest. Ist es ein bestimmter Job, die Heilung einer Krankheit, mehr Geld, bessere Beziehungen? Werde ganz konkret, formuliere deine

Bestellungen aus, glaube fest daran, dass die Bestellung bei dir eintreffen wird, und warte auf die Lieferung.

Beim dritten Chakra haben wir das auch schon gemacht. Erinnere dich an deine Bucket List. Dort hast du deine Ziele aufgeschrieben. Vielleicht hast du ja schon ein paar davon abhaken können. Das sind deine Bestellungen an das Universum. Diese hast du im Geiste fokussiert. Eines Tages werden sie wie ein Paket vor deiner Haustüre stehen, und du wirst dich über die Lieferung freuen.

Vielleicht fallen dir ja jetzt noch ein paar Bestellungen ein, die du ans Universum richten könntest. Schreib sie ruhig auf deine Bucket List. Arbeite mit ihr. Sie ist ein extrem hilfreiches Mittel, um deinen Fokus auszurichten.

Der Fokus ist ein machtvolles Werkzeug. Du kannst es wieder mit der Taschenlampe verdeutlichen. Er hilft dir dabei, die Prāna-Energie dorthin zu lenken, wo etwas in deinem Leben entstehen soll. Nun hast du also zwei Werkzeuge kennengelernt. Einmal den Glauben und den Fokus. Jetzt stelle ich dir noch einmal das dritte vor.

Sich des Bewusstseins bewusst sein

Achtsamkeit hat uns in diesem Buch stets begleitet. Mithilfe der Achtsamkeit konntest du in all den bisherigen Übungen mehr Bewusstsein zulassen und deine Chakren weiter öffnen. Achtsamkeit war dir immer ein treuer Begleiter und ist das dritte wichtige Werkzeug des Bewusstseins. Durch erhöhte Achtsamkeit können wir mehr Bewusstsein zulassen. Wenn wir achtsam sind, nehmen wir mehr wahr: mehr Gefühle, Geräusche, innere Eindrücke. Wir öffnen uns für die Welt und alle Sinneswahrnehmungen. Wir erweitern unser Bewusstsein. Das, was vorher unbewusst da war, können wir durch mehr Achtsamkeit plötzlich bewusst werden lassen.

Erinnere dich an das erweiterte Bewusstseinsmodell. Durch mehr Achtsamkeit kannst du deine Sicht vom bewussten Verstand erweitern, auf das allumfassende Bewusstsein ausdehnen, den Wasserspiegel senken und Unbewusstes bewusst werden lassen.

Achtsamkeit hilft dir also noch etwas mehr dabei, zu erkennen, was Bewusstsein ist. Es hilft dir dabei, wahrzunehmen, was da ist: Geräusche, vielleicht Gedanken oder Gefühle, die aufkommen. Beobachte dies mithilfe deiner Achtsamkeit. Sei ganz neugierig.

Stell dir wieder eine Taschenlampe vor: Diese kannst du – im übertragenen Sinne – mithilfe deines Glaubens anschalten. Du kannst durch deinen Glauben die Helligkeit des Lichts steuern. Der Fokus hilft dir dabei, das Licht in eine bestimmte Richtung zu lenken: auf deine Gedanken, auf deine Wahrnehmung, auf alles. Die Achtsamkeit kann an der Taschenlampe den Lichtwinkel einstellen. Ist die Achtsamkeit gering, ist der Lichtstrahl nur sehr eng, und du kannst nur sehr wenig von deiner Umgebung wahrnehmen. Ist deine Achtsamkeit groß, ist der Lichtkegel größer, und du kannst ein breiteres Spektrum deiner Umgebung wahrnehmen. Du siehst, hörst und nimmst viel mehr Details wahr. Du öffnest dich für deine Wahrnehmung und kannst mehr Bewusstsein zulassen. Sei dir bewusst, dass du dir über alles bewusst werden kannst.

Doch kannst du dir auch des Bewusstseins bewusst sein? Du magst so stark glauben, wie du nur kannst, du magst dich noch so gezielt fokussieren und die Achtsamkeit so weit wie möglich ausdehnen. Doch wo findest du das Bewusstsein?

Man kann lange Zeit darüber meditieren, und viele Menschen brauchen Jahrzehnte, bis sie es verstehen und erfahren können. Vielleicht kannst du mit dieser Metapher eine Abkürzung nehmen: Du kannst mit der Taschenlampe der Achtsamkeit überall auf die Suche nach dem Bewusstsein gehen. Egal, wohin du leuchtest, das Bewusstsein selbst wirst du nicht finden können. Du kannst mit der Taschenlampe immer nur Dinge oder Objekte anleuchten. Bewusstsein kannst du nicht so wahrnehmen wie Gedanken, Gefühle oder Sinneswahrnehmungen.

Bewusstsein ist die Taschenlampe selbst und die Quelle des Lichts, die die Taschenlampe wirft. Du kannst sie noch so sehr drehen und schwenken, das Bewusstsein findest du auf diese Weise nicht. *Du kannst mit dem Licht der Taschenlampe nicht die Taschenlampe selbst anleuchten, weil sie die Quelle des Lichts ist.* Achtsamkeit, Fokus und Glaube sind Werkzeuge des Bewusstseins. Sie helfen dir, die Energie aus dieser Ebene auszurichten, zu verstärken und zu weiten. Diese Erkenntnis hilft dir dabei, des Bewusstseins bewusst zu sein. Es hilft dir, deine Achtsamkeit gezielt einzusetzen. Deinen Glauben auf bestimmte Ziele auszurichten und Wirklichkeit werden zu lassen. Merke dir also diese tolle Metapher. Sie wird dir enorm für die nächsten Seiten nützlich sein.

Übung

Der Schlüssel zu deinem Lebenssinn

Lass uns nun an die Übung aus dem dritten Chakra anknüpfen und damit beginnen, deinen Lebenssinn auszuformulieren. So können wir deine Taschenlampe des Bewusstseins richtig einstellen und ausrichten. Nimm dir dazu die Notizen zur Hand, in denen du dir Gedanken zum Weg deiner höchsten Begeisterung gemacht hast. Seither hast du dich sicherlich selbst etwas näher kennengelernt und einige Hinweise dafür sammeln können. Das, was dich begeistert, spiegelt deinen Sinn des Lebens wider. Es sind Zeichen für deinen Lebensweg, deine Lebensaufgabe, dein Dharma oder dein Tao. Mithilfe dieser Liste hast du auch im vorangegangenen Kapitel eine schöne Zukunftsvision ausformuliert. Nun werden wir deinen Lebenssinn in einem kurzen Satz oder mit einem kurzen Begriff ausformulieren. Vielleicht auch aus einer Kombination der beiden. Wichtig ist, dass es kurz, knapp und direkt formuliert ist. Das kann bei dir alles Mögliche sein und ist ganz individuell von deiner Begeisterung abhängig. Jeder Mensch hat seinen eigenen Weg. Meinen Weg habe ich so formuliert:

Wach auf!
Meine Aufgabe ist es, Menschen Werkzeuge an die Hand
zu geben, um aus dem Unbewussten zu erwachen
und so ihr Bewusstsein zu entfalten.

Das ist meine Aufgabe auf dieser Welt, und dem gehe ich schon seit langer Zeit nach. All das, was ich mit »Higher Mind« und unseren Kursen geschaffen habe, ist aus diesem Satz entstanden. Ich bin fest im Glauben, dass dies meine Aufgabe ist.

Deine Aufgabe sieht aber wahrscheinlich ganz anders aus. Schau dir daher deine Hinweise und Notizen an und bilde daraus ebenfalls einen schönen Satz, den du dir auf die zweite oder dritte Seite deines Visionsbuchs schreiben kannst. Das wird beispielsweise so aussehen:

»Meine Aufgabe ist es, der bestmögliche Vater
meiner Kinder zu sein und ihnen alle Türen zu öffnen,
die ich aufmachen kann.«
»Meine Aufgabe ist es, neue Maßstäbe
für architektonische Kunst zu setzen.«
»Meine Aufgabe ist es, armen Menschen zu helfen.«

Es ist ganz egal, was es ist. Ganz egal, ob es nach etwas Großem klingen mag oder nicht. Wichtig ist nur, dass es deine Begeisterung voll und ganz widerspiegelt. Es darf nicht dein Verlangen reflektieren und auch nicht aus einem Mangelbewusstsein heraus kommen. Es kommt aus deinem »Higher Mind«, nicht aus deinem Ego. Dein Lebensweg soll dich voll und ganz be*geist*ern. Es muss aus der geistigen Ebene entspringen und die Quelle des Lichts deiner Taschenlampe sein. Nur so kannst du genügend Energie aus dem Bewusstseinsfeld schöpfen, die durch dich hindurchfließen kann. Nur so ist es möglich, all deine Chakren immer weiter zu öffnen.

Wenn du diesen Satz für dich so formuliert hast, dann wirst du nur so vor Energie sprudeln. Alles, was du im Leben machen wirst, wird dich deinem Lebenssinn näherbringen. Jeder Tag wird ein wichtiges Puzzleteil für die Erfüllung deines Lebenswegs sein. Das macht dich absolut glücklich und zutiefst erfüllt.

Was ist die Realität?

Alle Wissenschaftler sind sich einig, dass die Realität nur wenig mit der Wahrnehmung in unseren Köpfen zu tun hat.[240] Wir nehmen Informationen unserer Umwelt durch unsere Sinnesreize auf. Beim Sehen dringt Licht unterschiedlicher Wellenlängen in unser Auge, wo es in elektrische Signale umgewandelt wird. Unser Gehirn ordnet diesen Wellenlängen bestimmte Farben zu. Farben, wie wir sie kennen, existieren so allerdings nur in unserer eigenen Wahrnehmung. Außerhalb davon existiert lediglich das elektromagnetische Spektrum.[241] Konkrete Farben gibt es hier nicht, nur bestimmte Wellenlängen des Lichts, die man in Nanometern messen kann. Das Erstaunliche dabei ist, dass unser Auge nur einen winzigen Bruchteil davon sehen kann. Genauer gesagt sogar nur den Bereich von 400 bis 750 Nanometern. Das entspricht weniger als 0,0000000001 Prozent des gesamten elektromagnetischen Spektrums. Alle anderen Wellenlängen sind für unser Auge unsichtbar. Infrarotes Licht oder ultraviolette Strahlung können wir mit unserem Auge nicht erfassen.

Das gleiche Prinzip finden wir in unserem Gehör wieder. Auch hier wandelt das Trommelfell akustische Reize aus der Umwelt in elektrische Signale um, die unser Gehirn interpretieren kann. Bei diesen Reizen handelt es sich um mechanische Wellen. Gleichermaßen reagiert das Gehör nur auf einen winzigen Bruchteil, also weniger als 0,0000000001 Prozent des gesamten Spektrums. Alle anderen Wellenlängen kann unser Gehör nicht wahrnehmen.

Die Wahrnehmung deiner Realität hat also nur einen ganz geringen Teil damit zu tun, was wirklich außerhalb von uns existiert. Die Wahrnehmung, die in unserem Ego-Körper erschaffen wird, ist von subjektiver Natur. Ebenso wie die Wahrnehmung von anderen Lebewesen. Die Sinne einer Fledermaus verarbeiten andere Frequenzen des elektromagnetischen Spektrums als diejenigen des Menschen. Fledermäuse können im Dunkeln sehen, da sie eine Art Echolotsystem besitzen. Auch die Schlange nutzt andere Wellenbereiche für ihre Wahrnehmung, damit ihr das Sehen im Dunkeln ermöglicht wird. Dank ihres sogenannten Grubenorgans ist sie in der Lage, zwischen 750 Nanometern und 1 Millimeter des elektromagnetischen Spektrums wahrzunehmen. Das ermöglicht ihr, Wärmestrahlung zu sehen. So kann sie Säugetiere leichter als Beute fassen.

Du kannst dir immer noch nicht so ganz vorstellen, was ich damit meine? Nimm einfach mal eine gängige Infrarot-Fernbedienung von klassischen Fernsehapparaten in die Hand. In die andere nimmst du dein Smartphone und öffnest die Kamera-App. Nun drückst du auf einen Knopf der Fernbedienung und richtest die Kamera ans oberste Ende. Dort, wo du eigentlich mit deinen Augen nichts sehen kannst, ist in der Kamera plötzlich ein Licht, das aus der Fernbedienung kommt. Ja, dieses Licht ist da, allerdings kann dein Auge es nicht wahrnehmen. Die Kamera deines Smartphones schon.

Im Grunde ist das, was wir Menschen wahrnehmen, nur ein winziger Ausschnitt der wahren Realität, die uns umgibt. Unsere Wahrnehmung ist gerade so weit entwickelt, dass wir überlebensfähig sind. Die Wahrnehmung ist rein subjektiv. Sie wird zusätzlich auch noch durch unsere Gefühle, Wünsche und Vorstellungen verzerrt. Außerhalb unseres Verstandes existiert lediglich Energie, gebündelt im elektromagnetischen oder mechanischen Wellenspektrum.

Was wir wahrnehmen und was unser Verstand daraus macht, ist im Grunde eine Illusion. Eine Illusion, erzeugt durch unsere Sinne, verarbeitet in unserem Nervensystem, beeinflusst durch unsere Hormone und vergangenen Erfahrungen. Wir nehmen nur ein verzerrtes Bild der Wirklichkeit wahr.

Die Wirklichkeit ist um ein Vielfaches komplexer. Du musst verstehen, dass die Funktion unserer Wahrnehmung nicht den Zweck hat, ein möglichst genaues Abbild der Wirklichkeit zu kreieren, sondern um die wichtigsten Informationen herauszufiltern, damit wir überlebensfähig sind.[242]

Wie entsteht die Realität?

Dass Isaac Newton im 17. Jahrhundert einen Apfel vom Baum fallen sah und das Prinzip der Schwerkraft erkannte, gilt als Sternstunde der Physik.[243] Seine Axiome bilden das Fundament der klassischen Mechanik, und mit ihnen sind verlässliche Vorhersagen möglich, mit denen wir immer noch die Realität erklären. Doch im Rahmen modernerer physikalischer Theorien wie der Relativitätstheorie und der Quantenmechanik wird deutlich, dass sie nicht uneingeschränkt gelten.[244] In der ersten Hälfte des 20. Jahrhunderts haben einige Wissenschaftler große Beiträge dazu geleistet. Die größten stammen von drei berühmten Nobelpreisträgern:

1. Max Planck aus Kiel, der den Zusammenhang zwischen Frequenz und Energie fand,
2. Albert Einstein aus Ulm, der den Zusammenhang zwischen Energie und Materie fand, und

3. Erwin Schrödinger aus Wien, dessen berühmtes physikalisches Gedankenexperiment ich später noch genauer vorstellen werde.

Albert Einstein und Max Planck haben den Grundstein für die Quantenphysik gelegt. Sie besagt, dass sich kleinste Materieteilchen ganz seltsam verhalten. Sie unterliegen nicht den Regeln der klassischen Physik. Kleinste Teilchen wie zum Beispiel Elektronen haben nämlich sowohl Teilchen- als auch Wellencharakter.[245] Sie verhalten sich wie Materie, aber auch wie Schwingung, Frequenz beziehungsweise Wellen. Man spricht hier vom »Teilchen-Welle-Dualismus«. Was das genau ist, erkläre ich gleich genauer. Zunächst ist es wichtig, zu wissen, dass Materie, Energie und Frequenz im Zusammenhang stehen. Dies könnte die Analogie zwischen Körper, Seele und Geist darstellen. Doch behalte dies vorerst im Hinterkopf.

Damit du diesen Zusammenhang besser verstehen kannst, möchte ich dir das berühmte Doppelspaltexperiment des Physikers Thomas Young vorstellen, das er bereits 1802 durchführte.[246] Es wurde immer wieder nachgestellt und mit modernster Technik längst genauestens bestätigt.[247] Erlaube mir, ein bisschen weiter auszuholen, denn dieses Experiment birgt überaus spannende Erkenntnisse über unsere Wahrnehmung.

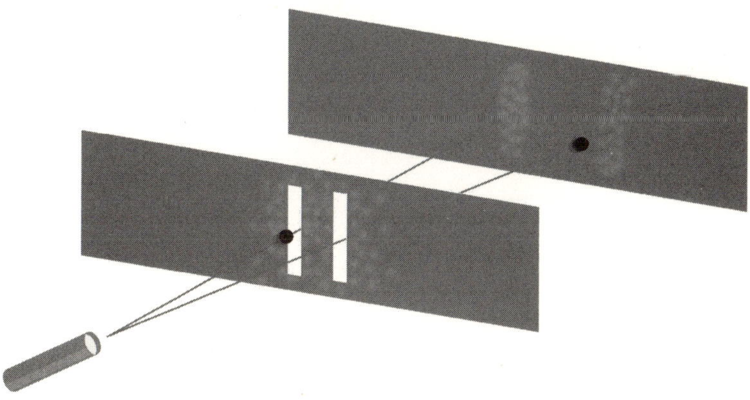

Stell dir eine Kanone vor, die zum Beispiel Metallkugeln willkürlich auf eine Wand schießt. An der Einschlagstelle bleibt eine Delle zurück. Schießt man nun viele solcher Metallkugeln durch einen Spalt, kann man mit Gewissheit voraussagen, dass die Kugeln immer nur in einem bestimmten Bereich auftreffen können. Nämlich genau da, wo der Spalt die Kugeln durchlässt. Fügt man einen zweiten Spalt hinzu, wird sich an dem Ganzen nichts ändern. An der Wand sind demnach zwei Streifen zu sehen.

Anders ist das allerdings bei Wellen. Eine Flutwelle würde auf der Detektorwand keine punktuelle Delle hinterlassen wie bei einer Kugel. Die Kraft wird vielmehr auf der gesamten Wand verteilt. Schickt man nun die Wellen durch einen Doppelspalt, passiert etwas Faszinierendes. Die Wellen hinter der Trennwand treffen aufeinander und beginnen, sich gegenseitig zu beeinflussen. An manchen Stellen werden die Wellen in ihrer Intensität verstärkt. An anderen Stellen heben sie sich gegenseitig auf.

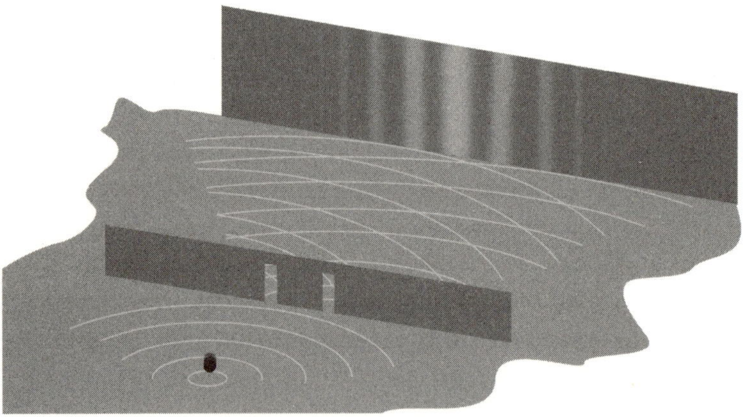

Die Wellen erzeugen ein sogenanntes Interferenzmuster. Wenn wir das zum Beispiel mit Lichtphotonen machen, dann entsteht eben genau solch ein Muster.

Wenn die Teilchen durch zwei Spalte geschossen werden, ergibt sich an der Detektorwand also ein Muster aus zwei Streifen. Schicken wir Wellen durch die beiden Spalte, ergibt sich ein überlagertes Muster aus mehreren Streifen.

Der Versuchsaufbau wurde mit winzigen Materieteilchen durchgeführt. Es funktioniert bei Elektronen, Protonen, Neutronen, Atomen und mit bestimmten Molekülen. Schickt man diese kleinen kugelförmigen Materieteilchen durch zwei Spalte, passiert etwas Verblüffendes: Am Detektor konnte man nicht, wie erwartet, zwei Streifen als Muster wiederfinden, sondern es bildete sich ein Interferenzmuster, wie bei Wellen.

Doch wie kommt das Wellenmuster zustande, wenn doch Teilchen durchgeschossen wurden? Die Wissenschaftler vermuteten, dass die Elektronen sich gegenseitig beeinflussen, wenn sie durch die beiden Schlitze geschossen werden, und so im Anschluss das Interferenzmuster erzeugen. Also schossen sie jedes Elektron nur noch einzeln hintereinander ab, und die Einschlagsstellen wurden erneut an der Detektorwand gemessen. Nach mehreren Stunden konnte man wieder das Interferenzmuster erkennen. Wie aber kann das sein? Jedes Elektron wurde doch einzeln abgeschossen und kann doch entweder nur durch den einen Schlitz oder durch den anderen gelangen – oder etwa nicht?

Die Erkenntnis ist eindeutig: Das Elektron muss, um dieses Interferenzmuster zu erzeugen, beide Schlitze gleichzeitig passieren, sich selbst beeinflussen und dann als ein einzelnes Materieteilchen auf die Detektorwand prallen. Während sich das Elektron durch die Schlitze bewegt, muss es sich wie eine Welle verhalten. Das Elektron befindet sich zum Zeitpunkt des Abschusses in Superposition zu verschiedensten Wahrscheinlichkeiten. Der exakte Einschlagsort ist nicht vorauszuplanen. Man kann jedoch eine Wahrscheinlichkeit für den Einschlagsort ausrechnen. Diese liegt innerhalb des Interferenzmusters. Das Verhalten als Welle ist also an die Wahrscheinlichkeit gebunden. Man spricht dabei von der Heisenberg'schen Unschärferelation (nach dem Physiker Werner Heisenberg). Das Elektron geht durch beide Schlitze,

aber auch durch keinen. Es geht erst durch den einen Schlitz und dann durch den anderen.
Mathematisch gesehen ist das sehr kompliziert, da mehrere

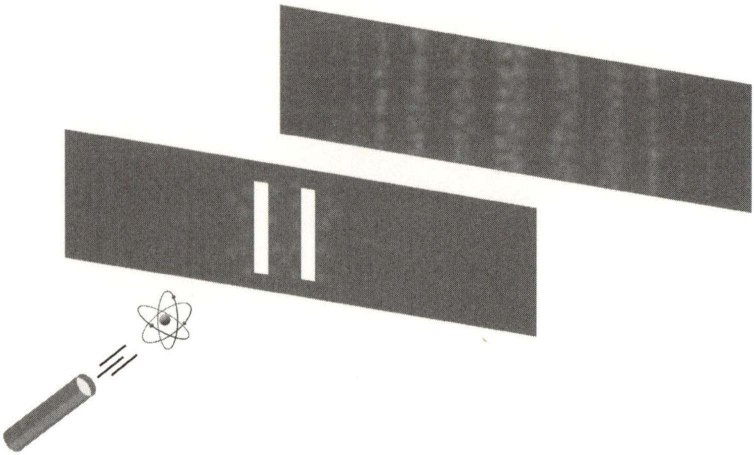

widersprüchliche Gleichungen zur selben Zeit wahr und nicht wahr sind. Deswegen ist die Quantentheorie auch so unfassbar schwer nachvollziehbar.

Achtung, jetzt kommt das eigentlich Wichtige: Die Wissenschaftler wollten dem näher auf den Grund gehen und installierten eine Messapparatur, um ganz genau feststellen zu können, durch welchen Schlitz sich das Elektron bewegt. Dann passierte das, was die gesamte Physik auf den Kopf stellte. Nachdem nun ganz genau beobachtet werden konnte, durch welchen Schlitz sich das Elektron bewegt, verhielt es sich plötzlich nicht mehr wie eine Welle, sondern wie ein Teilchen. Am Detektorschirm war nun nicht mehr das Interferenzmuster zu sehen, sondern die zwei Linien, die das typische Teilchenverhalten beschreiben. Erst wenn sich die Wissenschaftler dazu entscheiden, das Elektron nicht mehr zu beobachten, verhält es sich wieder wie eine Welle und erzeugt das Interferenzmuster an der Detektorwand.

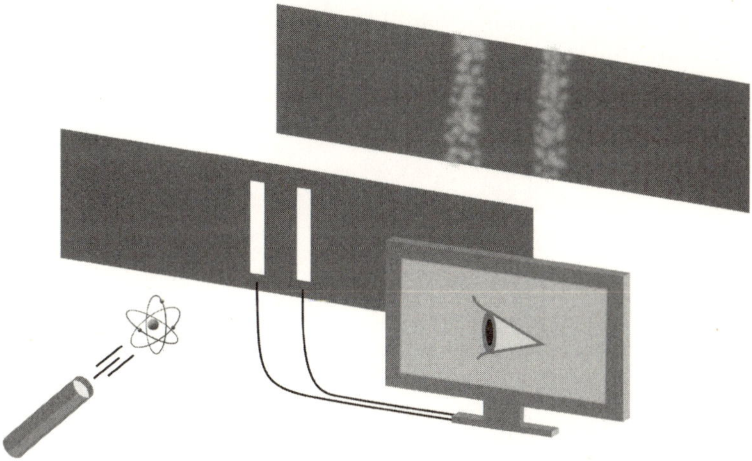

Merke: Das Elektron verhält sich so, als wisse es, dass es beobachtet wird. Allein der Akt der Beobachtung beziehungsweise der Messung bewirkt eine Veränderung des Verhaltens der Materie.

Was hat das für unsere Realität zu bedeuten? Wir bestehen immerhin aus genau diesen kleinen atomaren Bausteinen. Kann es möglich sein, dass das Bewusstsein durch Beobachtung das Verhalten der winzigen Materieteilchen unseres Körpers so beeinflusst, dass sich unsere Zellen nach einem ganz bestimmten Muster aufbauen? Dass so elektrische Impulse in Form von Aktionspotenzialen in unseren Nervenzellen entstehen können, die zu Gedanken, Worten, Emotionen und schließlich zu physischen Bewegungen führen? Dass Bewusstsein jedes kleinste Materieteilchen anordnet? Dass Bewusstsein durch Beobachtung Materie aus Wellen entstehen lässt? Viele Wissenschaftler halten eine solche Theorie für sehr wahrscheinlich.

Mit der Quantentheorie könnte man beschreiben, wie durch Bewusstsein Materie aus einer Welle beziehungsweise Frequenz entsteht. Das könnte vielleicht der Beweis dafür sein, dass Wissenschaft und Spiritualität keine Gegensätze sind. Das würde erklären, dass wir manifestierte Wellen sind. Manifestierte Schwingungen, die aufgrund von Beobachtung, aufgrund von Bewusstsein zu Materie werden!

Wie lässt sich Realität erklären?

Der dritte Nobelpreisträger, von dem ich sprach, Erwin Schrödinger, formulierte 1935 ein physikalisches Gedankenexperiment, das als »Schrödingers Katze« in die Annalen einging.[248] Es zeigt die kontraintuitiven Probleme bei der direkten Übertragung von Begriffen aus der Quantenmechanik auf die makroskopische Welt.

Angenommen, eine Katze befindet sich in einer Kiste, darin ist auch eine geringe Menge einer radioaktiven Substanz. Innerhalb einer Stunde ist es nun gleich wahrscheinlich, ob eines der radioaktiven Atome zerfällt oder nicht. Außerdem sind in der Kiste ein Gefäß mit einer giftigen Substanz, ein Detektor und ein Hammer. Der Detektor registriert, wenn ein Atom zerfällt, wodurch der Hammer das Gefäß mit der giftigen Substanz zerstört und die Katze stirbt.

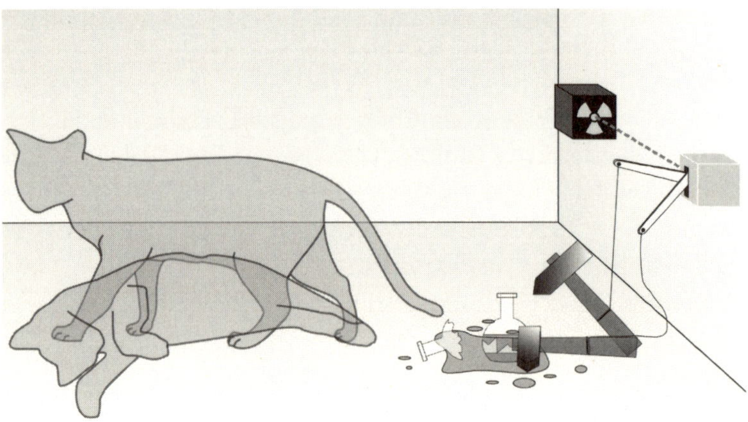

Von außen betrachtet, ist nicht zu bestimmen, ob das Atom zerfallen ist oder nicht; es befindet sich in einem überlagerten Zustand. Solange die Kiste verschlossen bleibt, ist die Katze in einer Art Zwischenzustand: Sie ist zu 50 Prozent lebendig und zu 50 Prozent tot, also in einer sogenannten »Superposition« der beiden Zustände.

Nach den Regeln der Quantenmechanik ist die Situation erst dann eindeutig, wenn eine Interaktion des Systems mit der Umwelt stattfindet. Dabei nimmt das jeweilige Teilchen wieder einen eindeutigen Zustand an, nämlich zufällig einen der in der Superposition enthaltenen Zustände.

Paradox ist hier, dass man eine Katze als makroskopisches System mit den Regeln der Quantenmechanik in einen Überlagerungszustand aus »lebendig« und »tot« bringen könnte, bis durch die Beobachtung einer der Zustände festgelegt würde.

Dies lässt sich zwar nicht mit unserer Alltagserfahrung in Übereinstimmung bringen. Aber ähnlich wie beim Doppelspaltversuch, bei dem sich das Elektron erst beim Beobachten wie Materie verhielt, ist es auch hier.

Die Beobachtung ist der Initialzünder dafür, welche der beiden Realitäten eintrifft. Vor der Beobachtung existierten sie als Wahrscheinlichkeit. Das ist ähnlich wie bei einer Münze, die man wirft. Bevor die Münze geworfen ist, existieren beide Realitäten (Kopf oder Zahl) als Möglichkeit, als »Fifty-fifty-Wahrscheinlichkeit«.

Aus dieser physikalischen Begebenheit ist die Viele-Welten-Theorie entstanden.[249] Sie sagt aus, dass alle Möglichkeiten (»Katze tot oder lebendig« oder »Kopf oder Zahl«) real sind. Jede Option existiert als eigene Realität in einem eigenen Universum. Somit gäbe es unendlich viele Paralleluniversen zur selben Zeit. Alles, was jemals hätte geschehen können, ist in einem anderen Universum.

Dies würde bedeuten, dass das Meer aller Möglichkeiten bereits im Informationsfeld existiert. Allein mit unserem Bewusstsein können wir eine Beobachtung machen und uns dazu entscheiden, eine potenzielle Realität in der physischen zu generieren.

Es gibt interessante Versuchsaufbauten des »Global Consciousness Project« der Princeton University.[250] Dort steht ein elektronisches Münzwurfgerät. Es wird zweihundertmal in der Sekunde eine digitale Münze geworfen, die Kopf oder Zahl simuliert. Der zeitliche Verlauf dessen wird kontinuierlich aufgezeichnet. Die Linie bewegt sich immer so weit im Verhältnis fünfzig zu fünfzig. Doch wenn sich jemand vor das Gerät setzt, der sich einfach nur vorstellt, es solle mehr Kopf als Zahl erzeugen, beginnt genau dann die Kurve vom Fünfzig-fünfzig-Wert abzuweichen.

Weiterhin wurden auch weltweit Messinstrumente installiert, die einschneidende Erlebnisse des Bewusstseins messbar machen könnten. Die Forschungen hierzu stecken zwar noch in den Kinderschuhen, aber auch da kann man physisch nachweisen, dass allein der Glaube Einfluss auf empfindliche Geräte nehmen kann. Der Glaube kann darüber entscheiden, welche Realität aus dem Pool der Möglichkeiten beziehungsweise der Wahrscheinlichkeit manifestiert wird.

Das könnte die Brücke zwischen Geist und Materie sein, zwischen Wissenschaft und Spiritualität. Deine Achtsamkeit, dein Fokus und dein Glaube würden demnach die Werkzeuge sein, mit denen du aus dem Feld des Bewusstseins eine Realität deiner Wahl hervorbringen kannst.

Das Feld des Bewusstseins ist wie der Zustand der Superposition.[251] Alle Realitäten existieren dort als Möglichkeit. Das ist die geistige Ebene, die Akasha-Chronik oder auch das morphische Feld. Jede vorstellbare Realität ist existent. Durch das Beobachten wird eine dieser geistigen Möglichkeiten zu manifestierter Realität.[252]

Übung

Realität bewusst entstehen lassen

Wenn das Bewusstsein alles umfasst und alle Möglichkeiten darin existieren, was bedeutet das dann für uns? Wir erleben doch immer nur diese eine Realität. Oder vielleicht nicht? Was ist, wenn ich dir sage, dass du jeden Moment in eine neue Parallelwelt »shiftest«?

Sobald wir uns bewegen, verändern wir die Realität. Wir bewegen uns von einer in die andere. Permanent. Sieh dir nun deine Hand ganz genau an, während du deine Finger bewegst. Wenn du vollkommen achtsam bist, dann fällt dir vielleicht auf, dass du von einer Realität in eine andere parallele Realität wechselst. Sobald du deinen Finger bewegt hast, befindest du dich nicht mehr in derselben Wirklichkeit wie zuvor. Wenn auch nur eine Millisekunde vergangen ist, gibt es die alte Realität nicht mehr, denn du bist in eine neue gewechselt. An einem Ort sind Atome verschwunden, an einem anderen Ort sind Atome entstanden. In jedem Moment wechseln wir unsere Realität in parallele Realitätswelten, und das unaufhörlich.

Versuche, das ganz genau wahrzunehmen, während du deine Finger bewegst. Der Glaube der Bewegung löst eine Reihe von Ereignissen aus. Erst ist der Glaube da, dann der Gedanke und schließlich die Bewegung. Versuche, die Bewegung nicht als selbstverständlich anzunehmen. Versuche, die Illusion zu durchschauen und zu erkennen, dass du von einer Realität in eine andere wechselst. Unzählige Male. So wie in einer Art Daumenkino. Bild für Bild. Moment für Moment. Realität für Realität. In unendlich kleinen Realitätsabschnitten.

Der Grund, warum uns das nicht auffällt oder so unspektakulär vorkommt, ist, weil die neue Realität, in die wir wechseln, nahezu identisch ist wie die zuvor. Nur ein infinitesimaler, also verschwindend geringer Unterschied ist vorhanden. Genau so wechseln wir unendliche Male von einer Realität in eine andere, in jedem einzelnen Moment unseres Lebens.

So erzeugen wir die Illusion von Bewegung und die Illusion von Zeit. Nur wenn wir uns das Bild einer Realität von mehreren Tagen vor Augen halten, können wir einen großen Realitätswechsel feststellen. Dieser Realitätswechsel passiert völlig automatisch. Das Bewusstsein ist ständig im Wandel und wechselt von einer Realität in die nächste, in seiner individuellen Geschwindigkeit. Das Bewusstsein verändert in jedem einzelnen Moment seine vorherige Frequenz. Permanent bringen wir die Wellenfunktion durch Beobachtung zum Kollabieren und erzeugen so eine Reihe von verschiedenen Realitäten. Auf diese Weise entsteht auf physischer Ebene eine bewusste oder auch eine für unseren Verstand unbewusste Veränderung. Du selbst musst nichts dafür tun, es ist, als ob dich dein höheres Selbst durch dein Leben führt und auf das große allumfassende Bewusstseinsfeld zugreift. Mit diesem Blick und mit diesen Entscheidungen legt sich fest, welche Frequenz eingestellt und welche Realität dadurch manifestiert wird.

Diese Übung ist zwar sehr einfach und wirkt auf den ersten Blick unspektakulär. Wenn du allerdings verstehst, wie der Wechsel von einer Realität in die andere passiert, wenn du quasi erkennst, wie das Geheimnis unseres physischen Lebens funktioniert, dann ist es wie ein Wunder, einfach zu beobachten, wie die Atome deiner Finger von einer Realität in die andere wechseln. Beobachte nur für einen Moment die Bewegungen deiner Hände, und versuche, dieses Prinzip genauer zu verstehen.

Das Geheimnis der Manifestation

Durch Beobachtung entsteht Realität.[253] Doch auch wenn wir nicht bewusst beobachten, manifestiert sich für uns eine Realität. Unser Ego manifestiert unsere Wirklichkeit, wenn wir auf Autopilot sind.

Um dir das etwas verständlicher zu machen, möchte ich einen Vergleich zur Funktionsweise der Fernsehkanäle ziehen. Alle Sender, wie zum Beispiel RTL2, ProSieben oder ARD, existieren zur selben Zeit, in jedem Moment. Allerdings kann ein Fernseher immer nur ein einziges Programm abspielen. Du entscheidest mit der Fernbedienung, welches Programm du sehen willst.

Genau so kannst du dir auch die Realität vorstellen, die du gerade erlebst. Du nimmst in diesem Moment die Wirklichkeit wahr, deren »Senderfrequenz« du eingestellt hast. Im Bewusstseinsfeld beziehungsweise im Frequenzspektrum des Fernsehempfangs existieren viele verschiedene Kanäle, die abgespielt werden können. Sie sind allerdings nur Möglichkeiten. Erst wenn du den Kanal eingestellt hast, empfängst du das entsprechende Bild und den Ton. So ist das auch mit unserer Realität, die wir wählen können. Jede Realität existiert als Wahrscheinlichkeit beziehungsweise als Möglichkeit. Welche Realität sich aber manifestieren soll, entscheidet sich, indem du die richtige Frequenz einstellst.

Im Englischen gibt es das Wort »Mindset« für die »Denkweise«, das gern in der Persönlichkeitsentwicklung benutzt wird. Das trifft hier genau den Nagel auf den Kopf. Du empfängst die Realität, deren Mindset du hast. Veränderung passiert in jedem einzelnen Moment unserer Existenz. Deswegen ist es wichtig, dass du dir dessen bewusst bist, welche Veränderung du kreieren willst. Und dafür ist es auch wichtig, zu verstehen, dass du dich bei der Umsetzung einer Veränderung nicht darauf fokussieren solltest, die Welt und somit deine Umstände zu verändern, sondern deine eigene *Einstellung*, dein *Mindset*.

Dieses stellst du über deine Chakren ein. Stell die Frequenz ein, auf der du das Programm sehen möchtest. Verstehe, dass du selbst dafür verantwortlich bist, welches Programm du dir ansiehst und welche Realität du somit erlebst. Du wirst immer exakt das Programm empfangen, das auf der entsprechenden Frequenz liegt. Wenn du deine Realität ändern willst, dann darfst du nicht darauf warten, dass sie sich von selbst ändert oder die Welt sie ändern wird. Du musst mit deinem Bewusstsein die Senderfrequenz wechseln, sodass du in eine andere, parallele Realität wechselst, die ebenso im Feld des Bewusstseins existiert, aber eben noch nicht manifest ist.

Die Analogie zum TV-Programm ist gedacht, um dieses Prinzip leichter zu verstehen. Du kannst nur die »Sendung« beziehungsweise Realität sehen, die du auch tatsächlich *eingestellt* und somit ausgewählt hast. Deine *Einstellung* (oder auch Frequenz), auf der deine physische, emotionale, willentliche, soziale, kommunikative und mentale Ebene konfiguriert ist, bestimmt über die Sendung beziehungsweise die Realität, die du dir ansiehst. Die Frequenz deines Bewusstseins erzeugt die Realität, die du momentan erlebst.

Und was du sendest, empfängst du. Aktion ist gleich Reaktion. *Actio est reactio* (Newton): Alles, was du tun musst, ist also, deine Frequenz über deine Chakren richtig einzustellen, und du wirst die entsprechende Realität dazu erschaffen.

Das bedeutet für dich im Alltag: Du kannst in der Regel kein Multimillionär werden, wenn du immer noch faul auf der Couch liegen bleibst und du deine Einstellung nicht auf diese Frequenz anpassen kannst. Sei es durch falsche Gedanken, Gewohnheiten, sozialen Umgang, Sprache, Emotionen oder Persönlichkeit. Mit der falschen Einstellung wirst du nicht in deine gewünschte Realität wechseln können. Sie wird für immer unsichtbar im unendlichen Bewusstseinsfeld als Möglichkeit existieren. Die Wahrscheinlichkeit, dass diese Realität manifest wird, ist sehr gering. Durch die richtige Einstellung aber kannst du die Wahrscheinlichkeit erhöhen.

Viele Menschen wundern sich immer und immer wieder, warum sie nicht die Realität erleben, die sie gerne hätten, obwohl sie es sich doch so sehr wünschen. Die Antwort darauf ist, dass sie ein unbewusstes Leben führen und sich nicht bewusst über ihre Einstellung beziehungsweise Frequenz sind. Sie bleiben in ihrem Fernsehprogramm gefangen, und ihr Ego manifestiert pausenlos die Realität weiter, die gerade eingestellt ist. Die Möglichkeit, um in die Wunschrealität zu wechseln, ist immer vorhanden. Sie bleibt aber so lange unerkannt, bis der Mensch beginnt, wahrhaftig an sie zu glauben, und das richtige Feintuning an seinen Chakren vornimmt.

Erst wenn man beginnt, seine *Einstellung* (sein Mindset) zu ändern, und sich in der neuen Frequenz befindet, fängt man an, neue Chancen wahrzunehmen und kann seine Realität in ein anderes Programm wechseln. Aus diesem Grund war es wichtig zu verstehen, wie man die anderen Chakren als Werkzeug nutzen kann, um seine Frequenz nach seinen Wünschen anzupassen.

Diesen Manifestierungsprozess werde ich dir etwas später noch genauer vorstellen. Dort werde ich das Geheimnis der Chakralehre vollends lüften. Dafür habe ich für dich ein Patentrezept entwickelt, das du *step by step* umsetzen kannst, um deine Wunschrealität manifestieren zu können. Es ist wirklich kinderleicht, wenn du das Prinzip dahinter verstehst.

Die Erleuchtung

Erleuchtung tritt ein, wenn du das Kronenchakra öffnest und die Prāna-Energie ungehindert durch dich fließen kann. Prāna wird oft als »Licht« bezeichnet, deshalb auch der Begriff »Erleuchtung«.

Eigentlich gibt es kein großes Geheimnis mehr um diesen Begriff. Du weißt im Prinzip schon alles aus den letzten Lektionen. Erleuchtung ist etwas ganz Natürliches. Jeder Mensch ist im Prinzip erleuchtet. Jeder Mensch bezieht seine Lebensenergie aus dem Informationsfeld des Bewusstseins. Es ist ein ganz natürlicher Vorgang in uns.[254] Nur ist sich unser Ego dessen nicht bewusst. Ganz automatisch beziehen wir die Informationen aus dem Bewusstseinsfeld und manifestieren unsere Realität, in der wir leben. Das ist das Geheimnis, das wir erkennen, wenn Erleuchtung in uns passiert.

Wir erfahren also, dass wir Bewusstsein sind, wenn wir aus dem Ego-Denken erwachen, dass wir mehr sind, als wir glaubten zu sein. Der Erleuchtete ist sich dieses Vorgangs bewusst. Der Erleuchtete weiß, dass es mehr gibt als das Ego. Und die sechs unteren Chakren, in denen das Ego beheimatet ist.

Das ist auch die Besonderheit, warum das siebte Chakra außerhalb des Körpers liegt und knapp oberhalb unseres Scheitels dargestellt wird. Das Kronenchakra ist nicht körperlich, nicht materiell, sondern reines Bewusstsein. Dieses Bewusstsein fließt in die unteren Chakren. Bewusstsein in unseren Gedanken, Bewusstsein in unserer Sprache, Bewusstsein in unserer Liebe, Bewusstsein in unserem Handeln, Bewusstsein in unseren Gefühlen und Bewusstsein in unserem Körper.

Auch die reine Materie ist mit Bewusstsein durchflutet. Das unterste Chakra, das Wurzelchakra, stellt Materie dar. In allen weiteren Chakren steckt auch etwas Physisches. Hormone übermitteln Gefühle im Sakralchakra. Muskelbewegungen bewirken Handlungen im Solarplexuschakra, akustische Schwingungen werden durch Sprache im Halschakra erzeugt, und neuronale Impulse entstehen durch Gedanken im Stirnchakra. Nur das Kronenchakra hat keinen physischen Aspekt. Es ist die Ebene reiner Information ohne Materie.

Die unteren Chakren haben Aspekte des Egos und des Körperlichen. Möchten wir unser Ego überwinden, müssen wir in jeder Ebene daran arbeiten. Aber Vorsicht, hier besteht eine Gefahr, die viele spirituell Suchende übersehen. Viele versuchen, sich vom

Ego zu trennen, ja, es ist sogar oft davon die Rede, das Ego zu »töten«. Doch dein Ego ist kein Feind, sondern ein Freund. Wir müssen Hand in Hand mit dem Ego gehen, damit wir menschliche Erfahrungen sammeln können. Dies ist der Grund, warum du am Leben bist. Erinnere dich:

Du bist kein menschliches Wesen, das eine spirituelle Erfahrung macht, sondern ein spirituelles Wesen, das eine menschliche Erfahrung macht.

Vergiss das nie! Jedes Chakra ist gleichwertig, und alle gehen Hand in Hand. Du musst dafür aber dich und dein Ego dementsprechend entwickeln. Es geht nicht darum, dich weiter und weiter vom Ego zu entfernen, sondern mehr Bewusstheit in das Ego hineinzubringen. Ist das Ego unbewusst, hat es einen unter Kontrolle. Dann bist du im »Lower Mind« beziehungsweise »Ego Mind«. Lässt du allerdings viel Bewusstheit in deine Chakren fließen, steigt die Bewusstheit des Egos an, und du befindest dich im »Higher Mind«. Dann hast du dein Ego unter Kontrolle.

Erleuchtung ist also eine wundervolle Erfahrung, um dir den Weitblick zu öffnen sowie das Gesamtbild zu erkennen und wahrzunehmen. Wer wirklich Erleuchtung erfährt, nimmt genau diese Begebenheit an, schließt Freundschaft mit seinem Ego und folgt seinem Dharma, seinem Sinn des Lebens, um seine Aufgabe in dieser Welt, in dieser Inkarnation zu meistern.

Vergiss nicht, du bist das allumfassende Bewusstsein, du bist jedes Ego, jede Person, jede Manifestation. Gerade eben durchläufst du deine individuelle Inkarnation, bis deine Seele dich wieder verlässt und in ein anderes Ego schlüpft, das weitere Erfahrungen für das Bewusstsein sammelt. So durchläuft das Bewusstsein jede Inkarnation, um jede Information zu erfahren. Lass deshalb die Energie durch dich fließen, und schenke dem

Bewusstsein die Erfahrung, die du als Inkarnation machst. Es ist ein Geschenk an dich selbst, an dein »Higher Mind«, an dein wahres Selbst.

Doch wie fühlt sich das mit der Erleuchtung an? Um dir ein Gefühl dafür zu geben, kannst du dir diesen Vergleich ansehen: Wenn wir träumen, dann merken wir das nicht einmal. Wir erkennen nicht, dass die Traumwelt nur von unserem Verstand erschaffen wurde. Wir erschaffen eine Traumfigur und ein Traum-Ego, mit dem wir uns identifizieren. Dieses Traum-Ego erinnert sich nicht an die Person, die im Bett liegt und schläft. Weiterhin kreieren wir eine ganze Welt, viele weitere Traum-Menschen oder Traum-Tiere. Du gehst in deinem Traum Dialoge mit anderen Traum-Egos ein. Du erfährst Traum-Gedanken, Traum-Emotionen und hast neue Charaktereigenschaften des Traum-Ichs. Dein Traum-Ich ist so sehr mit sich identifiziert, dass es sich ganz selbstverständlich in der von dir selbst erschaffenen Traum-Welt bewegt. Wir sind quasi in dieses Traum-Ich inkarniert. Alles andere haben wir vergessen.

Erst sobald wir aufwachen oder einen luziden Traum erleben, können wir uns wieder erinnern. Wir können das Traum-Ich transzendieren und die Identifikation mit ihm zurücklassen. Wir können unser Bewusstsein erweitern. Dann sind wir die Person, die die Traum-Welt erschaffen hat, das Traum-Ich, mit dem du identifiziert warst beziehungsweise inkarniert warst und auch alle anderen Personen und Gegenstände in deiner Traum-Welt.

Übertrage dieses Prinzip auf dein Leben. Um letztendlich zu verstehen, dass du mehr bist als dein Verstand oder dein physischer Körper, musst du über dein Ego hinausblicken können. Dein Ego hält dich in der Identifikation mit deinem Körper, deinen Gefühlen, deiner Persönlichkeit, deinen sozialen Beziehungen, deinem Ausdruck und deinem Verstand gefangen. Das Ego hindert dich daran, zu erkennen, dass du mehr bist, als du glaubst. Es hindert dich daran, zu erwachen und zu erkennen, dass du alles bist. Alles, was du wahrnehmen kannst, bist du, nicht nur dein Ego-Ich. Dein Ego-Ich ist nur eine Inkarnation. Du bist nicht nur dein Ego, sondern auch die absolute Realität. Erleuchtung bedeutet demnach, sich wieder an das zu erinnern, was wir längst vergessen haben.

So wie du auch aus einem Traum aufwachen oder im Traum luzid werden kannst, ist es möglich, auch aus dem zu erwachen, was du als »reales Leben« bezeichnest. Dann erkennst du, dass alles nur eine Illusion ist, dass die Identifikation mit deinem Ego nur eine Inkarnation ist und du in Wahrheit alles bist. Vielleicht möchten uns unsere Träume ja genau darauf Nacht für Nacht aufmerksam machen. Wir träumen vielleicht nachts, weil wir auch tagsüber nur träumen.

Das soll dir dabei helfen, zu erkennen, was Erleuchtung bedeutet. Vielleicht wäre es für dich auch eine große Hilfe, wenn du selbst einmal das luzide Träumen ausprobierst. Erinnere dich daran, was mir widerfahren ist. Als ich meine ersten luziden Träume erlebt habe, ist etwas in mir erwacht, und mein gesamtes Leben hat sich verändert. Stück für Stück habe ich immer mehr erkannt, wer ich wirklich bin und dass ich mein Leben in eigenen Händen halte und dass das Bewusstsein meine Inkarnation steuert. Ich habe dann herausgefunden, welchen Weg ich gehen möchte, und folge ihm bis heute.

Aus diesem einen erwachten Moment ist prinzipiell dieses Buch entstanden. All das Wissen, all die Erfahrungen, die ich gemacht habe, habe ich in diesem Buch darzustellen versucht, damit auch du erwachen, deinen individuellen Weg finden und das Leben erschaffen kannst, das für dich vorhergesehen ist.

Übung

Wege zur Erleuchtung

Wenn du merkst, dass du ein unbewusstes Leben führst oder das Ego macht, was es will, dann solltest du dich in einer der folgenden Techniken üben. Sie können deine Bewusstheit schulen und anheben. Spirituelle Erfahrungen, die du aus diesen Praktiken sammeln kannst, lassen dich also immer mehr erkennen, wer du wirklich bist und welchen Weg du zu gehen hast. Diese Erkenntnisse bereichern dein Leben mit ausgesprochener Fülle und purem Lebensglück.

Wegen der großen Komplexität dieser Techniken ist es erforderlich, dass du dich für eine von ihnen entscheidest und dich dann sehr intensiv mit ihr auseinandersetzt. Jede einzelne bedarf mehrerer Monate bis Jahre kontinuierlichen Trainings, bis lediglich die Grundlagen erlernt sind. Du solltest dich also gut mit dem Gedanken anfreunden, die jeweilige Technik dein restliches Leben lang zu praktizieren, damit du dieses Chakra immer weiter öffnen kannst und den Grad deiner Bewusstheit stets erweitern kannst. Nur so kann man tatsächlich ein bewusstes Leben führen und seiner Bestimmung nachgehen. Ansonsten ist die Gefahr zu groß wieder zurück ins »Ego Mind« zu fallen und ein unbewusstes Leben zu führen.

Technik 1: Meditation

Meditation ist mindestens so alt wie die Chakra-Lehre selbst. In den alten Schriften der Veden stellt Meditation einen Zustand dar, in dem man versteht, dass der Mensch mit der Welt um sich herum in Verbindung steht.

Im Grunde unterscheidet man grob zwischen zwei verschiedenen Meditationsarten. Zum einen die passive Meditation, bei der man sich hinsetzt, die Augen schließt und nichts tut. Zum anderen die aktive Meditation, bei der man weiter im Fluss des Lebens bleibt, aber jede Handlung mit voller Bewusstheit erlebt. Bei der passiven Meditation gibt es wiederum verschiedene Ausführungsformen. Die beliebteste ist die Mindfulness-Meditation. In Deutschland ist sie auch unter dem Begriff »Achtsamkeitsmeditation« bekannt. Ziel ist es hier, Gedanken, Emotionen und körperliche Phänomene im gegenwärtigen Augenblick vollkommen bewusst wahrzunehmen. Man konzentriert sich dabei auf alle Sinneswahrnehmungen und Gefühle, die das Ego wahrnimmt. Man lernt dadurch das nicht wertende und absichtslose Gewahrsein im Hier und Jetzt, ohne an Gedanken, Empfindungen oder Gefühlen zu haften. Das ermöglicht die Auflösung jeder Dualität und die Befreiung deiner Ego-Wahrnehmung.

Diese Meditationstechnik kann ich wärmstens empfehlen, und es ist auch die Meditationsart, die ich selbst täglich durchführe. Damit du den besten Einstieg in die Thematik findest, habe ich hier für dich einen ganz ausführlichen Guide geschrieben:

https://www.highermind.de/buch-c6

Technik 2: Außerkörperliche Erfahrungen/Astralreisen

Kurz vor Eintritt des Todes erleben viele Menschen ein sehr einschneidendes Erlebnis. Wenn sie während dieses Prozesses wieder zurück ins Leben geholt werden können, sprechen viele Menschen von Nahtoderfahrungen. Dabei beschreiben sie immer wieder, dass sie sich außerhalb ihres Körpers befanden und diesen von außen betrachten konnten. Sie konnten sogar detaillierte Informationen wiedergeben, die sie zum Zeitpunkt ihres Todes nicht wussten. So wie die Amerikanerin Pam Reynolds, bei der sich ein Aneurysma im Gehirn ausgebreitet hatte.[255] Das große Blutgerinnsel lag so tief, dass die Durchblutung im Hirn gestoppt werden musste. Damit das chirurgische Team genügend Zeit für den operativen Einsatz zur Verfügung hatte, wurde bei ihr ein hypothermischer Herzstillstand eingeleitet. Der Körper wurde dazu auf 15,5 Grad Celsius unterkühlt, und das Gehirn wurde vom Blut entleert. In diesem unterkühlten Zustand überleben die Zellen länger ohne Sauerstoff. Pam Reynolds befand sich für circa 30 Minuten im klinischen Tod. Ihr Herz stand still, und ihr Gehirn zeigte keinerlei Aktivität der Nervenzellen an.

Als die Operation erfolgreich verlaufen war und sie wieder reanimiert wurde, erzählte sie von ihrem tiefgreifenden Nahtoderlebnis. Sie sah sich selbst am Operationstisch liegen und konnte korrekte Aussagen über den Operationsverlauf treffen, obwohl sie zu diesem Zeitpunkt klinisch tot gewesen ist. Weiterhin erlebte sie ein Wiedersehen mit ihren verstorbenen Verwandten und erlebte den Scheidepunkt zwischen Leben und Tod. Sie entschied sich dafür, wieder ins Leben zurückzukehren.

Völlig unabhängig davon, was genau bei einer solchen Erfahrung abläuft, nehmen die Betroffenen lebensverändernde Erkenntnisse mit in ihr weiteres Erdendasein. So lernen viele von ihnen den Sinn des Lebens kennen, wissen, was sie in ihrem Leben erreichen wollen, und leben ihr Leben viel intensiver und bewusster als vor einem solchen Vorfall. Sie berichten nicht selten davon, dass sie die Verbundenheit zu allem erlebt haben und einer göttlichen schöpferischen Energie in Form von Licht gegenübertraten. Sie hatten Zugriff auf alle Informationen ihres Lebens und konnten jeden einzelnen Moment wiedererleben.

Zeit ist in diesem Zustand eine subjektive Erscheinung. Während physisch nur wenige Minuten vergangen sind, können Betroffene das Gefühl haben, mehrere Tage weg gewesen zu sein.

Dieser außerkörperliche Zustand tritt im Falle des Todes automatisch ein. Mit ein wenig Training kann man ihn auch willentlich herbeiführen – *natürlich ohne sich dabei in eine lebensbedrohliche Lage zu begeben.* Man spricht dann von »Astralreisen«, das heißt Reisen mit unserem feinstofflichen Körper.

Auch ich habe diese Technik in meinem Jugendalter erlernt und jahrelang praktiziert. Heute begebe ich mich in diesen Zustand, um nicht nur atemberaubende Reisen außerhalb meines Körpers zu unternehmen, sondern auch Einsichten über mich, das Leben und das Bewusstsein selbst zu gewinnen. Viele Inspirationen, die ich in jenem Zustand erhielt, flossen in dieses Buch ein. Viele dieser Konzepte und Zusammenhänge habe ich so aus dem Bewusstseinsfeld geschöpft.

Um eine Astralreise auszulösen, versetze ich meinen physischen Körper und Verstand beziehungsweise das Ego in den Tiefschlaf, während ich vollkommen wach und bewusst bleibe. Danach kann ich das Bewusstsein vom Körper trennen und mich in der sogenannten Astralwelt bewegen. Diese entspricht in etwa dem Informationsfeld des Bewusstseins. Dort kann man sich unabhängig von Raum und Zeit durch alle Parallelwelten bewegen, indem man die Schwingungsfrequenz seines feinstofflichen Astralkörpers wechselt.

Darüber habe ich ein Buch geschrieben, in dem ich meine Erfahrungen teile und eine von mir entwickelte Methode vorstelle, die bereits Tausenden Menschen dabei geholfen hat, Astralreisen auszulösen. Wenn du tiefer in das Thema einsteigen möchtest, dann lies dir hier gerne den ultimativen Guide fürs Astralreisen durch:

https://www.highermind.de/buch-c1

Technik 3: Yoga

Yoga kann ebenfalls dabei helfen, den Zustand der Egolosigkeit zu erfahren.[256] Das höchste Ziel im Yoga ist das Erreichen der Erleuchtung und wird »Moksha« oder »Samādhi« genannt. Dort verändert sich das Bewusstsein und erhebt sich in die Ebene der Transzendenz. Das Ego löst sich auf, und du erfährst das Einheitsbewusstsein. Einige Yogaformen legen ihren Schwerpunkt auf die geistige Konzentration (ähnlich wie die Meditation), andere mehr auf körperliche Übungen, Positionen oder Atemübungen.

Yoga hat seinen Ursprung in Indien. Bereits die älteren Upanischaden (etwa 700 v. Chr.) berichten von Yoga. Es wird angenommen, dass Patañjali, ein indischer Gelehrter und der Verfasser des Yoga-Sūtra, die überlieferten Yoga-Lehren aus dem 2. Jahrhundert v. Chr. bis zum 4. Jahrhundert n. Chr. zusammenfasste. Die westliche Yoga-Lehre, die erst im 19. Jahrhundert aus fernöstlichen Lehren, westlicher Psychologie, physischen Trainings und wissenschaftlicher Annahmen entstand, unterscheidet sich in vielerlei Hinsicht von dem traditionell indischen Yoga. Hier geht es oft eher darum, die körperliche Fitness zu stärken, während sich das traditionelle Yoga darauf konzentriert, Erleuchtungszustände hervorzurufen.

Yoga-Kurse gibt es heutzutage wie Sand am Meer. Das Wichtigste dabei ist, die passende Yoga-Lehre zu finden. Wie bereits erwähnt, zielen die meisten westlichen Yoga-Lehren nicht auf das Erreichen von Moksha ab, sondern konzentrieren sich vielmehr auf den physischen Aspekt. Darüber sollte man sich in den entsprechenden Yoga-Schulen informieren. Gute Anhaltspunkte können sein, wenn traditionelle Yoga-Formen wie Hatha-Yoga, Ashtānga-Yoga, Rāja-Yoga, Jñāna-Yoga oder Bhakti-Yoga gelehrt werden.

Vor dem ersten Yoga-Training solltest du unbedingt nachfragen, ob das Erreichen von Moksha oder Samādhi ein primäres Ziel dieser Yoga-Form und -Lehre darstellt. Am besten eignen sich professionelle Yoga-Ausbildungen, die man auch in deutschen Klöstern absolvieren kann. Wenn es für dich im Bereich des Möglichen liegt, lohnt sich auch eine Reise in einen indischen Āshram, ein Zentrum für Meditation und religiöse Studien.

Technik 4: Kampfkünste

Unterschiedliche fernöstliche Kampfkünste haben nicht das primäre Ziel, den Körper zu einer Waffe zu transformieren, sondern eher über unser geistiges Potenzial hinauszuwachsen.[257] Nicht selten ist von der »Aktivierung des Qi (Chi)« die Rede. Qi symbolisiert die Lebensenergie, die den Raum des Universums durchflutet. Sie ist in etwa mit dem Prāna gleichzusetzen. Durch ihre Hilfe sind Menschen, die eine solche Kampfkunst beherrschen, in der Lage, überdurchschnittliche Kräfte freizusetzen. Somit können sie das Qi in bestimmte Körperregionen lenken, um sich beispielsweise gegen schwere Stoßverletzungen zu schützen. Während so erfahrene Kampfkünstler keinerlei Schäden davontragen, würden ungeübte vermutlich ernsthafte Verletzungen erleiden. Speziell das Shaolin-Kung-Fu zielt auf diese Praxis ab, indem es Kampfsport mit Meditation kombiniert. Auch andere fernöstliche Kampfkünste transzendieren ihren Geist, um verborgene Fähigkeiten zu wecken.

Besonders bei Qigong, T'ai-chi-ch'uan oder ähnlichen Kampfkunstarten wird aktiv an der Harmonisierung und Regulierung des Qi-Flusses im Körper gearbeitet. Der eigentliche Kampfkunstaspekt tritt hierbei zurück und verschwindet oftmals ganz. Dafür entwickelt man hierbei recht schnell die Fähigkeit, sich mit dem Qi zu verbinden.

Achtung! Gefährliche Technik: Drogen

Es gibt noch eine weitere, sehr radikale Methode, um sein Ego aufzulösen, vor der ich dich hier aber warnen und von der ich dir dringend abraten möchte. Mich erreichen immer wieder aufs Neue Anfragen, wie ich so zu Drogen stehe. Ich selbst kann diesen Weg weder befürworten noch empfehlen und betone immer wieder, dass hierbei schwerwiegende Schäden auftreten können. Nicht selten kommt es zu einem Missbrauch dieser Substanzen und irreparablen gesundheitlichen Schäden. Zwar können viele Drogen den Weg zu einem erleuchtenden Erlebnis vereinfachen, jedoch nur für einen kurzen Moment. Drogen wie Ahayuhasca, DMT, Mescalin, psilocybinhaltige Pilze, Ketamin oder LSD können die Wahrnehmung im Verstand so weit verändern, dass sich das Ego auflöst und man die Verbundenheit mit allem wahrnehmen kann.[258] Durch die veränderte Wahrnehmung fällt es offenbar leichter zu erkennen, dass neben dem Verstand noch mehr existiert. Das Risiko, psychische Krankheiten nach solchen radikalen Methoden davonzutragen, ist aber zu groß.

Ich habe einen guten Freund, der mal an einer Ayahuasca-Zeremonie teilnahm. Er selbst ist vertraut mit dem Thema »Spiritualität« und hatte sich auf den bevorstehenden Trip physisch, psychisch und geistig vorbereitet. Obwohl er dabei Erleuchtungszustände erfahren konnte, berichtete er davon, dass diese Droge sehr gefährlich werden kann. Viele Teilnehmer, inklusive er selbst, verloren wörtlich ihren Verstand, solange der Rausch anhielt. Die Psyche scheint sich scheinbar gegen den Rausch zu wehren. Nur mit viel Mut schafft man es, loszulassen und den innerlichen Schmerz und seine Ängste hinzunehmen.

Nach der Zeremonie fragte er andere Teilnehmer, ob sie ebenfalls eine Loslösung vom Ego erlebt hatten, was aber scheinbar die wenigsten bestätigen konnten. Die Mehrzahl berichtete eher von einem intensiven Trip mit starken Halluzinationen. Eine tatsächliche spirituelle Erfahrung bleibt in den meisten Fällen unter Drogeneinfluss aus.

Was ebenso gefährlich ist, sind die negativen Erfahrungen, die dabei auf dich zukommen können. Da du unter Einfluss der Droge stehst, kannst du den Zustand nicht einfach so beenden. Unter Umständen bist du stundenlang in einem Horrortrip gefangen, der lebenslangen Schaden anrichten kann.

Zusammenfassung

Aus dem Kronenchakra stammen alle Informationen, die die Materie als Bauplan benötigt. Das Bewusstsein, das aus dieser Ebene hervorgeht, dient als Grundlage für die schöpferische Kraft unseres Lebens. Unser Ego, der menschliche Kern in uns, ist mit einer allumfassenden, kosmischen oder göttlichen Intelligenz verbunden, die uns die unfassbare Vielfalt des Lebens ermöglicht. Dank des Bewusstseins sind wir in der Lage, unser Leben nach unseren Wünschen zu kreieren. Wir können unsere Gefühle, Handlungen, Beziehungen, Sprache und Gedanken bewusst steuern und somit unsere physische Realität beeinflussen.

Durch unsere Einstellung können wir eine bestimmte Realität unter vielen anderen manifestieren. Wenn wir erfahren, dass hinter dem Physischen eine nichtphysische, geistige Ebene existiert, können wir mehr sein, als wir bisher glaubten. Dann verstehen wir, dass wir nicht unsere Gedanken sind, sondern dass Gedanken eine physische und geistige Komponente besitzen. Ebenso ist es auch mit unseren Gefühlen. Auch sie besitzen eine physische und geistige Komponente. Bewusstsein ist nicht etwas, was aus unseren Gedanken beziehungsweise aus der mentalen Ebene hervorgeht. Bewusstsein ist etwas, was mit den unteren Chakren in Verbindung steht. Wenn wir begreifen, dass Bewusstsein mehr ist als das, was wir mit unseren physischen Sinnen erfahren, dann können wir hinter die Kulisse des Menschlichen blicken. Dann erfahren wir, wer wir wirklich sind, und können ein Leben nach unseren Wünschen kreieren. So können wir uns mit der unendlichen Weisheit des Universums verbinden.

Diese Ebene erfährt oftmals erst einen großen Schub ab dem 26. Lebensjahr, wenn die anderen Chakren bereits voll ausgereift und weit geöffnet sind. Dies merkt man daran, dass viele Menschen in diesem Alter oft bewusster leben wollen. Bei den meisten bleibt dieses Chakra oft bis zum Lebensende größtenteils verschlossen.

Das Leben, das daraus resultiert, ist ein sehr unbewusstes, das vom Ego gesteuert wird. Oft tritt dann in vielen Situationen ein Gefühl der Orientierungslosigkeit, geistiger Leere oder innerer Isolation ein. Die meisten Menschen nehmen dieses Gefühl verstärkt ab einem Alter von Mitte vierzig als sogenannte »Midlife-Crisis« wahr. Die betroffenen Menschen berichten von einem Leben völliger Bedeutungslosigkeit und wissen oft nicht, wer sie eigentlich wirklich sind. Der Sinn des Lebens geht dann vielfach verloren.

Nicht selten leiden dann die anderen Chakren unter dieser Dysbalance. Dies kann sich auch auf physischer Ebene durch Nervenleiden, Schlafstörungen, Lähmungserscheinungen, multiple Sklerose, Krebserkrankungen oder Demenz bemerkbar machen. Diese Folgen resultieren daraus, dass sich eine Person ihrer innewohnenden Schöpferkraft und ihrer natürlichen Sehnsucht nach ihrem höheren Selbst verschlossen hat.

Wenn wir uns in der spirituellen Ebene entfalten wollen, dann ist es unabdingbar, dass wir Einsichten jenseits des Verstandes gewinnen. Dies erfordert die Erkenntnis, dass wir mehr als unser Ego, also mehr als unsere Gefühle, Taten, Beziehungen, Worte oder Gedanken sind. Sie stellen lediglich die Brücke zwischen physischer und geistiger Welt dar. Materie kann ohne Information nicht existieren. Information bestimmt, in welcher Reihenfolge sich Atome miteinander verbinden und wie komplexes Leben aus Materie hervorgehen kann.

Die physische und geistige Welt sind miteinander verbunden, man könnte fast schon sagen: »miteinander verschränkt«. Da der Mensch selbst Bestandteil dieses Informationsfeldes ist, hat er auch Zugriff darauf. Das Bewusstsein wartet nur auf den Moment, geöffnet zu werden. Wir müssen über unser individuelles Bewusstsein hinausblicken und das allumfassende Bewusstsein in Ganzheit erfahren. Erst dann können wir zu wahrer Glückseligkeit, dem Sinn des Lebens, grenzenloser Liebe, der absoluten

Wahrheit und tiefster Weisheit gelangen. Nur so werden die Chakren im vollen Ausmaß entfaltet.

Um hinter die Kulissen des Egos zu blicken, muss das Bewusstsein geschult und trainiert werden. Dazu zählt lebenslange Praxis in spirituellen Lehren, vorzugsweise der Meditation. Wer alle Ebenen, einschließlich dieser spirituellen, entfalten kann, lernt die ultimative Kunst der Realitätsmanifestierung.

8. DAS GEHEIMNIS DES ACHTEN CHAKRAS

Die klassische Chakra-Lehre spricht von sieben Hauptchakren, und auch das Chakra-System in diesem Buch kommt mit sieben Chakren aus. Doch in einigen Schriften ist immer wieder von dem geheimnisumwobenen achten Chakra die Rede. Was es damit auf sich hat und wie das achte Chakra auch in unserem System Platz findet, möchte ich dir in diesem Kapitel näherbringen. Denn das achte Chakra ist der eine Schlüssel, der noch fehlt, um das Manifestationskonzept abzurunden und praxistauglich zu machen.

Das achte Chakra wird in vielen Chakra-Lehren als »Quelle des Heiligen« oder »Quelle des Göttlichen« bezeichnet.[259] Hier werden Körper, Geist und Seele zu einer Einheit. Das hilft dir auch dabei, den Prozess der Manifestierung noch besser zu verstehen.

Die Entwicklungsstufen des Egos

Immer wieder war im Buch vom Ego die Rede. Vielleicht hat dich dieser Begriff ein wenig verwirrt, weil er möglicherweise nicht so ganz eindeutig zuzuordnen war. In der Tat liegt das Ego in keinem bestimmten Chakra. Das hat auch einen tiefgründigen Sinn. Erinnere dich zunächst an das dritte Chakra. Hier hast du bereits die drei Bestandteile des Egos näher kennengelernt. Da gibt es zum einen die Es-Instanz. Sie kommt aus den unteren Chakren und steht eng mit unseren Instinkten, animalischen Trieben, Machtvorstellungen und dem Lustprinzip in Verbindung. Dann gibt es noch die Über-Ich-Instanz. Sie ist in den oberen Chakren beheimatet und korreliert mit unserem Intellekt, unseren Moralprinzipien und Wertvorstellungen. Vor allem unser unbewusster Verstand ist hier tief verwurzelt. Die Ich-Instanz liegt genau in der Mitte vom Es und dem Über-Ich. Sie steht eng mit unserer Intuition in Verbindung und kann die obere und untere Instanz beeinflussen.

Unser Ego setzt sich also aus dem Es, dem Ich und dem Über-Ich zusammen. Sie zusammen bilden unsere Psyche und repräsentieren unsere Chakren. Das Ego sitzt demnach nicht in einem einzigen bestimmten Energiezentrum, sondern in jedem einzelnen. Wir haben einen Ego-Körper im Wurzelchakra, Ego-Gefühle im Sakralchakra, Ego-Handlungen im Solarplexuschakra, Ego-Beziehungen im Herzchakra, Ego-Worte im Halschakra und Ego-Gedanken im Stirnchakra.

Das Ego ist unser Unbewusstes. Es ist weder gut noch böse. Es handelt eben so, wie es über unsere Konditionierungen programmiert ist. Die Menschen, die sehr negativ aus ihrem Ego heraus handeln, haben sich im Strudel des Unterbewusstseins verfangen. Sie hatten bisher nicht die Möglichkeit, ihr Bewusstsein zu erweitern und zu erkennen, wer sie wirklich sind. Doch im Inneren eines jeden Menschen steckt das Potenzial, aus dem Unbewussten zu erwachen und ein neues, bewusstes Leben zu kreieren.

Vor der Lektüre dieses Buches warst du vielleicht in vielen Chakren eben in einem solchen unbewussten Ego-Modus. Durch die Übungen konntest du allerdings mehr Bewusstsein zulassen und so die einzelnen Ego-Aspekte überwinden. Du hast gemerkt, dass du deinem Ego nicht unterworfen bist, sondern selbst entscheiden kannst. Du hast dein Ego in allen Chakren zu transzendieren begonnen. Du hast erfahren, dass du nicht das unbewusste Ego bist, sondern die bewusste Seele. Das Ego und die Seele sind demnach das Gleiche. Wir bezeichnen es als Ego, wenn unsere Seele unbewusst ist. Wenn du das Ego transzendierst, erfährst du, dass du eine Energie bist, die in deinen Chakren wohnt und dabei die physische Wirklichkeit manifestiert.

Diese Energie ist die Seele. Das ist die Brücke zwischen Körper und Geist. Deine Seele verbindet auf diese Weise Körper mit Geist. Deswegen hat die Seele auch zwei Aspekte: das Körperliche, also das »Ego Mind« (unbewusste Seele), und das Geistige, das »Higher Mind« (die bewusste Seele). Die Seele schöpft Energie aus der geistigen Ebene und wandelt sie Schritt für Schritt, Chakra für Chakra in die physische Ebene um. Bist du unbewusst, wirkt deine unbewusste Seele (Ego) durch dich. Doch entwickelst du deine Seele, transzendiert sich deine unbewusste Seele in eine bewusste Seele (»Higher Mind«). Sie wird im Sanskrit auch »Jīva« genannt. Mit dem Jīva kannst du bewusst auf die Einstellung deiner Chakren zugreifen. So kannst du falsche Einstellungen in bestimmten Chakren, die früher durch dein Ego eingestellt wurden, verändern und Blockaden in deinen Chakren lösen. Das haben wir in allen einzelnen Übungen dieses Buches gemacht. Wenn du nun also dein Ego in all deinen Chakren überwinden kannst, erkennst du, dass du dieses Jīva bist: deine individuelle Seele, deine Inkarnation und die Energie, die in deinen Chakren lebt. Deshalb muss dein Ego dein bester Freund werden. Du musst dem Ego dabei helfen, zu Jīva zu werden, aus dem Unbewussten zu erwachen und bewusst zu werden. So kannst du von der unbewussten Seele zur bewussten Seele transzendieren.

Wie du das schaffst, hast du in den letzten Kapiteln lernen können. Du hast erfahren, wie du Gutes für deinen Körper tun kannst, mit deinen Gefühlen umgehst, bewusst handelst, bewusste synergetische Beziehungen eingehst, bewusst sprichst, bewusst denkst und bewusst glaubst. Vor allem auch im vorangegangenen Kapitel hast du lernen können, noch weiter zu transzendieren. Du hast erfahren, dass du nicht nur eine individuelle Seele, sondern in Wahrheit das Kollektive bist. Du bist nicht nur dein Körper, sondern die ganze physische Welt, jeder Stein, jeder Baum, jeder Mensch. Ebenso das Bewusstsein. In dir steckt nicht nur die individuelle Intelligenz, sondern das gesamte kollektive Bewusstsein. Genauso ist es auch mit deiner Seele. Du bist die Welt-Seele.

Im Sanskrit wird die bewusste, allumfassende Seele auch als »Ātman« bezeichnet. Verstehe, dass es in der Chakra-Lehre nicht nur darum geht, vertikal Chakra für Chakra zu öffnen und zu wachsen, sondern auch in jedem Chakra horizontal zu erwachen. Das macht die Chakra-Lehre zu einem integralen, vollständigen Modell.

Das sollte dir regelrecht die Augen öffnen, wenn du bereits mit den integralen Lehren von Ken Wilber vertraut bist oder dich schon mal mit Spiral Dynamics befasst hast.[260] Du kannst also dein Ego in jedem Chakra zu Jīva und schließlich zu Ātman transzendieren, und das Chakra für Chakra. So kannst du den Kreislauf des Lebens erkennen und verstehen, wie alle Chakren ineinandergreifen, miteinander in Verbindung stehen, dir das Leben ermöglichen und es auch aktiv gestalten. So lernst du den Zusammenhang zwischen Körper, Geist und Seele kennen (siehe die Abbildung der Chakra-Matrix).

Im Laufe des Buches haben wir schrittweise mehr Bewusstheit in jedes Chakra gebracht und es transzendiert. Dabei haben wir jedes andere Chakra jedes Mal integriert. Wir sind in jedem horizontal erwacht und erwuchsen vertikal Chakra für Chakra. Es geht also nicht darum, Chakra für Chakra hinaufzusteigen, sondern wir müssen in jedes Chakra alle unbewussten Aspekte der anderen Chakren integrieren.

Schau dir gern die Abbildung genau an, um zu verstehen, welche Bereiche du noch integrieren musst.

Chakra-Matrix

Die Entwicklungsstufen des Egos

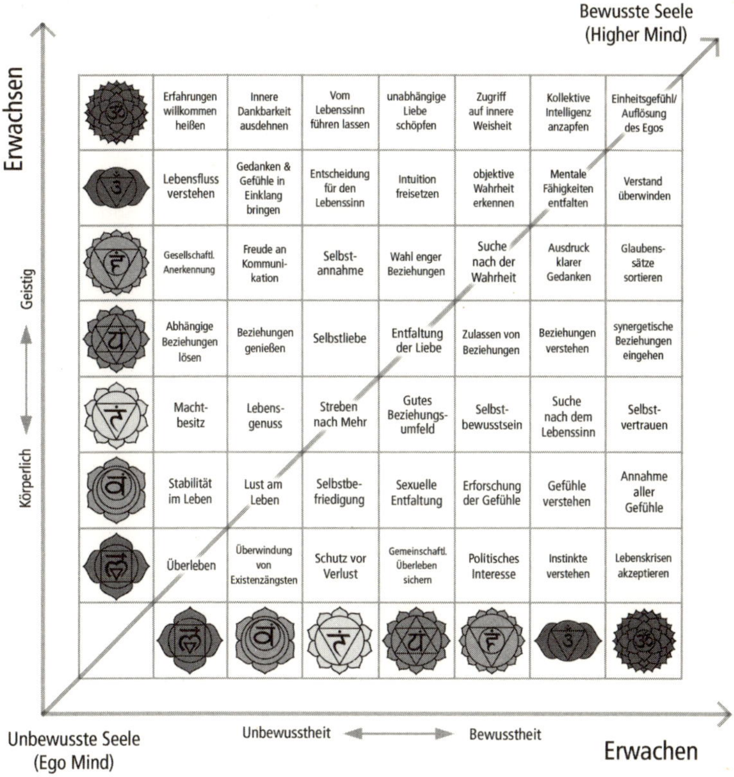

Was ist Gott?

Lass uns nun die Informationen dieses Buches miteinander verknüpfen. Das bringt uns auch dem Geheimnis näher, das hinter dem achten Chakra steckt.

Wir bestehen aus Körper, Geist und Seele. Der Körper repräsentiert die Materie, der Geist ist das Feld der Information, und die Seele ist die Brücke zwischen diesen beiden Welten. Sie wandelt Information in Materie um und Materie in Information. Die

Seele haucht uns das Leben ein. Die Seele ist Energie, das Chi, das Prāna, die Kundalinī-Energie. Diese Energieumwandlung von der geistigen Ebene zur physischen passiert in Etappen. Diese Etappen stellen unsere sieben Chakren dar. Die geistige Energie (Prāna) wird in mentale Energie, daraufhin schrittweise zur sprachlichen Energie, dann zur Energie in Form von Liebe, zur Willensenergie, zur emotionalen Energie und schließlich zur physischen Energie (Kundalinī). Die Seele sorgt für diesen Energiefluss. Die Prāna- und Kundalinī-Energie fließt durch Energiekanäle (sogenannte Nādīs) durch unser gesamtes Chakra-System. Energie fließt von oben in uns hinein und steigt von unten hinauf. Das ist das Zusammenspiel von Körper, Geist und Seele. Dieses Zusammenspiel vereinigt alle sieben Chakren. Es vereinigt Körper, Geist und Seele zu einer Einheit. Zu einem einzigen Chakra, dem achten Chakra.

Das achte ist also kein eigenständiges Chakra, sondern das Zusammenspiel und das Zusammenwirken der sieben Chakren: das Yin und Yang. Dieses Prinzip verbindet die drei göttlichen Aspekte von Brahma (dem Schöpfer/Körper), Vishnu (dem Erhalter/Seele) und Shiva (dem Zerstörer/Geist). Der Tanz dieser drei Gottheiten bildet eine Einheit: das achte Chakra, den Urgrund des Seins, das einheitliche göttliche Prinzip, den christlichen Gott, den muslimischen Allah, das buddhistische Nirvāna oder auch den hinduistischen Brahman (nicht zu verwechseln mit Brahma, dem göttlichen Aspekt der Schöpfung). Brahman ist die Summe aus Brahma, Vishnu und Shiva.[261]

Das Brahman wird in vielen spirituellen Lehren auch als »die Stille« bezeichnet. Wie du siehst, geht es nicht darum, immer höher und höher hinaufzusteigen, sondern zu begreifen, dass das Chakra-System wie ein ewiger Kreislauf funktioniert und jedes Chakra seine Wichtigkeit hat. Dieser ewige Kreislauf wird im Sanskrit auch als »Samsāra« bezeichnet.[262] Jedes Chakra hat seine Wichtigkeit und seine Aufgabe. Wir müssen also nicht nur vom untersten Chakra bis zum obersten Chakra, sondern auch innerhalb von jedem einzelnen Chakra transzendieren. Es geht nicht darum, noch weitere Chakren hinaufzusteigen, sondern zu verstehen, wie alle Chakren in Harmonie und im Gleichgewicht ineinandergreifen und *eins* werden. Das ist das Geheimnis des achten Chakras und des ewigen Nichts.

Lass mich das noch etwas genauer erklären. Was ist das, diese Stille, diese Leere oder das Nichts? Nun, unsere Welt ist alles andere als still. Überall sind Geräusche, Bewegungen und Eindrücke. Die Welt ist schnell und stets im Wandel. Alles verändert sich unaufhörlich. Immer wieder wird etwas Neues geschaffen, es besteht einen Moment, und dann verschwindet es wieder. Das ist mit allem so. Mit Gebäuden, Kulturen, Menschen. Alles hat einen Anfang, seine Zeit und dann ein Ende. So ist das auch mit unserem Leben und mit unseren inneren Reizen.

Das beste Beispiel ist unser Atem. Wir atmen ein, absorbieren die Luft und atmen wieder aus. Dieses Prinzip durchdringt alles auf der Welt: Geburt, Leben, Tod. Alles hat seinen Anfang, eine Zeit des Bestehens, und dann vergeht es wieder. Das ist der Kreislauf von Körper, Geist und Seele. Das ist der Tanz der drei Gottheiten Shiva, Brahma und Vishnu.

Zwischen allen Reizen kann man jedoch etwas erkennen. Einen Zustand, in dem Geburt, Bestehen und Vergehen eins werden. Ein Zustand der Stille. Ein Zustand der Leere. Ein Zustand, in dem Leerheit und Fülle das Gleiche sind. Ein Zustand absoluter Einheit und Vollkommenheit. Er beschreibt »Brahman« als die höchste Gottesvorstellung im Hinduismus.

In der Bhagavad-Gītā (13, 14–17)[263] beschreibt Krishna dem Helden Arjuna das Brahman:

> »Seinerseits ohne Sinne, scheint es durch das Funktionieren der Sinne hindurch. Gänzlich unabhängig, stützt und erhält es alle Dinge. […] Es ist sowohl nah als auch fern, sowohl im Inneren als auch außerhalb eines jeden Geschöpfs; es bewegt

sich und ist regungslos. In seiner Feinheit ist es unerfassbar. Es ist unteilbar, erscheint jedoch in getrennte Geschöpfe aufgeteilt. Erkenne es als den Erschaffer, den Erhalter und den Vernichter. In jedem Herzen wohnend, ist es jenseits der Finsternis. Es wird das Licht des Lichts genannt, der Gegenstand und das Ziel der Erkenntnis, und die Erkenntnis selbst.«

Dieses Zitat beschreibt es deutlich. Brahman ist das Göttliche, das die drei göttlichen Aspekte von Brahma, Vishnu und Shiva vereint. Sie alle sind eins und in einem ewigen Tanz des Gleichgewichts. Das Göttliche zu erkennen, den Tanz der drei Gottheiten zu verstehen, ist das große Geheimnis des achten Chakras. Es beschreibt den ewigen Kreislauf zwischen Schöpfung, Erhalt und Zerstörung. Es beschreibt das Samsāra, den ewigen karmischen Kreislauf, und wie du dich davon befreien kannst. Aus dieser Stille entsteht alles, die gesamte Existenz, das gesamte Leben und so auch Körper, Geist und Seele: Alle Chakren, das Prāna, das uns durchflutet, die Kundalinī-Energie, die in uns aufsteigt, und die Liebe, die aus unserem Herzen strahlt.

Genau dieses Prinzip steckt in jeder Begebenheit, die existiert. Man muss nur genauer hinsehen, um es zu erkennen.

Eine Klangschale ist ein sehr gutes Beispiel. Die Klangschale ruht zunächst in der Stille. Sie symbolisiert das Nichts. Wenn sie angeschlagen wird, dann beginnt die Schöpfung durch den Gott Brahma. Ein Ton wird geboren und bewegt sich durch den Raum. Der Gott Vishnu lässt den Ton einen Moment bestehen, bis durch den Gott Shiva der Ton langsam wieder abzuklingen beginnt und so leise wird, dass er wieder in der Stille verschwindet. Aus der Stille kommt Information, Energie und Materie. Aus dem Nichts kommen der Geist, die Seele und der Körper. Dieses Nichts, diese allumfassende Stille, diese absolute Transzendenz von Körper, Geist und Seele nennt sich »Brahman«. Jegliche Versuche, das Brahman mit Worten zu beschreiben, schlagen fehl. Brahman liegt jenseits jeder Vorstellungskraft. Das, was dem mit Worten noch am nächsten kommt, ist das Herz-Sūtra aus dem Zen-Buddhismus:[264]

»Form ist nicht anders als Leere,
und Leere ist nicht anders als Form [...]
Nichts entsteht, und nichts vergeht.
Nichts ist unrein, nichts ist rein.
Nichts vermehrt sich, und nichts vermindert sich.
Es gibt in der Leere keine Form, keine Empfindung,
Wahrnehmung, geistige Formkraft und kein Bewusstsein.
Keine Augen, Ohren, Nase, Zunge, Körper oder Geist.
Es gibt nichts zu sehen, hören, riechen,
schmecken, fühlen oder denken.
Keine Unwissenheit und auch kein Ende der Unwissenheit,
kein Altern und keinen Tod, noch deren Aufhebung.
Kein Leiden und keine Ursache des Leidens,
kein Auslöschen und keinen Weg der Erlösung.
Keine Erkenntnis und auch kein Erreichen.
Weil es nichts zu erreichen gibt [...]«

Der ewige Kreislauf

Es geht nun nicht mehr darum, noch weiter hinaufzusteigen, da es nichts mehr zum Hinaufsteigen gibt. Wenn du aber erkannt hast, dass du das Zusammenspiel von Körper, Geist und Seele bist, also das allumfassende Brahman, dann geht es jetzt darum, den Tanz deiner drei göttlichen Aspekte mitzutanzen. Im achten Chakra geht es darum, alle bisherigen sieben Chakren im ewigen Kreislauf zu vereinen.

Zunächst einmal beginnen wir direkt da, wo die Existenz begonnen hat und wo es das Alles und das Nichts gibt. Das können wir in etwa mit dem Moment des Urknalls vergleichen. Davor war alle Materie mit all ihren Planeten, Sonnensystemen und Galaxien in einem unendlich kleinen Punkt komprimiert. Die Materie war noch nicht erschaffen. Dann kam es zum Urknall. Aus diesem Zentrum ist innerhalb eines Augenblicks »alles« aus dem Nichts entstanden. Jedes Atom, jeder Planet, die gesamte Milchstraße, alles. Jede mögliche Realität hat sich bereits in diesem Moment im Feld des Bewusstseins gebildet.

Das ist gleichzeitig auch die Geburt der geistigen Ebene. Dann begann ein Manifestierungskreislauf. Das Universum dehnt sich aus, sodass der Punkt zu einer Kugel (einem Kreis) wird. Aus dem Nichts ist somit alles entstanden. Dieser Kreis stellt all das dar, was existiert. Dieser Kreis ist gefüllt mit Energie, dem Ātman, der Weltseele. Die Information der geistigen Ebene fließt in die physische Ebene. Das ist die Geburt von Geist, Materie und der Seele. All diese Prozesse sind Teil des großen Ganzen und untrennbar miteinander vereint. So wird aus dem Kreis das Yin und Yang.

Die geistige Ebene ist das Spiegelbild der physischen Ebene. Es ist nur ein Übergang von Energie. In der geistigen Ebene ist sie ganz fein und subtil. In der physischen Ebene ist sie starr und fest. Dazwischen bildeten sich die Chakren. Sie sind wie Stufen zwischen dem Übergang von feinstofflicher zu grobstofflicher Energie. Wir teilen es ein in die sieben Stufen, in die sieben Chakren. In Wahrheit sind sie alle aber eins. Die Seele verbindet auf diese Weise Geist und Materie. Diese Verbindung zwischen Schwarz und Weiß stellen die zwei Punkte im Yin und Yang dar. Die Punkte stehen symbolisch für die oberen drei und unteren drei Chakren. In der Mitte liegt das Herzchakra. Es ist ganz besonders wichtig. Es ist wie das Zentrum von allem. Oberhalb des Herzchakras liegen die drei geistigen Ebenen und unterhalb die physischen Ebenen. Das Herzchakra ist quasi ein vertikaler Spiegel. Wie oben, so unten. Spiegelt man das Yin-Yang-Symbol horizontal, ergibt sich eine Acht, die den unendlichen Energiefluss symbolisiert.

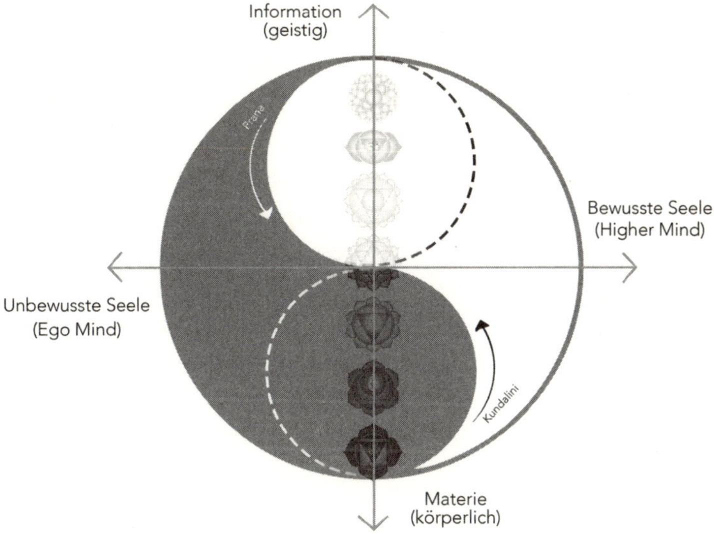

Die ganz unterste physische Ebene stellt das exakte Spiegelbild der obersten geistigen Ebene dar, so wie auch die geistige Ebene im Spiegelbild der physischen Ebene vorhanden ist. In einer manifestierten Realität findet man sowohl den physischen Ausdruck als auch das konträre Gegenstück in Form von der reinen Information. Diese beiden Ebenen gehen Hand in Hand. Ändert sich die Materie in der physischen Ebene, hat das eine Änderung in der Information der geistigen Ebene zur Folge. Ändert sich die Information, folgt die Materie augenblicklich. Diese beiden Ebenen sind miteinander verschränkt.

Information, könnte man meinen, ist wie der Schatten der Materie. So wie ein Körper einen Schatten wirft, wenn er im Licht steht. In Wahrheit ist der Körper aber auch der Schatten der Information. Ohne Information wüsste die Materie nicht, wie sie sich anordnen soll. Ohne die Materie wüsste die Information nicht, wie sie sich erfahren könnte.

Die physische Ebene bezieht die Information für die Zusammensetzung der Materie beziehungsweise den Bauplan aus der geistigen Ebene. Im Gegensatz dazu erzeugt die physische Ebene eine Erfahrung, welche die geistige Ebene benötigt, um Information zuordnen zu können. Somit beeinflussen sich diese beiden Ebenen stets gegenseitig und stellen jeweils das Spiegelbild der konträren Ebene dar.

Der Energieaustausch wird durch die Seele verursacht. Sie erzeugt den Fluss des Lebens. Die Seele hat ihren Sitz genau zwischen der geistigen und physischen Ebene, um diese miteinander zu verbinden. Exakt in der Mitte liegt wie gesagt das Herzchakra. Deshalb wird es auch als »Sitz der Seele« bezeichnet. Es ist der »Motor«, in den die ganze Energie hinein- und aus dem sie auch wieder hinausfließt. Sie ist der Knotenpunkt des gesamten Chakren-Systems.

So wird aus dem Kreis eine Acht. Diese Acht findest du stilisiert auch im Yin-Yang-Symbol wieder. Im Knotenpunkt der Acht liegt das Herzchakra, unsere Seele, und lässt die Energie von oben nach unten und von unten nach oben unendlich fließen. Die »liegende Acht« ist in der Mathematik das Unendlichkeitssymbol (Lemniskate). Es repräsentiert für uns die Unvergänglichkeit, die Unendlichkeit, die Verbindung mit allem.

Es ist faszinierend, wie sich *der Kreis schließt* und alles im Endeffekt eins wird. Genau in diesem Kreislauf steckt auch das Geheimnis der Manifestation und das Geheimnis des selbstbestimmten Lebens.

Den Chakra-Loop verstehen – Wie Manifestation funktioniert

Begonnen haben wir unsere Reise im Wurzelchakra. Dabei stellt die physische Ebene die Grundlage für das Leben dar. Die Bedürfnisse des physischen Körpers müssen gestillt werden, damit

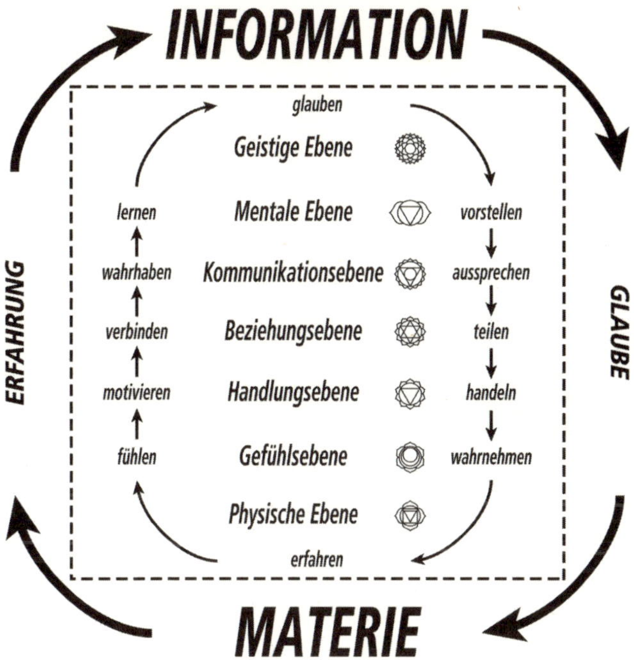

das Leben überhaupt erhalten bleibt. Jede Erfahrung, die wir sammeln, geht aus der physischen Ebene hervor.

Das reine Überleben ist aber nicht alles, was zum Menschsein dazugehört. Die emotionale Ebene ermöglicht es uns, das Leben zu genießen oder wertzuschätzen, Lust und Abneigung zu entwickeln oder Gutes von Schlechtem zu unterscheiden. Unsere Gefühle und Emotionen sind dafür verantwortlich, dass wir das Leben überhaupt fühlen beziehungsweise wahrnehmen können. Gefühle und Emotionen resultieren schließlich aus Aktionen auf der Handlungsebene. Somit ist der Mensch in der Lage, Energie aufzuwenden, um seine eigenen Ziele zu definieren, und erschafft aus diesem Verlangen: Macht, Wachstum, Erfolg, Veränderung, Zielstrebigkeit, Disziplin und Selbstbewusstsein.

Das Ziel lässt sich mithilfe seiner Mitmenschen oftmals leichter bewältigen, als wenn er nur auf sich allein gestellt ist. Hier kommt die Beziehungsebene ins Spiel. Durch synergetische Beziehungen fällt es uns leichter respektive ist es überhaupt möglich, bestimmte Ziele zu erreichen. Beziehungen verschaffen uns dabei die Möglichkeit der Kommunikation.

Dank der Kommunikationsebene können wir mit unseren Mitmenschen Gedanken austauschen. Wir sind so in der Lage, anderen etwas zu erklären oder bestimmte Sachverhalte besser zu verstehen. Unsere Gedanken entstehen in der mentalen Ebene und sind das Werkzeug für kreative Planung und Vorstellung. Mithilfe der Gedanken können wir die unterschiedlichsten Zusammenhänge verstehen lernen.

Diese Informationen fließen als Erfahrung in das Informationsfeld des Bewusstseins und bestätigen unseren Glauben, dass wir etwas ganz Bestimmtes erreichen können.

Wie man sieht, baut eine Ebene auf der anderen auf.

Ohne den Körper gibt es keine Gefühle, ohne Gefühle gibt es keine Handlungen, ohne Handlungen keine Beziehungen, ohne Beziehungen keine Kommunikation, ohne Kommunikation keine Gedanken und ohne Gedanken auch keine Information. Jede Ebene ist von einer anderen abhängig. Die geistige Ebene benötigt also die physische, um an Erfahrung beziehungsweise an Information zu kommen. Allerdings kann die physische Ebene auch nicht ohne die geistige existieren, denn aus ihrer Information ordnet sich die Materie an. Das hat ebenfalls einen Kreislauf, diesmal aber umgekehrt. Aus Information werden Gedanken. Aus Gedanken werden Worte. Aus Worten werden Beziehungen. Diese führen zu Taten. Taten führen zu Gefühlen, und Gefühle werden zu physischer Wirklichkeit.

So schließt sich der Kreis zwischen Körper, Geist und Seele. Die Information wird durch den Glauben zu Materie, und die Materie wird durch Erfahrung zu Information. Das stellt der ganz äußere Kreis dar. Die Seele treibt diesen Energiekreislauf an. Nur so kann dieser Kreislauf am Leben erhalten werden. Information ist das Gegenstück von Formation, wobei Form das Physische oder bereits das Manifestierte darstellt. Information stellt aber etwas dar, das noch nicht physisch und noch nicht manifestiert ist.

Gerne möchte ich diesen Chakra-Loop oder -Kreislauf auch mit einem kleinen Beispiel durchgehen: Max hat den Wunsch, 20 Kilo abzunehmen. Zu Beginn glaubt er ganz fest daran, dass er es schaffen wird. Im nächsten Schritt stellt er sich auf mentaler Ebene ganz genau vor, wie ihm das gelingt. Er sieht sich innerlich, wie er bereits seine Traumfigur erreicht hat. Weiterhin macht er sich Gedanken darüber, wie er sein Ziel am besten erreichen kann.

Schon bald beginnt er, über seine Ziele zu sprechen. Dies sorgt für den nächsten Schritt der Manifestation. Die Gedanken werden durch die sprachliche Ebene in Geräusche übersetzt, die nun mehr physischen Charakter aufweisen als reine Gedanken. Die Sprache ist eine Schwingungsenergie in Form von Schallwellen, die man auf physischer Ebene hören kann. So kann Max seine Gedanken, sein Vorhaben und sein Ziel mit anderen Menschen teilen. Die Beziehungsebene sorgt nun dafür, dass er von seinen Mitmenschen in seinem Vorhaben unterstützt wird. So kommt es schließlich in der Handlungsebene zu Maßnahmen. Er ist motiviert, treibt Sport und ernährt sich gesund. Nun kann er auf emotionaler Ebene wahrnehmen, dass etwas passiert. Er kann seine ersten Resultate sehen und fühlt sich schon ein wenig leichter, fitter und gesünder. Nun ist es passiert. Sein anfänglicher Glaube hat dazu geführt, dass sich die Materie in der physischen Ebene verändert hat.

Es geht aber noch weiter, denn Max hat zwar eine Veränderung bewirkt, doch sein Wunsch, 20 Kilo abzunehmen, ist noch nicht erfüllt. Der Stein ist erst ins Rollen gekommen. Bevor diese Prozedur wieder von vorne losgehen kann und es zu weiteren Veränderungen kommt, passiert noch etwas ganz Entscheidendes. Die neu geformte Materie wird nun durch Erfahrung in Information übersetzt, die erst dann wieder durch weiteren Glauben in weitere Materie übersetzt werden kann. Das passiert aber wieder in kleinen Schritten, Ebene für Ebene.

Die Erfahrung findet ihren Ursprung in der physischen Ebene. Die ersten Erfolge, die Max nun erlebt, kann er jetzt auf emotionaler Ebene fühlen. Die dort entstandenen Gefühle steigern seine Motivation auf der Handlungsebene. Sein Umfeld reagiert ebenfalls auf die Veränderung. Das stärkt seine Beziehungen auf sozialer Ebene, die für das Erreichen seines Ziels ausschlaggebend sind. Auch auf kommunikativer Ebene nimmt er die Erfahrung wahr, da er nun die manifestierte Veränderung immer besser verstehen und in sein Wahrheitsmodell integrieren kann.

Nachdem er es verstanden hat, beginnt sein Verstand, auf mentaler Ebene aus der Erfahrung zu lernen. Hier wird analysiert, was funktioniert hat oder was überflüssig war. Das Gelernte bestätigt nun seinen Glauben auf spiritueller Ebene, welcher nun wieder durch das Vorstellen, Aussprechen, Teilen, Handeln und Wahrnehmen zu einer neuen Erfahrung auf physischer Ebene werden kann. So bleibt der Kreislauf in Bewegung, bis Max eines Tages tatsächlich 20 Kilo abgenommen und sein Wunsch sich erfüllt hat.

Dieses Prinzip funktioniert nicht nur beim Abnehmen, sondern bei allen anderen Wünschen und Zielen. Wichtig ist im ersten Schritt nur, dass du auch wahrhaftig daran glauben kannst. Je länger du in diesem Manifestierungskreislauf bleibst, desto größer wird dein Glaube und desto weiter öffnen sich alle einzelnen Chakren. Die Energie verstärkt sich nach jedem Durchlauf, und du bist dann in der Lage, an noch höhere Ziele zu glauben. Alles, an was du glauben kannst, wirst du durch dieses System auch manifestieren können.

Den gleichen Kreislauf kann man auch mit fernöstlichen Worten beschreiben. Das hilft dir dabei, den Zusammenhang zwischen Wissenschaft und Spiritualität zu finden. Die Energie, die aus dem Wurzelchakra hinaufsteigt, wird ja »Kundalinī« ge-

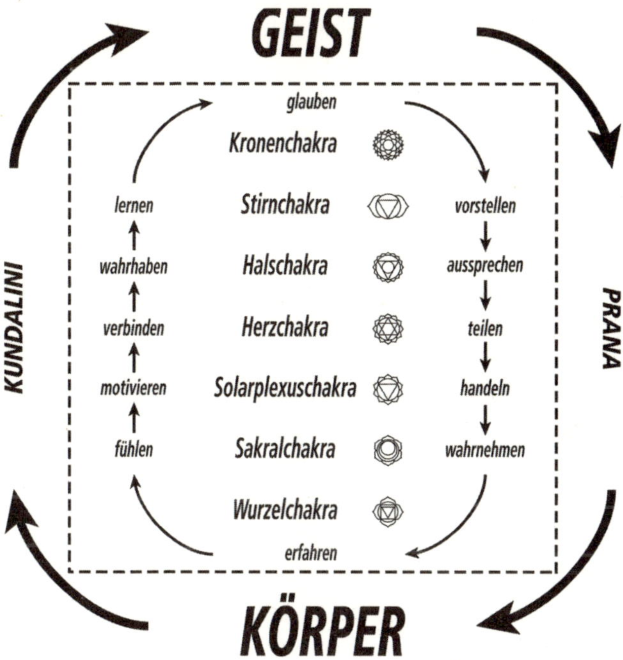

nannt. Durch die Aktivierung der einzelnen Chakren kann sie bis zur geistigen Ebene in Schlangenbewegungen aufsteigen. Diese Bewegung erzeugt die feinenergetische Rotation der Chakren. Deshalb drehen sie sich abwechselnd mal nach rechts und nach links. Wie am Anfang des Buches erwähnt, kommt hiervon auch der Name »Chakra« (drehendes Energierad). Die Energie steigt empor und erzeugt je nach Chakra deine Gefühle, Handlungen, Beziehungen, Worte, Gedanken und überträgt so die Erfahrung in eine Information, die im Bewusstseinsfeld beziehungsweise der Akasha-Chronik gespeichert wird. Dort öffnet sich das Kronenchakra, und die Prāna-Energie kann in uns fließen. Diese strömt vom obersten Chakra die einzelnen Chakren hinab bis zum Wurzelchakra und gibt so Gedanken, Worte, Beziehungen, Handlungen, Gefühle und schließlich eine manifestierte Realität frei.

Man könnte sagen, dort wird sie ein Teil von Gaia, Mutter Erde. So sind Körper und Geist, Himmel und Erde, Materie und Information im ständigen Kreislauf miteinander. Im Kreislauf vom Entstehen und Vergehen und der Wiedergeburt (Samsāra).

Außerhalb des Kreises ist das ewige Nichts, »Brahman« oder auch »Nirvāna« genannt. Dieser Kreislauf steht für den immerwährenden Zyklus des Seins, den Kreislauf von Werden und Vergehen. Sie bilden zusammen die Einheit, die Fülle und die Leerheit. Wenn der Energiefluss des Kreislaufs gestört ist, kann die Energie nicht von Ebene zu Ebene fließen, und die Manifestierung wird blockiert. Dann sind wir im ewigen Kreislauf gefangen und unserem Karma unterworfen.

Wenn du allerdings den Weitblick gewinnst und erkennst, dass alles eins ist, wenn du verstehst, dass alle sieben Chakren in Wahrheit einen einzigen Prozess bilden, dann kannst du an den Energieblockaden arbeiten und den Energiefluss wiederherstellen. Dann bist du nicht mehr im ewigen Kreislauf gefangen, sondern erkennst, dass du selbst der Kreislauf bist. Du kannst dich vom Leid befreien und Freiheit gewinnen. Du kannst den Manifestierungsprozess selbst steuern und Macht über dein Leben gewinnen. Du kannst von einem erweiterten Blickwinkel auf deinen Lebenssinn blicken, auf dein individuelles Selbst, auf deine Inkarnation und auf alles, was diese Inkarnation in diesem Leben empfängt. Ebenso kannst du auf das Leben selbst blicken, erkennen, dass du das Kollektiv bist und deine Inkarnation nur Zahnrad eines großen Uhrwerks ist.

Wichtig: Überfordere dieses System nicht mit zu großen Schritten, die du auf einmal bewältigen möchtest. Der Chakra-Loop wird durch kleine Erfolge angetrieben, und der Energiefluss muss sich erst stufenweise aufbauen. Willst du zu viel auf einmal erreichen, blockierst du es, da große Schritte mehr Energie benötigen, die das System zu Beginn noch nicht schöpfen kann. Je größer dein Schritt, desto größer sind deine Zweifel, die deinen Glauben einschnüren.

Die Energie wird blockiert, die anderen Chakren verkümmern, und das Ziel kann nicht manifestiert werden. Anders ist das aber, wenn du deine großen Ziele in kleine »Baby-Steps« aufteilst. An diese kannst du leichter glauben, und auch alle anderen Chakren können die notwendige Energie leichter aufbringen, um diese kleinen Ziele umzusetzen. Du kannst es wie ein Lagerfeuer sehen. Mit einem Streichholz kannst du keine ganzen Holzscheite anzünden. Du musst erst das kleine Anzündholz zum Brennen bringen und so das Feuer nach und nach entfachen. So ist es auch hier. Beginne erst, die kleinen Baby-Steps umzusetzen und so den Energiefluss anzukurbeln. Wenn das System ins Rollen gekommen ist, können auch größere Ziele umgesetzt werden. Dann kann die Energie ungehindert fließen, sich verstärken und entsprechende Blockaden überwinden. Sind die Blockaden beziehungsweise die Holzscheite zu groß, erstickst du das Feuer, und die Energie würde erlöschen.

Pass also stets darauf auf, dass der Kreislauf nicht zum Stillstand kommt und nicht in die Gegenrichtung umschlägt. Denn so würde die bisher aufgebaute Energie aus den Chakren wieder herausfließen (ein Teufelskreis). Achte also immer darauf, dass du den Kreislauf so am Laufen hältst, dass keine Blockaden auftreten, die das Feuer ersticken. Solltest du in bestimmten Chakren auf Blockaden stoßen, ist es hilfreich, entweder das Energieniveau der jeweiligen Ebene mit den Übungen dieses Buches zu erhöhen oder das zwischenzeitliche Ziel etwas herunterzuschrauben. Hilf also etwas mit dem Feuerzeug und neuem Anzündholz nach, oder nimm die zu großen Holzscheite wieder heraus.

Den Chakra-Loop anwenden – Wie du Manifestation umsetzt

Erinnere dich: Unser Leben funktioniert ähnlich wie ein Fernseher. Je nachdem, welches Programm eingestellt ist, dessen Realität empfangen wir. Parallel dazu existieren alle möglichen

Sender in einem unsichtbaren Frequenzspektrum. Das ist das Informationsfeld des Bewusstseins. Durch die Einstellung in unserem TV wählen wir eine jener vielen Realitäten aus.

Diese Einstellung werden wir jetzt an dir vornehmen. Stell dir dazu vor, dass du eine Fernbedienung in der Hand hast und über sieben Knöpfe jedes deiner Chakren einstellen kannst. Durch diese individuelle Einstellung justierst du deine Empfängerfrequenz ganz genau und kannst so die Realität wählen, die du empfangen möchtest. Deine Chakren sind die Stellschrauben oder auch Empfangsantennen. Deine Seele lebt in deinen Chakren, und über deine Seele kannst du sie auch einstellen. Ist deine Seele unbewusst, also im »Ego Mind«, ist auch ganz unbewusst eine Art »Default-Frequenz« eingestellt. Wenn du dein Leben ändern möchtest, dann musst du mehr Bewusstsein in deinen Chakren zulassen. Ist deine Seele also bewusst, kannst du ganz bewusst eine Einstellung vornehmen. Dann kannst du sozusagen dein Mindset einstellen. Von einem »Ego Mind« zu einem »Higher Mind«. Diese Einstellungen nimmst du Chakra für Chakra vor. Eigentlich ist es nicht so wichtig, mit welchem Chakra du beginnst, aber das Kronenchakra bietet einen besonders guten Einstieg. Geh dabei wie folgt vor.

Schritt 1: Fokussiere deinen Wunsch und glaube

Das Wichtigste, was du zum Einstieg in den Manifestierungskreislauf benötigst, ist ein ganz bestimmter Traum, ein Ziel oder ein Wunsch. Du willst Pilot oder Arzt werden? Wie wäre es mit einem Multimillionär? Hast du Wünsche in familiärer Hinsicht, oder möchtest du sogar vielleicht etwas Großes in der Welt verändern? Du kannst nicht glauben, dass du so hohe Ziele erreichen kannst? Teile dein großes Ziel in kleinere Etappen auf. Du kannst dir nicht vorstellen, in zehn Jahren Millionär zu sein? Dann nimm es dir als Ziel, bis zum nächsten Jahr erst mal 30 000 Euro zu verdienen und zur Seite zu legen. Das fällt dir vielleicht leichter zu glauben. Wenn du das kleine Ziel erreicht hast und sich dein Glaube bestätigt, wächst deine Fähigkeit zu glauben. Dann kannst du nächstes Jahr glauben, 50 000 Euro zu verdienen, übernächstes Jahr 100 000 Euro und das Jahr darauf 200 000 Euro, bis du in zehn Jahren bei der Million angekommen bist. Es ist alles eine Frage des Glaubens. Kannst du es ohne Zweifel glauben, wirst du es erreichen.

Nimm dir also dein Visionsbuch zur Hand, und fokussiere deine Wünsche. Formuliere deine Bestellungen an das Universum. Diese Ziele und Wünsche stellen nun die Richtung dar, in die sich dein zukünftiges Leben manifestieren soll. Die Prāna-Energie wird beginnen, dorthin zu fließen, da du deinen Fokus darauf richtest. Hier beginnt der Manifestierungsprozess. Fokussiere dich so sehr auf deine Ziele, dass in dir ein fester Glaube entsteht.

Noch ist dein Ziel sehr subtil und besteht nur als Möglichkeit in der geistigen Ebene. Der feste Glaube wird dich aber zu den nächsten Schritten führen, indem die Information Schritt für Schritt materialisiert wird.

Schritt 2: Visualisiere deinen Wunsch

Wenn der Glaube stark genug ist, dann passiert es fast ganz automatisch, dass du dir dein Ziel gedanklich ausmalst. Stell dir ganz genau den Moment vor, in dem du dein Ziel bereits erreicht hast. Wo befindest du dich da, was unternimmst du dann? Welche Personen willst du um dich haben?

Halte dich an die Visualisierungsanleitung, die du beim sechsten Chakra kennengelernt hast. Diese intensive Vorstellung aktiviert das Gesetz der Anziehung. So kann dir dein Unterbewusstsein dabei helfen, die notwendige mentale Energie freizusetzen, die du zum Erreichen deines Ziels benötigst.

Nun beginnt sich die Information bereits zu verdichten. Der anfängliche Glaube hat sich in mentale Bilder und Pläne verwandelt, die jetzt in Form von neuronalen Signalen im Nervensystem auftreten. Es ist also bereits eine Form der Materialisierung. Sie ist zwar noch ganz subtil, aber man könnte sie schon physikalisch als elektrischen Impuls messen.

Schritt 3: Sprich über deinen Wunsch
Gedanken bleiben aber nur Gedanken, solange nichts Weiteres passiert. Der nächste Schritt besteht darin, dass du deine Gedanken über deinen Wunsch auszusprechen beginnst. Zunächst kannst du das für dich selbst vorm Spiegel machen. Beginne also, die mentalen Bilder in Worte zu fassen. Sprich deinen Wunsch laut aus: »Ich werde …!« Überzeuge dich selbst davon. Durch das Aussprechen wandeln sich die mentalen Bilder in physische Schallwellen um. Dein Wunsch dringt nun eine Ebene tiefer in Richtung Manifestierung. Sprich deine Gedanken auch in Anwesenheit anderer Menschen aus, um sie zu erreichen und deinen Wunsch auch in ihren Gedanken zu wecken.

Schritt 4: Teile deinen Wunsch
Deine ausgesprochenen Gedanken sind nun in der Lage, andere Personen zu erreichen. Um wirklich große Ziele zu verwirklichen, wirst du das richtige Umfeld benötigen und wichtige synergetische Beziehungen eingehen müssen. Deswegen solltest du unbedingt mit anderen über deine Wünsche und Ziele sprechen. So kannst du ein Umfeld schaffen, das dich in deinem Vorhaben unterstützt, und die Menschen meiden, die dich dabei aufhalten.

Schritt 5: Handle für den Wunsch
Spätestens nachdem du deinen Wunsch mit anderen geteilt hast, wird der Drang zur Handlung kommen. Vielleicht motivierst du dich selbst dazu oder wirst von deinen Mitmenschen zu einer Aktivität animiert. Dein Ziel nimmt durch deine Handlungen Gestalt an. Durch Taten veränderst du die Materie. Dein Wunsch beginnt sich physisch zu manifestieren.

Der erste Schritt zur Aktion muss kein großer sein. Es ist bereits eine Tat, wenn du dir deine Ziele aufschreibst. Danach lässt du größere Taten folgen. Ein Schritt nach dem anderen. Setz die Vorstellung, die du in deinem Kopf hast, um. Richte deine Handlungen so aus, dass du deinem Wunsch immer wieder ein kleines Stück näher kommst. Du musst dein Ziel nicht innerhalb von einer einzigen Aktion erfüllen. Setze ganz geduldig einen Schritt nach dem anderen.

Schritt 6: Fühle deinen Wunsch

Nachdem es zu ersten Taten gekommen ist, kannst du spüren, dass sich etwas verändert hat. Durch deine Aktivitäten konntest du in die Materie eingreifen. Atome und Moleküle haben sich anders ausgerichtet, als sie es vor deiner Handlung waren.

Doch nicht nur das, auch in deinem Körper hat sich vieles getan. Diese Änderung löst in dir eine Reihe von Gefühlen aus. Gefühle, die in Gang gesetzt werden, um deinen Körper auf die initiierte Transformation einzustimmen. Achte ganz genau auf die Gefühle, die in deinem Körper auftauchen. Hör in sie hinein. Nimm mit all deinen Sinnen wahr, dass eine Veränderung eintritt. Was hast du mit deinen Handlungen gut gemacht, und was war eher schlecht?

Schritt 7: Erfahre deinen Wunsch

Deine Gefühle kurbeln in dir auf physischer Ebene eine Erfahrung an. Da hat sich ein Bruchteil deines Wunsches bereits erfüllt. Es hat sich auf physischer Ebene manifestiert. Anfänglich war es reine Information, aber durch den festen Glauben wurde diese Information Schritt für Schritt zu physischer Materie. Auch wenn es vielleicht erst eine kleine Veränderung war, ist dennoch etwas geschehen. Nun muss der Kreislauf wiederholt werden, damit weitere Manifestierungsvorgänge stattfinden können und sich dein angestrebter Wunsch erfüllt.

Schritt 8: Erfahrung wahrnehmen

Nun haben wir die Energie von oben nach unten hin empfangen. Jetzt schicken wir sie wieder Chakra für Chakra hinauf. Die gesammelte Erfahrung wird nun wieder von Ebene zu Ebene subtiler, bis sie ins Informationsfeld eindringt. Die Veränderung nimmst du durch deine Sinne wahr. Diese lösen in deinem Körper Gefühle aus, die die Erfahrung spürbar machen. Dieser Prozess setzt emotionale Energie frei, die dir für weitere Manifestierungsprozesse nützlich sein kann.

Schritt 9: Willenskraft steigern
Die freigesetzte emotionale Energie treibt nun deine Willenskraft an. Nichts motiviert einen mehr als Erfolge. Nutze also die Gelegenheit, um diese Willenskraft für weitere Handlungen einzusetzen.

Schritt 10: Beziehungen knüpfen
Mit persönlichen Erfolgen ziehst du Menschen an, die ähnlich sind wie du. Erfahre, wie sich dein Umfeld verändert, welche neuen Freundschaften du knüpfst und welche Beziehungen sich vertiefen. Der persönliche Erfolg wird bald zum sozialen Erfolg.

Schritt 11: Erfahrung verstehen
Rede mit anderen über deine Erfolge und Erfahrungen. So kannst du leichter verstehen, wie es dazu gekommen ist, was du richtig gemacht hast und was vielleicht falsch war. Deine Erfahrungen lassen sich auf diese Weise in Worte fassen und verwandeln sich in hilfreiche Glaubenssätze.

Schritt 12: Erfahrung lernen
Sobald du die Erfahrung verstehst, kannst du aus ihr lernen. So kann deine mentale Energie freigesetzt werden, die du für den weiteren Manifestierungsprozess benötigst. Dir fällt es dann leichter, gedanklich zu planen, wie du deinen Wunsch erreichen kannst. Deine Gedanken werden durch den Lernprozess geordnet und kategorisiert. Du lernst, wie du sie künftig besser einsetzen kannst.

Schritt 13: Erfahrung glauben
Die gelernte Erfahrung spielt in deinen Glauben ein. Das, was du auf emotionaler, persönlicher, sozialer, sprachlicher und menta-

ler Ebene erfahren hast, bestärkt deinen Glauben, dass du deinen Wunsch erreichen wirst. Die gesammelte Erfahrung auf physischer Ebene wurde zu Information auf geistiger Ebene. Geistige und physische Ebene schöpfen voneinander Energie und treiben den Kreislauf weiter an. Der Kreislauf kann nun wieder von vorn beginnen.

Schritt 14: Kreislauf wiederholen
Dir sollte nun mehr als deutlich sein, dass dieser Kreislauf selbsterhaltend ist. Erfolge auf einer Ebene sorgen für Erfolge auf der nächsten. So kann man seinen Wünschen Schritt für Schritt näher kommen, bis man sie eines Tages erfüllt. Lass den Kreislauf stets weiterlaufen, bis er sich automatisiert.

Das sind sie auch schon: vierzehn simple Schritte, die dein Dasein verändern können. Wenn du sie verinnerlichst und in dein Leben integrierst, dann kannst du dir jeden Wunsch erfüllen, an den du auch zu glauben vermagst. Dein Glaube allein bestimmt das Potenzial, das in dir steckt. Im Bewusstseinsfeld sind alle Möglichkeiten und alle Realitäten vorhanden. Sie warten nur darauf, von deiner inkarnierten Seele manifestiert zu werden.

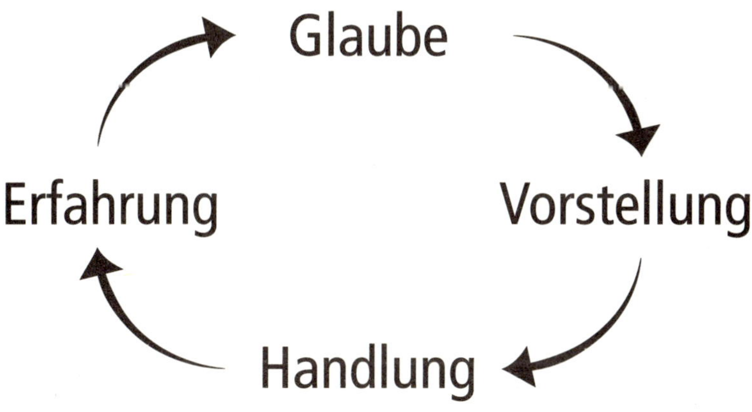

Diesen großen Kreislauf kannst du auch in vereinfachter Weise betrachten. Die wichtigsten Attribute darin sind der Glaube, die Vorstellung, die Handlung und die Erfahrung. Die anderen Schritte folgen fast automatisch. So kann man den Kreislauf weiter vereinfachen.

Ähnliche Modelle wurden bereits von Alexander Hartmann, James Tripp und Anthony Robbins vorgestellt.[265] Sie sind als »Reality Loop«, »Hypnotic Loop« oder »Success Cycle« bekannt. Es gibt auch noch weitere unzählige Modelle hierfür, die im Prinzip die gleiche Idee vermitteln: Du selbst bist in der Lage, dein Leben nach deinen Wünschen zu gestalten. Du kannst jedes beliebige Ziel erreichen, wenn du dich an das vorgestellte Prinzip hältst.

Dieses vereinfachte Modell beschreibt, dass der Glaube eine Vorstellung zur Folge hat. So soll der Manifestierungsprozess in Gang gesetzt werden. Im Bereich der Vorstellung wird empfohlen, dass man sich den Wunsch ganz intensiv vorstellt, über ihn spricht und all seine mentale Energie in Gang setzt. Dieser Schritt fasst in etwa die Prozesse der oberen Chakren zusammen, also die des Stirn-, Hals- und Herzchakras. Bei der Handlung wird die Vorstellung in physische Materie transformiert. Hier aktivieren wir die unteren Chakren, also das Solarplexus-, Sakral- und Wurzelchakra. Die Welt beginnt sich plastisch an die Vorstellung anzupassen. Eine Handlung hat unmittelbar eine Erfahrung zur Konsequenz. Die Veränderung kann mit den Sinnen wahrgenommen werden. Die Erfahrung erreicht dann deinen Glauben, der bestätigt und bekräftigt wird.

Nun geht es von Chakra zu Chakra hinauf, und der Kreislauf beginnt von vorn. Das führt wieder dazu, dass die Vorstellung weiterwächst, neue Handlungen erfolgen, noch mehr Erfahrungen resultieren und der Glaube mehr und mehr bestätigt wird.

Um deine Träume zu erfüllen, musst du stets deine sieben Chakren als Werkzeug einsetzen. Vergiss nicht, dass deine Chakren deine Stellschrauben sind, um die Realität einzustellen, die du gern empfangen möchtest. Das Wichtigste dafür ist, dass du viel Bewusstsein in jedem Chakra zulässt und vom Ego, also der unbewussten Seele, zu einer bewussten Seele wirst, zu einem »Higher Mind«. Nur so kannst du den Kreislauf aufrechterhalten.

Fällst du wieder ins Ego hinein, verändert sich der Kreislauf. Erinnere dich mal zurück. Stecktest du nicht auch schon mal in einem solchen Teufelskreis?

Dein unbewusstes Ego kann das Prinzip des Manifestierungskreislaufs ebenfalls nutzen. Das ist die Erklärung dafür, dass wir häufig die Dinge und Lebenssituationen manifestieren, die wir gar nicht möchten. Merk dir daher diese sieben goldenen Regeln:

1. Glaub bewusst an deine Träume.
2. Denk bewusst an deine Träume.
3. Sprich bewusst über deine Träume.
4. Liebe bewusst deine Träume.
5. Handle bewusst für deine Träume.
6. Fühle bewusst deine Träume.
7. Erlebe bewusst deine Träume.

Wenn du nach diesen sieben Regeln lebst, wirst du nicht nur deine Lebensziele erkennen und erreichen, sondern auch deine unbewusste Seele, dein Ego überwinden, in jedem Chakra bewusst wachsen, deine individuelle Seele, also dein Jīva transzendieren und zu Ātman werden. Dann wirst du eins mit dem Kreislauf, mit der Welt, mit dem Samsāra, kannst Leid überwinden und die Einheit, den Brahman, das oberste Göttliche erfahren.

Was ich besonders faszinierend finde: Diese sieben Punkte ähneln dem Edlen Achtfachen Pfad aus dem Buddhismus so sehr.[266] Es ist wirklich verblüffend, dass das Chakra-System eine solch große Zusammenfassung der gesamten Spiritualität darstellt. Nun wünsche ich dir ganz viel Freude dabei, dieses Wissen in dein Leben zu integrieren.

Das Gleichgewicht

Chakren arbeiten als Team zusammen. Sie beeinflussen sich zu jeder Zeit gegenseitig. Eine Blockade in einem Chakra kann die Funktionsweise anderer Chakren beeinträchtigen. Wenn ein Chakra aufblüht, können auch die anderen davon profitieren. Die Chakren sind wie gesagt also nicht klar voneinander abgegrenzt, sondern haben stufenlose Übergänge. Charakterzüge eines Chakras lassen sich somit auch in anderen Chakren wiederfinden. Sie arbeiten stets zusammen und können ohne die Qualitäten der anderen Chakren nicht funktionieren. Sie müssen immer in gegenseitiger Balance gehalten werden, damit die Energie optimal fließen, die Seele sich entfalten und der Kreislauf der Manifestierung aufrechterhalten bleiben kann.

Das Geheimnis der Balance liegt in der Erkenntnis, dass Körper und Geist eine Einheit bilden. Sie sind polare Attribute von Energie. Die materielle Energie ist nur etwas grobstofflicher, während die geistige Energie feinstofflicher ist.

Erinnere dich an das Prinzip der Polarität aus dem Herzchakra, denn jetzt kommt eine erstaunliche Erkenntnis: Das Herzchakra ist wie ein Spiegel. Alle Chakren spiegeln sich genau in der Mitte. Nicht nur die physische und die geistige Ebene stehen in Polarität zueinander. Die mentale Ebene ist das energetische Gegenstück zur emotionalen Ebene. Gefühle und Gedanken sind stark miteinander verwandt. Gefühle sind nur etwas körperlicher als Gedanken, während Gedanken etwas geistiger sind als Gefühle. Gedanken sind feinstofflicher, Gefühle grobstofflicher.

Ebenso ist es mit der Handlungs- und Kommunikationsebene. Handlungen sind etwas grobstofflicher als Worte. Worte sind auch schon fast Taten. Sie sind nur etwas feinstofflicher als Taten. Worte und Taten sind ebenso artverwandt wie Gefühle und Gedanken. Sie sind prinzipiell aber keine Gegensätze. Sie sind Teil einer Polarität, nämlich der physischen und geistigen.

Exakt in der Mitte des Chakra-Systems trifft man auf das Herzchakra. Es ist also kein Zufall, dass das Herzchakra kein antagonistisches Chakra besitzt.

Das lässt sich damit erklären, dass sich im Herzchakra jede Polarität aufhebt und eins wird. Dort, wo deine Seele beheimatet ist. Dort, wo Körper und Geist in Balance stehen. Erleuchtung bedeutet, eins zu sein mit Leerheit und Form. Dort, wo Körper, Geist und Seele eins werden.

Aus diesem Zentrum treten beide Aspekte der Seele hervor. Deswegen kann die Seele auch unbewusst sein, also im »Ego Mind«, oder bewusst im »Higher Mind«.

Damit die Chakren optimal zusammenarbeiten können, muss das Herzchakra beziehungsweise die Seele im Gleichgewicht sein. Ist dies nicht der Fall, entsteht ein Ungleichgewicht zwischen Körper und Geist. Die meisten Menschen befinden sich zu sehr in den unteren Chakren, und so wird ihr »Ego Mind« genährt. Ein solches Ungleichgewicht sorgt für massive Energieabfälle in den Chakren, und Krankheiten können sich somit auf allen Ebenen leichter ausbreiten. Dieses Ungleichgewicht wird deutlich, wenn Gedanken den Gefühlen nicht mehr entsprechen, Worte und Taten ungleich sind und somit Körper und Geist nicht mehr korrekt miteinander harmonieren.

Um die Seele wieder ins Gleichgewicht zu rücken, musst du dann dafür sorgen, dass deine Taten auch deinen Worten entsprechen, dass deine Gefühle deine Gedanken widerspiegeln und dein Körper und dein Geist perfekt harmonieren. Inneres Gleichgewicht stellt sich ein, wenn man auf sein Herz respektive seine Intuition hört.

Nur wenn deine Chakren richtig ausbalanciert sind, kannst du den Chakra-Loop optimal nutzen. So schaffst du die richtigen Nebenbedingungen, sodass dem Manifestierungsprozess nichts im Wege steht.

Abschließend sollte diese Erkenntnis nun verdeutlichen, dass es nicht in erster Linie darauf ankommt, höchste Erleuchtungszustände zu erreichen. Klar ist das auch für die Arbeit mit deinen Chakren wichtig, solche Einsichten zu erlangen. Dennoch steht die Balance zwischen den Chakren deutlich im Vordergrund. Wahre Erleuchtung und wahres spirituelles Wachstum lässt sich in diesem Satz ausdrücken:

Stelle das Gleichgewicht zwischen Körper, Geist und Seele her, damit sie eine Einheit bilden.

Diese Worte sind der optimale Abschluss für dieses Buch. Sie zeigen nochmal deutlich, worauf es bei der Chakra-Arbeit wirklich ankommt.

SCHLUSSWORT – WIE GEHT ES JETZT WEITER?

Natürlich bist du jetzt nicht am Ende deines Weges angelangt, nur weil du das Buch durchgearbeitet hast. Dein Weg ist, ähnlich wie das Chakra-System, ein immerwährender Kreislauf, der sich selbst erhält. Deshalb bleib an deiner spirituellen Entwicklung dran und werfe immer wieder neues Brennholz in dein inneres Feuer.

Deshalb lade ich dich dazu ein, das Chakrabuch immer wieder erneut durchzuarbeiten. Oft sieht man die »Lektionen« beim zweiten Lesen mit anderen Augen, und es eröffnen sich wieder neue Erkenntnisse. So kannst du die Grundlagen nochmals auffrischen und sie in Fleisch und Blut übergehen lassen.

Gern kannst du auch gezielt einzelne Lektionen oder Übungen wiederholen, wenn du merkst, dass du an bestimmten Chakren arbeiten musst. Genau das wird immer und immer wieder in deinem Leben passieren. Es ist nicht so, dass du deine Chakren nur ein einziges Mal in Balance bringst. Es bedarf immer wieder bewusster Arbeit und »Nachjustierung«, da sich deine Chakren von Zeit zu Zeit umstellen. Das ist völlig natürlich. Dieses Buch kann dir als großes Nachschlagewerk für dein bestes Leben dienen.

Für mich sind die Forschungen über das Bewusstsein noch lange nicht vorbei. Es gibt noch sehr viel zu erkunden. Vielleicht hast du ja schon mal etwas von den sieben hermetischen Gesetzen gehört. Immer wieder habe ich im Buch vom Gesetz der Anziehung oder der Polarität geschrieben. Auch das Gesetz der Entsprechung und das Gesetz der Schöpfung lassen sich im Chakra-System wiederfinden. In ihnen sind noch viele Hinweise über die Entstehung des Bewusstseins verborgen. Das wird vermutlich mein nächstes großes Feld, an dem ich arbeiten werde, und ich freue mich jetzt bereits darauf, dich bald auf diese Reise mitnehmen zu können.

ÜBUNGSVERZEICHNIS

QUELLENVERZEICHNIS

1 O'Sullivan, Trish (2010): Chakras. In: D. A. Leeming, K. Madden, S. Marlan (Hg.): Encyclopedia of Psychology and Religion, Springer Science + Business Media, ISBN 978-1-4614-6087-9.

2 Tholey, Paul (1980): Klarträume als Gegenstand empirischer Untersuchungen, Gestalt Theory 2, S. 175–191 (S. 175 f.); vgl. hierzu auch die populärwissenschaftliche Publikation von Tholey: Tholey, Paul, Utecht, Kaleb (1997): Schöpferisch träumen, Klotz, Eschborn, 3. Aufl., ISBN 3-88074-275-8, S. 61 f.

3 Website: https://www.highermind.de/.

4 Radhakrishnan, Sarvepalli, Moore, Charles A. (Hg.) (1957): A Sourcebook in Indian Philosophy (12th Princeton Paperback ed.), Princeton University Press, ISBN 978-0-6910-1958-1.

5 Doniger, Wendy (1990): Textual Sources for the Study of Hinduism, 1st Edition, University of Chicago Press, S. 2 f., ISBN 978-0-2266-1847-0.

6 Stice, Randy (21. November 2017): Understanding the Sacraments of Initiation: A Rite-Based Approach. Liturgy Training Publications, S. 41. ISBN 978-1-6167-1313-3.

7 Schochet, Jacob Immanuel (1979): Mystical Concepts in Chassidism, Kehot Publications, ISBN 978-0-8266-0412-5.

8 Laumakis, Stephen J. (2008): An Introduction to Buddhist Philosophy. Cambridge University Press, S. 150 f., ISBN 978-1-139-46966-1.

9 Beck, Don Edward, Cowan, Christopher C. (8. Mai 1996): Spiral Dynamics: Mastering Values, Leadership, and Change. Blackwell Publishing, ISBN 978-1-5578-6940-1.

10 Maslow, A. H. (1943): A theory of human motivation. Psychological Review, 50 (4), S. 370–396, https://doi.org/10.1037/h0054346

11 Woodroffe, John (2000): The Serpent Power, Dover Publications, S. 317 ff., ISBN 978-0-4862-3058-0.

12 Grimes, John A. (1996): A Concise Dictionary of Indian Philosophy: Sanskrit Terms Defined in English. State University of New York Press, S. 26, 30, 100 f., 265, ISBN 978-0-7914-3067-5.

13 Leland, Kurt (2017): The Rainbow Body: How the Western Chakra System Came to Be, Quest Magazine, Theosophical Society in America, 105 (2 (Spring 2017), S. 25–29.

14 Hammer, Olav (2001): Claiming Knowledge: Strategies of Epistemology from Theosophy to the New Age, Leiden: Brill, ISBN 900413638 X.

15 Rama, Swami (2002): Sacred journey: living purposefully and dying gracefully, India: Himalayan Institute Hospital Trust, ISBN 978-8-1881-5700-6, OCLC 61240413.

16 Mallinson, James, Singleton, Mark (2017): Roots of Yoga, Penguin Books, S. 172 f., ISBN 978-0-241-25304-5.

17 Saraswati, Swami Satyananda (1984): Kundalini Tantra (2nd ed.), Munger, Bihar, India: Bihar School of Yoga, S. 34 ff., ISBN 978-8-1857-8715-2.

18 Vivekananda, Swami (1995): Raja Yoga: Conquering the Internal Nature, Calcutta: Advaita Ashrama, S. 48 f, ISBN 978-8-1853-0116-7.

19 Shadrikov, V. D., Kurginyan, S. S., Martynova, O. (2016): Psychological studies of thought: Thoughts about a concept of thought, 13. 558–575, https://www.researchgate.net/publication/316546273_Psychological_studies_of_thought_Thoughts_about_a_concept_of_thought.

20 Podesta, M. de (2002): Understanding the Properties of Matter, CRC Press, 2. Aufl., S. 8, ISBN 978-0-4152-5788-6.

21 Buckland, M. K. (1991): Information as thing, J. Am. Soc. Inf. Sci., 42, S. 351–360.

22 Horn, Christoph, Rapp, Christof (2001): Vernunft/Verstand. II. Antike, in: Ritter, Joachim, et al. (Hg.): Historisches Wörterbuch der Philosophie, Bd. 11, Basel, S. 749–764, ISBN 978-3-4065-6846-6.

23 Carroll, Sean M. (2011): Physics and the Immortality of the Soul, Archiviert am 6. Oktober 2011 in der Wayback Machine, Scientific American, abgerufen am 11.10.2014.

24 Rank, Otto (1950): Psychology and the Soul, Otto Rank's Seelenglaube und Psychologie, translated by William D. Turner, Philadelphia, S. 11.

25 Jansen, Eva Rudy (2003): The Book of Hindu Imagery. Havelte, Holland: Binkey Kok Publications BV, ISBN 978-9-0745-9707-4.

26 Majumdar, R. C. (1956): Evolution of Religio-Philosophic Culture in India, in: Radhakrishnan (CHI), Volume 4, S. 49.

27 Köster, Hermann (1958): Symbolik des chinesischen Universismus, Stuttgart, S. 29.

28 Flood, Gavin (2006): The Tantric Body: The Secret Tradition of Hindu Religion, I. B. Tauris, S. 157, ISBN 978-1845110123.

29 Samuel, Geoffrey, Johnston, Jay (2013): Religion and the Subtle Body in Asia and the West: Between Mind and Body, Routledge, S. 1–5, ISBN 978-1-136-76640-4.

30 Neff, Dio Urmilla (1985): The Great Chakra Controversy, Yoga Journal, S. 42–45, 50–53.

31 Nasledinkov, Margo (1988): Tantra, Weg der Ekstase, Herzschlag im Verlag Simon und Leutner, Berlin, 3. Aufl., S. 90–93, ISBN 3-922-389-18-X.

32 Flood, Gavin (2006). The Tantric Body: The Secret Tradition of Hindu Religion, I. B.Tauris, S. 157, ISBN 978-1-8451-1012-3.

33 Leland, Kurt (2017): The Rainbow Body: How the Western Chakra System Came to Be, Quest Magazine, Theosophical Society in America, 105 (2 (Spring 2017)): S. 25–29.

34 Samuel, Geoffrey; Johnston, Jay (2013): Religion and the Subtle Body in Asia and the West: Between Mind and Body. Routledge. pp. 5–8, 38–45, 187–190. ISBN 978-1-1367-6640-4.

35 Sridhar, M. K. (2015): The concept of Jnana, Vijnana and Prajnana according to Vedanta philosophy, International Journal of Yoga: Philosophy, Psychology and Parapsychology 3 (1), S. 5.

36 Saraswati, Swami Satyananda (1981): Prana: the Universal Life Force, Yoga Magazine, Bihar School of Yoga, abgerufen am 31. Juli 2015.

37 Wallis, Christopher (2017): Recognition Sutras: Illuminating a 1,000-Year-Old Spiritual Masterpiece, Mattamayura Press, 6. Oktober 2017, Einführung.

38 Baba, Meher (1958): Beams from Meher Baba on the Spiritual Panorama (PDF), San Francisco: Sufism Reoriented, S. 13 f., abgerufen am 14. Januar 2017.

39 Greenwell, Bonnie (1998): Kundalini, Lübbe Verlag, ISBN 3-7857-0915-3.

40 Wisneski, Len, Anderson, Lucy (2005): The Scientific Basis of Integrative Medicine, Evidence-Based Complementary and Alternative Medicine, Vol. 2, Article ID 797154, 3 Seiten; Baghel, Samya, Madhurima, Pradhan (2015): Psychological Significance of the Chakras.

41 Rinpoche, Tenzin Wangyal (2002), in: Mark Dahlby (Hg.): Healing with Form, Energy, and Light: The Five Elements in Tibetan Shamanism, Tantra, and Dzogchen, Ithaca, NY: Snow Lion, ISBN 978-1-5593-9176-4.

42 Becker, Lawrence C., Becker, Charlotte B. (2013): Encyclopedia of Ethics, 2nd Edition, Routledge, ISBN 0-415-93672-1, Hindu Ethics, S. 678.

43 Kaufman, W. R. (2005): Karma, Rebirth, and the Problem of Evil, Philosophy East and West 55 (1), S. 15–32.

44 Scott, Mary (1983): Kundalini in the Physical World, London: Routledge & Kegan Paul, S. 259–263, ISBN 978-0-7100-9417-9.

45 Allen, Colin, Zalta, Edward N. (Hg.) (2011): Animal Consciousness, Stanford Encyclopedia of Philosophy (Summer 2011 Edition).

46 Universität Duisburg-Essen (2013): Kognitive Ansätze der Motivation (Memento vom 22. Februar 2013 im Internet-Archiv).

47 Ohne Wasserdampf, berechnet nach Silbernagl, Stefan, Despopoulos, Agamemnon (2003): Taschenatlas der Physiologie, 6. korrigierte Aufl., Thieme, Stuttgart, S. 107, ISBN 3-13-567706-0.

48 Pasch, Thomas, Krayer, S., Brunner, H. R. (1991): Definition und Meßgrößen der akuten respiratorischen Insuffizienz: Ventilation, Gasaustausch, Atemmechanik, in: Kilian, J., Benzer, H., F., Ahnefeld, W. (Hg.): Grundzüge der Beatmung, Springer, Berlin u. a. 1991, ISBN 3-540-53078-9, 2., unveränderte Aufl. 1994, S. 93–108, ISBN 3-540-57904-4.

49 Zaccaro, A., Piarulli, A., Laurino, M., et al. (2018): How Breath-Control Can Change Your Life: A Systematic Review on Psycho-Physiological Correlates of Slow Breathing, Front Hum Neurosci. 12 (353), 7. September 2018, https://doi.org/10.3389/fnhum.2018.00353

50 Ma, X., Yue, Z. Q., Gong, Z. Q., et al. (2017): The Effect of Diaphragmatic Breathing on Attention, Negative Affect and Stress in Healthy Adults, Front Psychol. 8 (874), 6. Juni 2017, https://doi.org/10.3389/fpsyg.2017.00874

51 De Couck, Marijke, Caers, Ralf, Much, Liza, Fliegauf, Johanna, Giangreco, Antonio, Gidron, Yori (2019): How breathing can help you make better decisions: Two studies on the effects of breathing patterns on heart rate variability and decision-making in business cases, International Journal of Psychophysiology, Volume 139, S. 1–9, ISSN 0167-8760, https://doi.org/10.1016/j.ijpsycho.2019.02.011.

52 Breathe (Sheff), (2016): Your lungs and exercise, 12(1), S. 97–100, https://doi:10.1183/20734735.ELF121

53 Hamasaki, H. (2020): Effects of Diaphragmatic Breathing on Health: A Narrative Review, Medicines (Basel), 7 (10), S. 65, 15. Oktober 2020, https://www.mdpi.com/2305-6320/7/10/65

54 Pegas, P. N., Alves, C. A., Nunes, T., Bate-Epey, E. F., Evtyugina, M., Pio, C. A. (2012): Could houseplants improve indoor air quality in schools? J Toxicol Environ Health A. 75 (22-23), S. 1371–1380, https://doi.org/10.1080/15287394.2012.721169

55 Strøm-Tejsen, P., Zukowska, D., Wargocki, P., Wyon, D. P. (2016): The effects of bedroom air quality on sleep and next-day performance, Indoor Air, 26, S. 679–686, https://doi.org/10.1111/ina.12254.

56 Schirner, Markus (2020): Atem-Techniken. Einfache Atemübungen zur Selbstheilung, Verjüngung und Harmonisierung, Schirner Verlag, ISBN 978-3-8976-7535-3.

57 Kunutsor, Setor K., Laukkanen, Tanjaniina, Laukkanen, Jari A. (2017): Frequent sauna bathing may reduce the risk of pneumonia in middle-aged Caucasian men: The KIHD prospective cohort study, Respiratory Medicine, 132, S. 161–163, ISSN 0954-6111, https://doi.org/10.1016/j.rmed.2017.10.018.

58 Popkin, B. M., D'Anci, K. E., Rosenberg, I. H. (2010): Water, hydration, and health, Nutr Rev. 68 (8), S. 439–458, https://doi.org/10.1111/j.1753-4887.2010.00304.x

59 Russell, Michael (2006): First Life, American Scientist, AMER SCI. 94. https://www.researchgate.net/publication/250968607_First_Life

60 National Academy of Sciences (2012): Dietary Guidance, USDA Food and Nutrition Information Center, United States Department of Agriculture, Archived from the original on 29 April 2012, abgerufen am 31. August 2013.

61 Gopinathan, P. M., Pichan, G., Sharma, V. M. (1988): Role of dehydration in heat stress-induced variations in mental performance, Arch Environ Health, 43 (1), S. 15–17, https://doi.org/10.1080/00039896.1988.9934367

62 Shaheen, N. A., Alqahtani, A. A., Assiri, H., Alkhodair, R., Hussein, M. A. (2018): Public knowledge of dehydration and fluid intake practices: variation by participants' characteristics, BMC Public Health 18 (1), S. 1346, Published 2018 Dec 5, https://doi.org/10.1186/s12889-018-6252-5

63 Pharmazeutische Zeitung (2010): Ernährung: Nicht erst bei Durst trinken, 3. Mai 2010, abgerufen am 7. Oktober 2021, https://www.pharmazeutische-zeitung.de/ausgabe-182010/nicht-erst-bei-durst-trinken/.

64 Techniker Krankenkasse (2019): Trink Was(ser), Deutschland!, TK-TrinkStudie (PDF), abgerufen am 7. Oktober 2021, https://www.tk.de/

firmenkunden/service/gesund-arbeiten/gesundheitsberichterstattung/tk-trinkstudie-2019-2068044

65 Gray, Donna (2003): »Message in the water«, Calgary Herald, https://www.proquest.com/newspapers/message-water/docview/245079696/se-2

66 Institut für empirische Sozial- und Kommunikationsforschung: Dr. Uwe Pöhls (2019): Studie: Qualität und Image von Trinkwasser in Deutschland (TWIS), 27. Juli 2019, abgerufen am 7. Oktober 2021; https://www.vku.de/fileadmin/user_upload/Verbandsseite/Landingpages/twis19/twis_report2019_27082019.pdf.

67 Konieczna, A., Rutkowska, A., Rachoń, D. (2015): Health risk of exposure to Bisphenol A (BPA), Rocz Panstw Zakl Hig, 66 (1), S. 5–11, PMID: 25813067.

68 Arthur, S. S., Nyide, B., Soura, A. B., Kahn, K., Weston, M., Sankoh, O. (2015): Tackling malnutrition: a systematic review of 15-year research evidence from INDEPTH health and demographic surveillance systems, Global Health Action 8, 28298, 29. Oktober 2015, https://doi.org/10.3402/gha.v8.28298

69 Afshin, Ashkan, et al. (2017): Health effects of dietary risks in 195 countries, 1990–2017: a systematic analysis for the Global Burden of Disease Study 2017, The Lancet, Volume 393, Issue 10184, S. 1958–1972.

70 Rahman, M. Shafiur, McCarthy, Owen J. (1999): A classification of food properties, International Journal of Food Properties 2 (2), S. 93–99, https://doi.org/10.1080/10942919909524593

71 Battaglia Richi, E., Baumer, B., Conrad, B., Darioli, R., Schmid, A., Keller, U. (2015): Health Risks Associated with Meat Consumption: A Review of Epidemiological Studies, International Journal for Vitamin and Nutrition Research, Volume 85,S. 70–78, https://doi.org/10.1024/0300-9831/a000224 González, N., Marquès, M., Nadal, M., Domingo, J. L. (2020): Meat consumption: Which are the current global risks? A review of recent (2010-2020) evidences, Food Research International, Volume 137, https://doi.org/10.1016/j.foodres.2020.109341

72 Crowe, Francesca L., Appleby, Paul N., Travis, Ruth C., Key, Timothy J. (2013): Risk of hospitalization or death from ischemic heart disease among British vegetarians and nonvegetarians: results from the EPIC-Oxford cohort study, The American Journal of Clinical Nutrition, Volume 97, S. 597–603, https://doi.org/10.3945/ajcn.112.044073

73 Dhaka, V., Gulia, N., Ahlawat, K. S., Khatkar, B. S. (2011): Trans fats-sources, health risks and alternative approach – A review, J Food Sci Technol 48 (5), S. 534–541, https://doi.org/10.1007/s13197-010-0225-8

74 Stark, Ken D., Van Elswyk, Mary E., Higgins, M. Roberta, Weatherford, Charli A., Salem, Norman (2016): Global survey of the omega-3 fatty acids, docosahexaenoic acid and eicosapentaenoic acid in the blood stream of healthy adults, Progress in Lipid Research, Volume 63, S. 132–152, ISSN 0163-7827, https://doi.org/10.1016/j.plipres.2016.05.001.

75 Ferretti, F., Mariani, M. (2017): Simple vs. Complex Carbohydrate Dietary Patterns and the Global Overweight and Obesity Pandemic, Int J Environ Res Public Health 14 (10), S. 1174, 4. Oktober 2017, https://doi.org/10.3390/ijerph14101174

76 Vgl. BMEL (2021): Nationale Verzehrsstudie II: Wie sich Verbraucher in Deutschland ernähren, https://www.bmel.de/DE/themen/ernaehrung/gesunde-ernaehrung/nationale-verzehrsstudie-zusammenfassung.html abgerufen am 8. Januar 2022.

77 Shenkin, A. (2006): Micronutrients in health and disease, Postgraduate Medical Journal, 82 (971), S. 559–567, https://pmj.bmj.com/content/82/971/559

78 Weikert, C., Trefflich, I., Menzel, J., et al. (2020): Vitamin and Mineral Status in a Vegan Diet, Dtsch Arztebl Int. 117 (35–36), S. 575–582, https://www.aerzteblatt.de/int/archive/article/215079

79 Fiolet, T., Srour, B., Sellem, L., Kesse-Guyot, E., Allés, B., Méjean, C., et al. (2018): Consumption of ultra-processed foods and cancer risk: results from NutriNet-Santé prospective cohort BMJ 2018, 360: k322 https://doi.org/10.1136/bmj.k322

80 Leaf, A., Antonio, J. (2017): The Effects of Overfeeding on Body Composition: The Role of Macronutrient Composition – A Narrative Review, Int J Exerc Sci 10 (8), S. 1275–1296, 1. Dezember 2017.

81 Wehrens, S. M. T., Christou, S., Isherwood, C., et al. (2017): Meal Timing Regulates the Human Circadian System, Curr Biol 27 (12), S. 1768–1775, e3, https://doi.org/10.1016/j.cub.2017.04.059

82 Lee, S., Choi, Y., Jeong, H. S., Lee, J., Sung, J. (2017): Effect of different cooking methods on the content of vitamins and true retention in selected vegetables, Food Sci Biotechnol 27 (2), S. 333–342, 12. Dezember 2017, https://doi.org/10.1007/s10068-017-0281-1

83 Nelson, J. B. (2017): Mindful Eating: The Art of Presence While You Eat, Diabetes Spectr 30 (3), S. 171–174, https://doi.org/10.2337/ds17-0015

84 Krüger, Arnd (1999): Geschichte der Bewegungstherapie, in: Präventivmedizin, Springer Loseblatt-Sammlung, Heidelberg, 07.06, S. 1–22.

85 World Health Organization (2018c): Global action plan on physical activity 2018–2030: more active people for a healthier world, Genf: World Health Organization, https://apps.who.int/iris/bitstream/handle/10665/272722/9789241514187-eng.pdf, abgerufen am 8. November 2020.

86 Malm, C., Jakobsson, J., Isaksson, A. (2019): Physical Activity and Sports-Real Health Benefits: A Review with Insight into the Public Health of Sweden, Sports (Basel), 7 (5), S. 127. 23. Mai 2019, https://doi.org/10.3390/sports7050127

87 Stratenschulte, J. (2019): Vortrag am MBK zum Thema »Bewegungsmangel bei Kindern und Jugendlichen« mit guter Resonanz mit Prof. Dr. Klaus Bös – Uni Karlsruhe, abgerufen am 8. Januar 2022, https://mbk-unna.de/2019/12/12/vortrag-am-mbk-zum-thema-bewegungsmangel-bei-kindern-und-jugendlichen-mit-guter-resonanz/

88 Warburton, D. E., Nicol, C. W., Bredin, S. S. (2006): Health benefits of physical activity: the evidence, CMAJ, 174 (6), S. 801–809, https://doi.org/10.1503/cmaj.051351

89 Stroth, Sanna & Hille, Katrin & Spitzer, Manfred & Reinhardt, Ralf. (2008). Aerobic endurance exercise benefits memory and affect in young adults. Neuropsychological rehabilitation. 19. 223-43. https://doi.org/10.1080/09602010802091183

90 Craft, L. L., Perna, F. M. (2004): The Benefits of Exercise for the Clinically Depressed, Prim Care Companion J Clin Psychiatry 6 (3), S. 104–111, https://pubmed.ncbi.nlm.nih.gov/15361924/

91 Iuliano, E., di Cagno, A., Cristofano, A., et al. (2019): Physical exercise for prevention of dementia (EPD) study: background, design and methods, BMC Public Health 19 (1), S. 659, 29. Mai 2019, https://doi.org/10.1186/s12889-019-7027-3

92 Daneshmandi, H., Choobineh, A., Ghaem, H., Karimi, M. (2017): Adverse Effects of Prolonged Sitting Behavior on the General Health of Office Workers, J Lifestyle Med 7 (2), S. 69–75, https://doi.org/10.15280/jlm.2017.7.2.69

93 Lexikon dtv Brockhaus (1988): Erholung, 5 Eit–Fle, 1988, S. 124.

94 Yegorov, Y. E., Poznyak, A. V., Nikiforov, N. G., Sobenin, I. A., Orekhov, A. N. (2020): The Link between Chronic Stress and Accelerated Aging,

Biomedicines 8 (7), S. 198, 20. Juli 2020, https://doi.org/10.3390/biomedicines8070198

95 Roth, T. (2007): Insomnia: definition, prevalence, etiology, and consequences, J Clin Sleep Med 7, 3 (5 Suppl.), S. 7–10.

96 Walker, W.H., Walton, J.C., DeVries, A.C., et al. (2020): Circadian rhythm disruption and mental health, Transl Psychiatry 10, 28, abgerufen am 8. Januar 2022, https://doi.org/10.1038/s41398-020-0694-0.

97 Schacter, Daniel (2011): Psychology, Worth Publishers, ISBN 9781429237192.

98 Maheshwarananda, Paramhansa Swami (2004): Svadhishthāna Chakra, The Hidden Power in Humans: Chakras and Kundalini, Ibera Verlag, ISBN 3-85052-197-4.

99 Izard, C.E. (2009): Emotion theory and research: highlights, unanswered questions, and emerging issues, Annu Rev Psychol 60, S. 1–25, https://pubmed.ncbi.nlm.nih.gov/18729725/

100 Buser, K., et al. (2007): Kurzlehrbuch medizinische Psychologie – medizinische Soziologie, Urban & Fischer Verlag, S. 93, ISBN 978-3-437-43211-8.

101 Duus, Peter (1990): Neurologisch-topische Diagnostik, Georg Thieme Verlag, 5. Aufl. S. 389, ISBN 3-13-535805-4.

102 Toepfer, Georg (2018): Biologie und Anthropologie der Wahrnehmung, in: Hartung, Gerald, Herrgen, Matthias (Hg.): Interdisziplinäre Anthropologie, Jahrbuch 4/2016: Wahrnehmung, Springer VS 2017, korrigierte Publikation 2018, S. 28, ISBN 978-3-658-14263-6.

103 Bevilacqua, L., Goldman, D. (2011): Genetics of emotion, Trends Cogn Sci 15 (9), S. 401–408, https://doi.org/10.1016/j.tics.2011.07.009

104 Lochtefeld, James (2002): The Illustrated Encyclopedia of Hinduism, Volume 2, Rosen Publishing, S. 589, ISBN 0-8239-2287-1.

105 Malhotra, N.K. (2006): Information and sensory overload. Information and sensory overload in psychology and marketing, Psychology and Marketing 1 (3–4), S. 9–21, 5. September 2006, https://doi.org/10.1002/mar.4220010304

106 Hofstätter, Peter R. (Hg.) (1972): Psychologie. Das Fischer Lexikon, Fischer-Taschenbuch, Frankfurt a. M., ISBN 3-436-01159-2.

107 Malavika, N. (2020): Chemistry of Emotions – A Review, International Journal for Modern Trends in Science and Technology 6, S. 26–30.

108 Krause, Rainer, et al. (1992): Anwendung der Affektforschung auf die psychoanalytisch-psychotherapeutische Praxis, Forum der Psychoanalyse 8, S. 238–253.

109 Ford, B. Q., Lam, P., John, O. P., Mauss, I. B. (2018): The psychological health benefits of accepting negative emotions and thoughts: Laboratory, diary, and longitudinal evidence, J Pers Soc Psychol 115 (6), S. 1075–1092, https://doi.org/10.1037/pspp0000157

110 Curhan, K. B., Sims, T., Markus, H. R., et al. (2014): Just how bad negative affect is for your health depends on culture, Psychol Sci. 25 (12), S. 2277–2280, https://doi.org/10.1177/0956797614543802

111 Rahm, T., Heise, E., Schuldt, M. (2017): Measuring the frequency of emotions-validation of the Scale of Positive and Negative Experience (SPANE) in Germany, PLOS ONE 12 (2), https://doi.org/10.1371/journal.pone.0171288

112 Rappa, P. J. (2005): Move into health, Proc (Bayl Univ Med Cent) 18 (1), S. 84–86, https://doi.org/10.1080/08998280.2005.11928039

113 Koutsimani, Panagiota, Montgomery, Anthony, Georganta, Katerina (2019): The Relationship Between Burnout, Depression, and Anxiety: A Systematic Review and Meta-Analysis, Frontiers in Psychology 10, 284, 13. März 2019, abgerufen am 8. Januar 2022, https://www.frontiersin.org/article/10.3389/fpsyg.2019.00284

114 Damasio, A. R. (1998): »Emotion in the perspective of an integrated nervous system«, Brain Research, Brain Research Reviews, 26 (2–3), S. 83–86, https://doi.org/10.1016/S0165-0173(97)00064-7

115 Gross, J. J. (1998): The Emerging Field of Emotion Regulation: An Integrative Review, Review of General Psychology 2 (3), S. 271–299, https://doi.org/10.1037/1089-2680.2.3.271

116 Dispenza, Joe (2017): Werde übernatürlich. Wie gewöhnliche Menschen das Ungewöhnliche erreichen, KOHA Verlag, Burgrain, ISBN 978-3-86728-325-0.

117 Srivastava, S., Tamir, M., McGonigal, K. M., John, O. P., Gross, J. J. (2009): The social costs of emotional suppression: a prospective study of the transition to college, J Pers Soc Psychol 96 (4), S. 883–897, https://doi.org/10.1037/a0014755

118 Ford, B. Q., Lam, P., John, O. P., Mauss, I. B. (2018): The psychological health benefits of accepting negative emotions and thoughts: Laboratory, diary, and longitudinal evidence, J Pers Soc Psychol 115 (6), S. 1075–1092, https://doi.org/10.1037/pspp0000157

119 Mirabile, Scott (2015): Ignoring Children's Emotions: A novel ignoring subscale for the Coping with Children's Negative Emotions Scale, Euro-

pean Journal of Developmental Psychology 12. https://doi.org/10.1080/17405629.2015.1037735
120 LeDoux, Joseph E., Brown, Richard (2017): Emotions as higher-order states of consciousness, Proceedings of the National Academy of Sciences 114 (10), S. E2016–E2025, https://doi.org/10.1073/pnas.1619316114
121 Kramer, Michele (2020): Overview of Buddhism and the Concept of Suffering, Online Journal of Complementary & Alternative Medicine.
122 Hershfield, H. E., Scheibe, S., Sims, T. L., Carstensen, L. L. (2013): When Feeling Bad Can Be Good: Mixed Emotions Benefit Physical Health Across Adulthood, Soc Psychol Personal Sci 4 (1), S. 54–61, https://doi.org/10.1177/1948550612444616
123 Fominaya, A. W., Corrigan, P. W., Rüsch, N. (2016): The effects of pity on self- and other-perceptions of mental illness, Psychiatry Res 30 (241), S. 159–164, https://doi.org/10.1016/j.psychres.2016.04.058
124 Riess, H. (2017): The Science of Empathy, J Patient Exp 4 (2), S. 74–77, https://doi.org/10.1177/2374373517699267
125 Stages of Meditation by H.H The Dalai Lama, Root Text by Kamalashila. Snow Lion Publications. S. 42–43.
126 Saraswati, Swami Satyananda (2008): Kundalini Tantra, Ananda Verlag, ISBN: 978-3928831338.
127 Kolodziejczak, K., Drewelies, J., Deeg, D. J. H., et al. (2021): Perceived Importance and Enjoyment of Sexuality in Late Midlife: Cohort Differences in the Longitudinal Aging Study Amsterdam (LASA), Sex Res Soc Policy 18, S. 621–635, abgerufen am 8. Januar 2022, https://doi.org/10.1007/s13178-020-00486-2
128 Plante, Rebecca F. (2015): The Sociological Study of Sexuality: An Introduction, in: DeLamater, John, Plante, Rebecca F.: Handbook of Sociology of Sexuality, https://doi.org/10.1007/978-3-319-17341-2_1
129 Kaestle, Christine, Allen, Katherine (2011): The Role of Masturbation in Healthy Sexual Development: Perceptions of Young Adults, Archives of sexual behavior 40, S. 983–994, https://doi.org/10.1007/s10508-010-9722-0
130 Fong, T. W. (2006): Understanding and managing compulsive sexual behaviors, Psychiatry (Edgmont) 3 (11), S. 5.
131 Solis, Michael (2011): Balancing the Chakras, Charles River Editors, ISBN 9781619828780.

132 Baumeister, Roy F., Tierney, John (2011): Willpower: Rediscovering the Greatest Human Strength, Penguin Press, ISBN 978-0143122234.

133 Baumeister, R.F., Bratslavsky, E., Muraven, M., Tice, D.M. (1998): Ego depletion: Is the active self a limited resource?, Journal of Personality and Social Psychology 74 (5), S. 1252–1265.

134 Job, V., Dweck, C.S., Walton, G.M. (2010): Ego depletion – is it all in your head? Implicit theories about willpower affect self-regulation, Psychol Sci 21 (11), S. 1686–1693, https://doi.org/10.1177/0956797610384745

135 Newell, B., Shanks, D. (2014): Unconscious influences on decision making: A critical review, Behavioral and Brain Sciences 37 (1), S. 1–19.

136 Freud, S. (1944): Gesammelte Werke. Band 15: Neue Folge der Vorlesungen zur Einführung in die Psychoanalyse. Imago.

137 Evans, D.R., Boggero, I.A., Segerstrom, S.C. (2016): The Nature of Self-Regulatory Fatigue and »Ego Depletion«: Lessons From Physical Fatigue, Pers Soc Psychol Rev 20 (4), S. 291–310, https://doi.org/10.1177/1088868315597841

138 Hartmann, Alexander (2015): Mit dem Elefant durch die Wand: Wie wir unser Unterbewusstsein auf Erfolgskurs bringen. Eine Gebrauchsanweisung, Ariston- ISBN 978-3-4242-0112-3.

139 Tangney, June P., Baumeister, Roy F., Luzio Boone, Angie (2004): High Self-Control Predicts Good Adjustment, Less Pathology, Better Grades, and Interpersonal Success, Journal of Personality, Vol. 72, abgerufen am 8. Januar 2022, https://pubmed.ncbi.nlm.nih.gov/15016066/.

140 Baumeister, Roy F. (2002): Ego Depletion and Self-Control Failure: An Energy Model of the Self 's Executive Function, Self and Identity 1 (2), S. 129–136, https://doi.org/10.1080/152988602317319302

141 Murayama, Kou (2018): The science of motivation, Psychological Science Agenda, abgerufen am 8. Januar 2022, http://www.apa.org/science/about/psa/2018/06/motivation.

142 Zaehner, R.C. (1979): Der Hinduismus. Seine Geschichte und seine Lehre, Wilhelm Goldmann Verlag, S. 10, ISBN 978-3-4423-9028-1.

143 Morgan, Jessica, Farsides, Tom (2009): Measuring Meaning in Life, Journal of Happiness Studies 10, S. 197–214, https://doi.org/10.1007/s10902-007-9075-0

144 University of Chicago (2008): Truth About Give And Take In Social Situations: The More You Take The More You Lose, ScienceDaily, 18. De-

zember 2008, abgerufen am 9. Januar 2022, www.sciencedaily.com/releases/2008/12/081217074906.htm

145 Gershon, Michael (2001): Der kluge Bauch. Die Entdeckung des zweiten Gehirns, Goldmann, München, ISBN 3-442-15114-7.

146 Alshami, A.M. (2019): Pain: Is It All in the Brain or the Heart?, Curr Pain Headache Rep 14, 23 (12), S. 88, https://doi.org/10.1007/s11916-019-0827-4

147 Neal, D.T., Wood, W., Drolet, A. (2013): How do people adhere to goals when willpower is low? The profits (and pitfalls) of strong habits, J Pers Soc Psychol 104 (6); S. 959–975, https://doi.org/10.1037/a0032626

148 Gardner, B., Lally, P., Wardle, J. (2012): Making health habitual: the psychology of »habit-formation« and general practice, Br J Gen Pract 62 (605), S. 664–666, https://doi.org/10.3399/bjgp12X659466

149 Woolley, K., Fishbach, A. (2018): It's about time: Earlier rewards increase intrinsic motivation, Journal of Personality and Social Psychology 114 (6), S. 877–890, https://doi.org/10.1037/pspa0000116.

150 Legault, Lisa (2016): Intrinsic and Extrinsic Motivation, Encyclopedia of Personality and Individual Differences, 30. November 2016, abgerufen am 9. Januar 2022, https://link.springer.com/referenceworkentry/10.1007%2F978-3-319-28099-8_1139-1

151 Powell, S.K. (2016): Mindfulness, Multitasking, and You, Prof Case Manag 21 (2), S. 61f.

152 Heckhausen, Heinz, Gollwitzer, Peter M., Weinert, Franz E. (Hg.) (1987): *Jenseits des Rubikon,* Springer, Berlin, Heidelberg, ISBN 978-3-540-17373-1; Achtziger, Anja, Gollwitzer, Peter M. (2010): *Motivation und Volition im Handlungsverlauf,* in: Heckhausen, Jutta, Heckhausen, Heinz (Hg.): *Motivation und Handeln,* Springer, Berlin, Heidelberg 2010, S. 277–302, ISBN 978-3-642-12692-5.

153 Jha, Smita, Khedikar, Sachin (2016): Influence of Manipur Chakra (Coeliac Plexus) on Annavaha Srotas (Gastro Intestinal Tract), Journal of Research in Traditional Medicine 2, S. 113-116, doi:10.21276/jrtm.2016/183.

154 Beshara, Robert (2013): The chakra system as a bio-socio-psycho-spiritual model of consciousness: Anahata as heart-centered consciousness, International Journal of Yoga – Philosophy, Psychology and Parapsychology 1, 29.

155 Upton, J., Janeka, I., Ferraro, N. (2014): The whole is more than the sum of its parts: Aristotle, metaphysical, J Craniofac Surg 25 (1), S. 59–63, doi:10.1097/SCS.0000000000000369, PMID: 24406559.

156 Anka, Darryl, Meyers, Steve (1997): Quest for Truth: 100 Insights That Could Change Your Life, Nobul Press, ISBN 0-9656078-1-X.

157 Canevello, A., Crocker, J. (2010): Creating good relationships: responsiveness, relationship quality, and interpersonal goals, J Pers Soc Psychol 99 (1), S. 78–106, https://doi.org/10.1037/a0018186

158 Goldstein, Andrew, Brandon, Marianne (2009): Reclaiming Desire. 4 Keys to Finding Your Lost Libido, Rodale Books, S. 232, ISBN 978-1-6052-9826-9.

159 Earp, B. D., Wudarczyk, O. A., Foddy, B., Savulescu, J. (2017): Addicted to love: What is love addiction and when should it be treated?, Philos Psychiatr Psychol 24 (1), S. 77–92.

160 Burunat, Enrique (2016): Love Is Not an Emotion, Psychology 7, S. 1883–1910, doi:10.4236/psych.2016.714173.

161 Jerremy, B. J. (2011): The Universal Standard of Love. The Truths and Principles of True Love, Skylimit Publishing, South Pasadena, ISBN 978-0-9839335-0-2.

162 Fromm, Erich (2017/1956): Die Kunst des Liebens, Ullstein, Berlin, 4. Aufl. 2017, ISBN 978-3-5483-7751-3.

163 Reddemann, Luise (2005): Psychodynamisch Imaginative Traumatherapie, PITT – Das Manual, Leben Lernen 167, Pfeiffer bei Klett-Cotta, Stuttgart, 3. Aufl., S. 101.

164 Bluth, K., Blanton, P. W. (2015): The influence of self-compassion on emotional well-being among early and older adolescent males and females, J Posit Psychol 10 (3), S. 219–230, https://doi.org/10.1080/17439760.2014.936967

165 Carter, C. S., Porges, S. W. (2013): The biochemistry of love: an oxytocin hypothesis, EMBO Rep 14 (1), S. 12–16, https://doi.org/10.1038/embor.2012.191

166 Ahmadi, Vahid, Davoudi, Iran, Ghazaei, Maryam, Mardani, Maryam, Seifi, Soroush (2013): Prevalence of Obsessive Love and Its Association with Attachment Styles, Procedia – Social and Behavioral Sciences 84, S. 696–700, https://doi.org/10.1016/j.sbspro.2013.06.615

167 Covey, Stephen(1990): The Seven Habits of Highly Effective People. Fireside Book.

168 Woodard, S. H., Fischman, B. J., Venkat, A., Hudson, M. E., Varala, K., Cameron, S. A., Clark, A. G., Robinson, G. E. (2011): Genes involved in convergent evolution of eusociality in bees, Proc Natl Acad Sci USA 3, 108 (18), S. 7472–7477, https://doi.org/10.1073/pnas.1103457108

169 Sels, L., Ceulemans, E., Bulteel, K., Kuppens, P. (2016): Emotional Interdependence and Well-Being in Close Relationships, Front Psychol 7, S. 283, https://doi.org/10.3389/fpsyg.2016.00283

170 Carnegie, Dale (2003): Wie man Freunde gewinnt. Die Kunst, beliebt und einflussreich zu werden, Scherz-Verlag, ISBN 978-3-5021-5109-8.

171 Cooper, Geoffrey M. (2000): The Cell: A Molecular Approach, Sinauer Associates Inc, U. S., 2nd ed., ISBN 978-0-8789-3106-4.

172 Illinger, Patrick (2017): Wir sind Sternenstaub, Süddeutsche Zeitung, 27. Juli 2017, abgerufen am 11. Oktober 2021, https://www.sueddeutsche.de/wissen/astronomie-wir-sind-sternenstaub-1.3605713

173 Alberts, B., Johnson, A., Lewis, J., et al. (2002): General Principles of Cell Communication, Molecular Biology of the Cell, 4th edition, New York: Garland Science, abgerufen am 9. Januar 2022, https://www.ncbi.nlm.nih.gov/books/NBK26813/

174 Seven Chakra Journals (2019): Throat Chakra Vishuddha Journal: For Gratitude, Mindfulness and Healing, ISBN 978-1-6925-6969-3.

175 Motley, Michael (2009): On Whether One Can(not) Not Communicate: An Examination via Traditional Communication Postulates, Western Journal of Speech Communication 54, https://doi.org/10.1080/10570319009374322

176 Kucherenko, Svetlana (2016): Power in communication: Revisiting power studies, Topics in Linguistics 17, 10, S. 1515.

177 Aneas, María Assumpta, Sandín, María Paz (2009): Intercultural and Cross-Cultural Communication Research: Some Reflections about Culture and Qualitative Methods [57 paragraphs], Sozialforschung/Forum: Qualitative Social Research, 10 (1), Art. 51, abgerufen am 10. Januar 2022, http://nbn-resolving.de/urn:nbn:de:0114-fqs0901519.

178 Lakshmi, R. (2017): Effective listening enhances the process of communication, IUP Journal of English Studies 12, S. 7–10.

179 Nørretranders, Tor (1994): Spüre die Welt. Die Wissenschaft des Bewusstseins, Rowohlt, ISBN 978-3-4996-0251-1.

180 Ebenda.

181 Schulz von Thun, Friedemann (1981): Miteinander reden. Band 1: Störungen und Klärungen. Psychologie der zwischenmenschlichen Kommunikation, Rowohlt, Reinbek bei Hamburg, ISBN 3-499-17489-8.

182 Savani, K., Morris, M. W., Naidu, N. V. R., Kumar, S., Berlia, N. V. (2011): Cultural conditioning: Understanding interpersonal accommodation in India and the United States in terms of the modal characteristics of interpersonal influence situations, Journal of Personality and Social Psychology 100 (1), S. 84–102, abgerufen am 11. Januar 2022, https://doi.org/10.1037/a0021083

183 Guinn, David E. (2005): Philosophy and Theory of Freedom of Expression, abgerufen am 11. Januar 2022, https://www.researchgate.net/publication/228309397_Philosophy_and_Theory_of_Freedom_of_Expression

184 Stephenson, G. R. (1967): Cultural Acquisition of a Specific Learned Response Among Rhesus Monkeys, in: Starek, D., Schneider, R., Kuhn, H. J. (Hg.): Progress in Primatology, Stuttgart: Fischer, S. 279–288.

185 Gorr, Michael, Timmons, Mark (1989): Subjective truth, objective truth, and moral indifference, Philosophical Studies 55, S. 111–116, https://doi.org/10.1007/BF00372725

186 Sathyanarayana Rao, T. S., Asha, M. R., Jagannatha Rao, K. S., Vasudevaraju, P. (2009): The biochemistry of belief, Indian J Psychiatry 51 (4), S. 239 ff., https://hypnosishealthinfo.com/wp-content/uploads/2018/07/The-biochemistry-of-belief.pdf

187 Seitz, Rüdiger J., Angel, Hans-Ferdinand (2020): Belief formation – A driving force for brain evolution, Brain and Cognition, 140, 105548, ISSN 0278-2626, abgerufen am 14. Januar 2022, https://doi.org/10.1016/j.bandc.2020.105548.

188 Izuma, K., Adolphs, R. (2013): Social manipulation of preference in the human brain, Neuron 78 (3), S. 563–573.

189 Thibodeau, Paul, Matlock, Teenie, Flusberg, Stephen (2019): The role of metaphor in communication and thought, Language and Linguistics Compass 13 (3), https://doi.org/10.1111/lnc3.12327

190 Vgl. Watzlawick, Paul (2016): Man kann nicht nicht kommunizieren. Das Lesebuch, Hogrefe, 2. Aufl., ISBN: 978-3-4568-5600-1.

191 Plomin, R., Deary, I. J. (2015): Genetics and intelligence differences: five special findings, Mol Psychiatry 20 (1), S. 98-108.

192 Sharamon, Shalila, Baginski, Bodo J. (2006): The Chakra Handbook, Motilal Banarasidass Publishers Pvt. Lt.

193 Jain, Dr. Teena, Yadav, Dr. Sunil Kumar (2016): A Study On Ajna Chakra WSR To Pineal Gland, International Ayurvedic Medical Journal, ISSN 23205091.

194 Nasledinkov, Margo (1988): Tantra. Weg der Ekstase, Herzschlag im Verlag Simon und Leutner, 3. Aufl., S. 90–93, ISBN 3-922389-18-X.

195 National Research Council (US) Committee on Research Opportunities in Biology (1989): Opportunities in Biology, Washington, D.C., National Academies Press (US), 6, The Nervous System and Behavior, abgerufen am 16. Januar 2022, https://www.ncbi.nlm.nih.gov/books/NBK217810/

196 Lovinger, D.M. (2008): Communication networks in the brain: neurons, receptors, neurotransmitters, and alcohol, Alcohol Res Health 31 (3), S. 196–214.

197 Singh, Vishram (2014): Textbook of Anatomy Head, Neck, and Brain, Volume III, 2. Aufl., S. 363, ISBN 978-8-1312-3727-4.

198 Weiler, J., Gribble, P.L., Pruszynski, J.A. (2019): Spinal stretch reflexes support efficient hand control, Nature Neuroscience 1, abgerufen am 17. April 2019, https://doi.org/10.1038/s41593-019-0336-0.

199 Schiebler, Th.H. (Hg.) (2005): Anatomie, Springer-Verlag, 9. Aufl., ISBN 978-3-5402-1966-8.

200 Li, J.H., Duan, R., Li, L., Wood, J.D., Wang, X.Y., Shu, Y., Wang, G.D. (2020): Unique characteristics of »the second brain« – The enteric nervous system, Sheng Li Xue Bao 72 (3), S. 382–390.

201 Birbaumer, Niels, Schmidt, Robert F. (2010): Autonomes Nervensystem, in: dies.: Biologische Psychologie, 7., überarb. u. erg. Aufl., Springer, ISBN 978-3-5409-5938-0.

202 Tierney, A.L., Nelson, C.A. (2009): 3rd Brain Development and the Role of Experience in the Early Years, Zero Three 30 (2), S. 9–13.

203 Alberts, B., Johnson, A., Lewis, J., Raff, M., Roberts, K., Walter, P. (2014): Molecular Biology of the Cell, 6. Aufl., Garland, Kap. 4: DNA, Chromosomes and Genomes, ISBN 978-0-8153-4432-2.

204 Weinhold, B. (2006): Epigenetics: the science of change, Environ Health Perspect 114 (3), S. A160–A167, https://doi.org/10.1289/ehp.114-a160

205 Rehman, I., Mahabadi, N., Sanvictores, T., et al. (2021): Classical Conditioning, in: StatPearls, Internet, Treasure Island (FL), abgerufen am 16. Januar 2022, https://www.ncbi.nlm.nih.gov/books/NBK470326/

206 Lufityanto, G., Donkin, C., & Pearson, J. (2016). Measuring Intuition: Nonconscious Emotional Information Boosts Decision Accuracy and Confidence. Psychological Science, https://doi.org/10.1177/0956797616629403

207 Freud, Sigmund (1992): Das Ich und das Es. Metapsychologische Schriften. Einleitung von Alex Holder, Fischer Taschenbuch-Verlag, S. 272–275, ISBN 978-3-5961-0442-0.

208 Oerter, Rolf, Montada, Leo (2002): Entwicklungspsychologie. Ein Lehrbuch, 5. Aufl., Oerter/Montada, Beltz Verlag, ISBN 978-3-6212-7479-1.

209 Thaler, L., Arnott, S. R., Goodale, M. A. (2011): Neural correlates of natural human echolocation in early and late blind echolocation experts, PLOS ONE 6 (5), https://doi.org/10.1371/journal.pone.0020162

210 Martin, Neale, Morich, Kyle (2011): Unconscious Mental Processes in Consumer Choice: Toward a New Model of Consumer Behavior, Journal of Brand Management, 18, https://doi.org/10.1057/bm.2011.10

211 Coppin, Géraldine (2014): Unconscious influences of, not just on, decision making, The Behavioral and Brain Sciences, 37, S. 24 f., https://doi.org/10.1017/S0140525X13000678

212 Bargh, J. A., Morsella, E. (2008): The Unconscious Mind, Perspect Psychol Sci 3 (1), S. 73–79, https://doi.org/10.1111/j.1745-6916.2008.00064.x

213 Gardner, Sarah and Albee, Dave (2015): Study focuses on strategies for achieving goals, resolutions Press Releases. 266. https://scholar.dominican.edu/news-releases/266/

214 Blankert T, Hamstra MR. (2017): Imagining Success: Multiple Achievement Goals and the Effectiveness of Imagery. Basic Appl Soc Psych, https://doi.org/10.1080/01973533.2016.1255947

215 Kornhuber, H. H., Deecke, L. (1965): Hirnpotentialänderungen bei Willkürbewegungen und passiven Bewegungen des Menschen: Bereitschaftspotential und reafferente Potentiale, Pflügers Arch 284, S. 1–17, abgerufen am 17. Januar 2022, https://doi.org/10.1007/BF00412364.

216 Libet, Benjamin (1985): Unconscious cerebral initiative and the role of conscious will in voluntary action, Behavioral and Brain Sciences 8, S. 529–566.

217 Kühn, S., Brass, M. (2009): Retrospective construction of the judgement of free choice, Consciousness and Cognition 18 (1), S. 12–21, https://doi.org/10.1016/j.concog.2008.09.007

218 Ludwig, Kirk (1992). Brains in a Vat, Subjectivity, and the Causal Theory of Reference. Journal of Philosophical Research, 7, S. 313–245.

219 Gorgulu, Recep (2015): I think, therefore I am »Cogito ergo sum« (René Descartes, 1637): Career Pathways in Sport and Exercise Sciences, abgerufen am 17. Januar 2022, https://www.researchgate.net/publication/301687728_I_think_therefore_I_am_Cogito_ergo_sum_Rene_Descartes_1637_Career_Pathways_in_Sport_and_Exercise_Sciences

220 LaBerge, Stephen, Levitan, Lynne, Dement, William C. (1986): Lucid dreaming: Physiological correlates of consciousness during REM sleep, Journal of Mind and Behavior 7 (2), S. 251–258, abgerufen am 17. Januar 2022, https://www.researchgate.net/publication/232524581_Lucid_dreaming_Physiological_correlates_of_consciousness_during_REM_sleep.

221 Kihlstrom, J. F. (1997): Hypnosis, memory and amnesia, Philos Trans R Soc Lond B Biol Sci 352 (1362), S. 1727–1732, https://doi.org/10.1098/rstb.1997.0155

222 Siehe etwa https://www.alexanderhartmann.de/, abgerufen am 17. Januar 2022 (»Meistere die Kraft deines Unterbewusstseins«).

223 Nityabodhananda, Rishi (2009): Ajna Chakra, Yoga Publications Trust, ISBN 978-8-1863-3680-9.

224 Maheshwarananda, »Meditation Practice on the Sahasrāra Chakra«, a. a. O.

225 Ford, Brian (2009): On Intelligence in Cells: The Case for Whole Cell Biology, Interdisciplinary Science Reviews 34, S. 350–365, https://doi.org/10.1179/030801809X12529269201282

226 Cooper, G. M. (2000): The Cell: A Molecular Approach. The Origin and Evolution of Cells, Sunderland (MA): Sinauer Associates, abgerufen am 17. Januar 2022, https://www.ncbi.nlm.nih.gov/books/NBK9841/.

227 Chaboyer, Brian (1998): The age of the universe, Physics Reports 307 (1–4), S. 23–30, abgerufen am 17. Januar 2022, https://doi.org/10.1016/S0370-1573(98)00054-4

228 Griffith, Todd W., Byrne, Michael D. (1996): Qualia: The Hard Problem, abgerufen am 17. Januar 2022, https://www.researchgate.net/publication/238688860_Qualia_The_Hard_Problem

229 Pribram, Karl H., Carlton, E. H. (1986): Holonomic brain theory in imaging and object perception, Acta Psychologica 63 (2), S. 175–210, ISSN 0001-6918, abgerufen am 17. Januar 2022, https://doi.org/10.1016/0001-6918(86)90062-4.

230 Sender, Ron, Milo, Ron (2021): The distribution of cellular turnover in the human body, Nature Medicine 27, S. 45–48, https://doi.org/10.1038/s41591-020-01182-9

231 Jung, C.G. (1996): The Archetypes and the Collective Unconscious, London 1996, S. 43; siehe auch ders. (1962): Erinnerungen, Träume, Gedanken, aufgezeichnet und hg. v. Aniela Jaffé, Rascher, Zürich und Stuttgart, Verlagsnummer 1740; Hark, Helmut (1988): Lexikon Jungscher Grundbegriffe, Walter-Verlag, S. 187, ISBN 3-530-52451-4.

232 Bekenstein, Jacob D. (2003): Das holografische Universum, Spektrum, Quanten-Gravitation, abgerufen am 17. Januar 2022, https://www.spektrum.de/magazin/das-holografische-universum/830304.

233 Snyder, M. (1984): When Belief Creates Reality, Advances in Experimental Social Psychology 18, S. 247–305, abgerufen am 17. Januar 2022, https://doi.org/10.1016/S0065-2601(08)60146-X

234 Zhao, Q., Wichman, A., Frishberg, E. (2019): Self-Doubt Effects Depend on Beliefs about Ability: Experimental Evidence, J Gen Psychol 146 (3), S. 299-324, https://doi.org/10.1080/00221309.2019.1585320

235 Gupta, U., Verma, M. (2013): Placebo in clinical trials, Perspect Clin Res 4 (1), S. 49–52, https://www.picronline.org/text.asp?2013/4/1/49/106383

236 Moseley, J.B., O'Malley, K., Petersen, N.J., Menke, T.J., Brody, B.A., Kuykendall, D.H., Hollingsworth, J.C., Ashton, C.M., Wray, N.P. (2002): A controlled trial of arthroscopic surgery for osteoarthritis of the knee, N Engl J Med 347 (2), S. 81–88, https://www.nejm.org/doi/full/10.1056/NEJMoa013259

237 Liccardi, G., Senna, G., Russo, M., Bonadonna, P., Crivellaro, M., Dama, A., D'Amato, M., D'Amato, G., Canonica, G.W., Passalacqua, G. (2004): Evaluation of the nocebo effect during oral challenge in patients with adverse drug reactions, J Investig Allergol Clin Immunol 14 (2), S. 104–107.

238 Vgl. beispielsweise Byrne, Rhonda (2007): The Secret. Das Geheimnis, 20. Aufl., Arkana, München, ISBN 978-3-442-33790-3; Haanel, Charles F. (2012): The Master Key System. Der Universalschlüssel zu einem erfolgreichen Leben, Goldmann, München, ISBN 978-3-442-22001-4.

239 Vgl. zum Beispiel Tepperwein, Kurt (2006): Verwirklichen. Vom positiven Denken zum positiven Leben, Arkana, ISBN 978-3-442-21735-0.

240 Carbon, Claus-Christian (2014): Understanding human perception by human-made illusions, Frontiers in Human Neuroscience, abgerufen am 22. Januar 2022, https://doi.org/10.3389/fnhum.2014.00566.

241 Ibrahim, Syed (2007): The Electromagnetic Spectrum, 10.13140/RG.2.2.34731.44325, abgerufen am 22. Januar 2022, https://www.researchgate.net/publication/317371695_The_Electromagnetic_Spectrum.

242 Martin, C. Cristofre, Gordon, Richard (2001): The Evolution of Perception, Cybernetics and Systems 32, S. 393–409, https://doi.org/10.1080/01969720151033553

243 Knight, Randall D. (2008): Physics for scientists and engineers: A strategic approach, 2. Aufl., Addison-Wesley, ISBN 978-0805327366.

244 Bayram, Akarsu (2010): An extensive Study of Teaching/Learning Quantum Mechanics in College, abgerufen am 23. Januar 2022, https://www.researchgate.net/publication/45903314_An_extensive_Study_of_Teaching_Learning_Quantum_Mechanics_in_College.

245 Schleich, Wolfgang P. (2016): Wave-Particle Dualism in Action, Optics in Our Time. Springer, https://doi.org/10.1007/978-3-319-31903-2_19

246 Young, Thomas (1804): The Bakerian Lecture, Experiments and Calculations Relative to Physical Optics, Phil Trans R Soc, 94, S. 1–16.

247 Peng, Hui (2021): Comprehensive Double Slit Experiments-Exploring Experimentally Mystery of Double Slit, https://www.researchsquare.com/article/rs-237907/v1

248 Schrödinger, E. (1935): Die gegenwärtige Situation in der Quantenmechanik, Die Naturwissenschaften 48 (23), S. 807–812, abgerufen am 23. Januar 2022, https://doi.org/10.1007/BF01491891.

249 Everett III, Hugh (1957): »Relative State« Formulation of Quantum Mechanics, Reviews of Modern Physics 29, S. 454–462.

250 Bancel, Peter A. (2014): An Analysis of the Global Consciousness Project, abgerufen am 23. Januar 2022, https://www.researchgate.net/publication/264461473_AN_ANALYSIS_OF_THE_GLOBAL_CONSCIOUSNESS_PROJECT

251 Heisenberg, Werner (1927): Über den anschaulichen Inhalt der quantentheoretischen Kinematik und Mechanik, Z Physik 43, S. 172–198, abgerufen am 23. Januar 2022, https://doi.org/10.1007/BF01397280.

252 Pereira, Contzen, Reddy, J. (2017): The Manifestation of Consciousness: Beyond & Within from Fundamental to Ubiquity, Journal of Consciousness Exploration & Research 8, S. 51–55.

253 Josephson, Brian D. (2017): How observers create reality, https://www.researchgate.net/publication/321012944_How_observers_create_reality

254 Batchelor, Stephen (1998): Buddhism Without Beliefs: A Contemporary Guide to Awakening, Riverhead Books, New York, ISBN 1-57322-058-2.

255 Vgl. zum Beispiel »Die Nahtoderfahrung von Pam Reynolds«, abgerufen am 23. Januar 2022, https://www.der-familienstammbaum.de/mementomori/nahtoderfahrung-pam-reynolds/.

256 Feuerstein, Georg (2009): Die Yoga Tradition. Geschichte, Literatur, Philosophie & Praxis, Yoga Verlag, Wiggensbach, ISBN 978-3-935001-06-9.

257 Pfeifer, Ralf (2000): Mechanik und Struktur der Kampfsportarten – Handbuch für Trainer in Kampfsport und Kampfkunst, Dissertation an der Deutschen Sporthochschule Köln, ISBN 3-939390-03-8.

258 Lebedev, Alexander V., Lövdén, Martin, Rosenthal, Gidon, Feilding, Amanda, Nutt, David J., Carhart-Harris, Robin L. (2015): Finding the self by losing the self: Neural correlates of ego-dissolution under psilocybin, Human Brain Mapping, https://onlinelibrary.wiley.com/doi/epdf/10.1002/hbm.22833

259 Currivan, Jude (2006): The 8th Chakra: What It Is and How It Can Transform Your Life, Hay House, Carlsbad, Cal., ISBN 1401910637.

260 Vgl. zum Beispiel die Website »Spiral Dynamics. Ken Wilber. Grundlagenkonzepte«, abgerufen am 23. Januar 2022, https://www.integrales-forum.org/medien/integrale-bibliothek/theorie-grundlagen/2809-spiral-dynamics

261 Lochtefeld, James G. (2002): The Illustrated Encyclopedia of Hinduism, 1, The Rosen Publishing Group, S. 122, ISBN 978-0-8239-3179-8.

262 Gross, Rita M. (1993): Buddhism After Patriarchy: A Feminist History, Analysis, and Reconstruction of Buddhism, State University of New York Press, S. 148, ISBN 978-1-4384-0513-1.

263 Easwaran, Eknath. (2012) Die Bhagavad Gita, Goldmann Verlag, S. 230

264 Beal, Samuel (1865): The Paramita-hridaya Sutra. Or. The Great Paramita Heart Sutra, 2, S. 25–28.

265 Hartmann, a. a. O.; Tripp, James (2021): Hypnosis Without Trance: How Hypnosis Really Works, Real Magic Media, ISBN 1838238204; Robbins, Anthony (2004): Das Robbins Power Prinzip: Befreie die innere Kraft, Allegria, ISBN 3548742262.

266 Laumakis, Stephen J. (2008): An Introduction to Buddhist Philosophy. Cambridge University Press, S. 150 f., ISBN 978-1-139-46966-1.

REGISTER